JN135082

PCIのための**虚血評価**

FFR

スタンダードマニュアル

編集

田中信大

東京医科大学八王子医療センター
循環器内科教授

MEDICAL VIEW

本書では，厳密な指示・副作用・投薬スケジュール等について記載されていますが，これらは変更される可能性があります。本書で言及されている薬品については，製品に添付されている製造者による情報を十分にご参照ください。

Ischemia Evaluation For PCI : The FFR Standard Manual
(ISBN 978-4-7583-1954-6 C3047)

Editor : Nobuhiro Tanaka

2015. 2.20　1st ed
2019. 3.1　2nd ed

©MEDICAL VIEW, 2019
Printed and Bound in Japan

Medical View Co., Ltd.
2-30 Ichigaya-hommuracho, Shinjuku-ku, Tokyo, 162-0845, Japan
E-mail　ed@medicalview.co.jp

FFR : *For the Patient.*

　本テキストの前身，初版ともいうべき『FFRプラクティカルガイド』（2007年，中山書店）は当時，FFR計測のためのpressure wireの日本での販売数が最も落ち込み，そのまま消えゆくような勢いのなか，このFFRの有用性を広く知ってもらうべく発刊した。同じ年，新たな光明を模索しオランダのNico Pijls教授のもとへ学びに行ったが，欧州ではFFRの使用は確実に拡大してきており，臨床に根付いた力強さを感じた。まさにFAME試験の登録が終盤にかかり，その良好な結果が期待されていた時期である。

　2008年FAME試験が発表されたことにより，その後は日本でもFFR使用が確実に増加の一途をたどった。しかし使用施設・医師が増えるにつれ，FFRに対する理解度は大きな格差を生じることになり，カテ室スタッフの困惑の声も聞こえるようになった。そこでFFRにかかわるすべての医療従事者の理解を深めるため，第2版ともいうべき『FFRのすべて』（メジカルビュー社）を2015年に発刊するに至った。FFRの広がりはカテ室にとどまらず，冠動脈CTを用いたFFR-CTや，新しい概念として提案されたiFRが出現してきた時期である。

　その後FFRに関連するエビデンスが数多く発表され，既に欧米のガイドラインではFFRの使用が推奨されていたが，日本のガイドラインも今春2019年版でFFRの推奨を掲載する予定である。このタイミングで第3版といえる『FFRスタンダードマニュアル』を発刊できることとなったのは，この上もない喜びである。

　私の最初の恩師は，"論文を一流誌に載せてもいずれ忘れられる，残り続ける教科書となるような仕事をしなさい，教科書を書きなさい"と，研修医の私に冠循環の基礎に関する英文の教科書を3冊ほどくださった（今も未読のまま，それでも本棚の中段に並べている）。その後も師に恵まれ，研究の厳しさ，臨床の大切さ，臨床に残るための研究を学び，それぞれの領域の"教科書"の一部を執筆する経験もさせていただいた。本テキスト作成にあたり，その影響は多大であり，感謝の念に堪えない。

　恩師の書かれた教科書に比べると，私の書いてきた書はあまりに未熟で，数年での改訂を要するものであり，恥ずかしい限りである。しかし，この領域の最近の進歩は著しく，新たな内容を含み再度書き直すことの意義を強く感じ，2019年"スタンダードマニュアル"として発刊する運びとなった。FFRを通じて国内外に多くの仲間ができた。特に，FRIENDS Liveでのつながりは，同じ志をもった友であり，本テキスト作成にも多大なるご協力をいただけたことに深く感謝している。

　全ては患者のために。

　"For the patient. Not only for the present patients, but also for the future patients."

　より多くの患者に良好な予後が届けられることを望む。

2019年2月

東京医科大学八王子医療センター循環器内科教授

田中信大

『FFRのすべて』序文

FFR based Intervention，この30年を顧みて

　1986年12月25日クリスマスの夜。オランダの医師Nico Pijlsの脳裏に，冠動脈狭窄の重症度指標として冠内圧を用いた新たなアイディアが舞い降りた。冠血流予備量比(fractional flow reserve：FFR)誕生の瞬間であった。この概念の臨床応用には圧センサーの細径化が必須であったが，後にスウェーデン中部の都市Uppsalaに本拠を構えるRadi Medical社と出会い，一気に駆け上がり北欧ドリームとなった。

　FFRがなぜここまで広まったか，皆に必要とされたのか。

　一つは冠動脈造影法による重症度判定の曖昧さ。狭窄の判定が単純でなかったからこそ，当初はその読影を学ぶためにエキスパートのもとに集い学んだ。狭窄率だけではなく，重症度には狭窄の長さ・形態等さまざまな要素が関与する，FFRの理論そのものである。しかしエキスパートが"黒"と言えばいつでも"黒"なのか，ときに疑問は残った。

　そしてもう一つは絶対的治療の欠如。現在われわれが有している薬剤溶出ステントでさえ，である。心臓カテーテル治療の歴史において薬剤溶出ステントの出現は明らかに革新的なものであった。再狭窄は激減し，治療の適応が大きく広がった。しかしその一方で(very) late thrombosisなどの問題から，カテーテル治療の長期予後に及ぼす影響が見直され，生命予後改善の難しさを思い知らされた。またカテーテル治療の発展と同様に内科治療もさまざまな薬剤が出現し，長期予後を改善しうることが示されてきた。狭いところ(狭く見えるところ)を闇雲に拡げる，という治療が必ずしもよい結果(長期予後)につながらないということは明白であった。

　欧州，米国ではESC，AHA/ACCのガイドラインにおいて，非侵襲的な負荷検査法と並んでFFRによる評価の有用性が早くから掲載されていたが，日本においてはFFRを利用した診療を行っている施設は限られていた。しかし2009年FAME試験の発表後，多くの心カテ室でFFR計測が始められ，現在まで広がり続けている。

　ただし，FFR計測はあくまで侵襲的な手技を必要とする。その必要性，正しい基本手技，ピットフォール，臨床での応用法まで十分に理解したうえで，確実にFFRを計測しなければ，その有用性を引き出すことはできない。本書は初術者が明日からでもFFR計測を行えるよう，基本から応用まですべてを網羅したつもりである。

　2014年12月24日クリスマスイブ。本書の結びとして，この序文を書く。28年前のNicoの思いに敬意を払い，静かなイブを過ごす。一人でも多くの患者に，その恩恵があらんことを。

2014年12月

東京医科大学循環器内科准教授

田中信大

執筆者一覧

■ 編集

田中 信大	東京医科大学八王子医療センター循環器内科教授

■ 執筆者(掲載順)

田中 信大	東京医科大学八王子医療センター循環器内科教授
川瀬 世史明	岐阜ハートセンター循環器内科部長
松尾 仁司	岐阜ハートセンター院長
大竹 寛雅	神戸大学大学院医学研究科循環器内科学分野講師
肥田 敏	東京医科大学循環器内科准教授
田中 宏和	ゆみのハートクリニック院長／東京医科大学循環器内科兼任准教授
園田 信成	産業医科大学医学部第2内科学准教授
塩野 泰紹	和歌山県立医科大学循環器内科
赤阪 隆史	和歌山県立医科大学循環器内科教授
進藤 直久	新座志木中央総合病院循環器内科CCU部長兼循環器内科部長
山下 淳	東京医科大学循環器内科講師
村田 直隆	東京医科大学循環器内科／先端的カテーテルインターベンション治療寄附講座
村井 典史	Amsterdam UMC
岩淵 成志	琉球大学医学部附属病院第3内科診療教授
蔵満 昭一	小倉記念病院循環器内科副部長
横井 宏佳	福岡山王病院循環器センター長
清水 昭良	産業医科大学医学部第2内科学
寺井 英伸	心臓血管センター金沢循環器病院循環器内科部長／心カテ室長

PCIのための虚血評価 FFR スタンダードマニュアル 目次

I 基礎編　FFRを知る，わかる

冠循環の基礎 .... 田中信大　2
冠循環の特徴／冠血管抵抗／自己調節能 auto-regulation／冠動脈狭窄前後の圧較差と冠血流の関係／反応性充血と冠血流予備能（CFR）／冠血流速波形パターン

コラム　反応性充血現象（reactive hyperemia） .... 川瀬世史明　12
Reactive hypermiaの臨床応用の試み／Reactive hypermiaの臨床応用／Reactive hypermiaの問題点

FFRの理論 .... 田中信大　16
圧較差と冠血流予備量比（FFR）／FFRの論理的根拠／冠血流－冠内圧関係曲線

iFRの理論 .... 松尾仁司　26
瞬時冠内圧比（iFR）の概念と意義／iFRとFFR，CFRとの一致率／iFR計測のtips and tricks

FFR-CTの理論 .... 大竹寛雅　34
FFR-CTの基本概念／cCTAデータを基にした患者固有の解剖学モデルの作成／FFR-CTの基礎となる生理学的原理／FFR-CTに対するモデルの不確実性の影響の評価

FFR/iFR測定の基本手技 ……………………………… 田中信大　40

機器(インターフェース)の設置，初期設定／セットアップ／Equalization／Normalization／冠動脈内へのワイヤー挿入／最大充血状態の惹起／PCI中のモニタリング／圧引き抜き曲線の記録／PCI手技終了時点の評価／圧ドリフトの確認

FFR/iFR測定の際のピットフォール ……………………………… 田中信大　60

不正確な計測値となりうる原因／最大充血を惹起する薬剤に関する注意点／ガイディングカテーテルの影響／血圧変動の影響／末梢病変の影響／アコーディオン現象／Reverse mismatch

核医学検査との関係 ……………………………… 肥田　敏, 田中宏和　68

負荷心筋血流SPECT／心筋虚血の検出の診断精度／SPECT像の診断法／負荷心筋SPECT検査と予後との関連／心筋血流異常範囲と治療法の選択／心電図同期心筋SPECT：QGS／心臓核医学検査とFFR／冠動脈多枝病変例における虚血診断

IVUS・OCTとの関係 ……………………………… 園田信成　77

IVUS・OCTの役割／FFRとIVUS・OCTとの関係／新たな代替指標の試み／冠動脈プラークとFFRとの関係／IVUSガイドPCI vs FFRガイドPCI

FFRのエビデンス ……………………………… 田中信大　84

虚血閾値をあらわすFFR値／DEFER study：PCI適応決定におけるFFR／FAME study：多枝疾患患者のPCI適応決定におけるFFR／Functional SYNTAXスコア／FAME II study：FFRガイドPCI vs OMT(至適薬物療法)／CVIT-DEFERレジストリー：日本人におけるFFRガイドPCI／FFRの閾値：0.75 or 0.80，それとも0.64？

iFRのエビデンス ……………………………… 塩野泰紹, 赤阪隆史　93

iFRの診断性能に関するエビデンス／iFRガイドの冠血行再建に関するエビデンス／ガイドラインなどでのiFRの扱いについて

II 実践編　FFRを使いこなす

安定冠動脈疾患におけるFFR　　田中信大　108
SCADとIHD／SCADの診断アルゴリズム：FFRをいつ行うのか？／SCADに対する米国版AUC

左主幹部病変の評価　　進藤直久　114
CAGで十分か？／血管内超音波（IVUS）とFFRの関係／LMT病変をFFRで評価した場合の予後／LMT病変におけるFFR計測の注意点／末梢病変が混在する場合のLMT病変の評価／新しい安静時指標によるLMT病変の評価

重複病変（tandem lesion）・びまん性病変（diffuse lesion）の評価：FFR　　田中信大　121
重複病変の評価・治療／びまん性病変に対するPCI後の評価

重複病変（tandem lesion）の評価：iFR　　川瀬世史明　127
iFRのFFRに対する冠拡張剤不使用以外のメリット／iFRを使用した治療後の結果予測／iFRとFFRの治療結果予測の比較／iFRによる治療結果予測の問題点

分岐部病変の評価　　田中信大　132
側枝の治療適応とFFR／Provisional stentingにおけるFFR

多枝病変におけるFFR　　田中信大　137
多枝病変症例における虚血評価：FFRガイドCABG／機能的病変枝数／Functional SYNTAXスコア／SYNTAX II study

陳旧性心筋梗塞におけるFFR ……………………………… 肥田　敏　144
心筋梗塞領域のFFR測定／陳旧性心筋梗塞症例におけるFFR／症例提示／亜急性心筋梗塞におけるFFR／急性心筋梗塞におけるFFR

急性冠症候群におけるFFR ……………………………… 田中信大　153
虚血の強さとFFR／不安定狭心症におけるFFR／急性心筋梗塞における他枝残存病変の評価／急性冠症候群におけるFFR/iFRガイドのdefer strategy

ステントレスPCI手技の際のFFR ……………………………… 田中信大　163
POBA後の解離とFFR／POBA後リコイルの評価／FFRガイドのDCB

ステント拡張評価におけるFFR ……………………………… 田中信大　172
FFRガイドステント留置／ステント拡張状態（圧着，不十分拡張）の評価／ステント端の解離の評価／IVUS/FFRガイドステント留置においてもFFR改善不良が残存する症例

Post stent FFRの考え方 ……………………………… 山下　淳　178
Post stent FFRで何がわかるか？／BMS時代の研究からわかること／DES時代のpost stent FFR／DESでのpost stent FFRのカットオフ値／Post stent FFRを実臨床に活かすために

コラム　末梢血管EVTにおける血管内圧測定 ……………………………… 村田直隆　187
従来の手法と問題点／腎動脈狭窄に対する血管内圧測定とEVT／下肢動脈狭窄に対する血管内圧測定とEVT／症例

冠微小循環障害と冠内圧 ……………………………… 田中信大　192
冠微小血管抵抗指標：h-MRv，HMR／冠微小血管抵抗指標：IMR／FFR/CFR比／症例／冠血流速−冠内圧関係曲線

コラム　冠微小循環の評価としてのIMRのエビデンス … 村井典史　201

IMRの背景とその特性／ST上昇型急性心筋梗塞における冠微小循環障害の評価／STEMI以外の虚血性心疾患におけるIMR／移植心における微小循環障害の評価におけるIMR

コラム　FFR-CTによる診断戦略の変化 … 大竹寛雅　207

FFR-CTの診断性能に関する臨床試験／診断および治療方針，費用，ならびにQOLに対するFFR-CTの影響／CAGおよび血行再建術に対する信頼性の高いゲートキーパーとしてのFFR-CT／侵襲的FFRを省いたPCIに関する適切な意思決定／びまん性狭窄に対するFFR-CTの有用性

コラム　FFRデバイスの使い分け … 岩淵成志　215

Abbott社／Philips社／ゼオンメディカル社／Boston Scientific社／ACIST社

**コラム　DEFER病変は安全か
そのエビデンスと経過観察のタイミング** … 蔵満昭一　221

DEFERの意義／FFRによるDEFERのエビデンス／ACS残枝のFFRには注意が必要？！／Gray-zoneのDEFERは安全か？／DEFER病変をどう管理するか？

コラム　DEFER病変のOMT … 横井宏佳　226

DEFER病変とは／OMTとは何か

III 症例解説

症例解説 1 灌流領域の広さは，FFRの重要な規定因子の一つである
.... 田中信大　230

症例解説 2 FFRはさまざまな病態における冠循環評価が可能である
.... 田中信大　233

症例解説 3 Functional SYNTAX scoreを臨床例に活かす
.... 川瀬世史明　237

症例解説 4 重複病変におけるiFR：ステント留置プランニング
.... 塩野泰紹，赤阪隆史　241

症例解説 5 FFR-CTは石灰化病変にも有効 .... 川瀬世史明　246

症例解説 6 特殊な病態ではFFR・iFRの解釈に注意が必要
.... 松尾仁司　248

症例解説 7 Deferした病変(特に不安定粥腫)には強力な
内科治療が必須 .... 清水昭良，園田信成　251

症例解説 8 4Fr診断カテーテル使用時には圧波形に要注意
.... 寺井英伸　253

索　引 255

冠動脈の走行

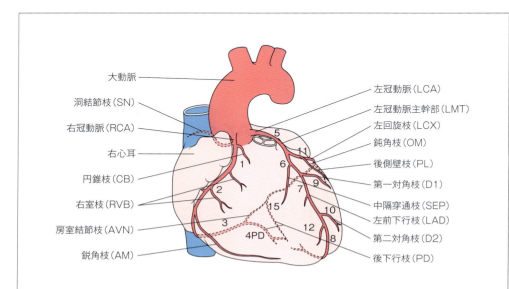

略語	正式名称	
RCA	right coronary artery	右冠動脈
SN	sinus node artery	洞結節枝
CB	conus branch	円錐枝
RVB	right ventricular branch	右室枝
AM	acute marginal branch	鋭角枝
AVN	atrioventricular node branch	房室結節枝
LCA	left coronary artery	左冠動脈
LMT	left main trunk	左冠動脈主幹部
LAD	left anterior descending coronary artery	左前下行枝
SEP	septal branch	中隔穿通枝
D1	first diagonal branch	第一対角枝
D2	second diagonal branch	第二対角枝
LCX	left circumflex coronary artery	左回旋枝
OM	obtuse marginal branch	鈍角枝
PL	posterolateral branch	後側壁枝
PD	posterior descending coronary artery	後下行枝

Ⅰ章

基礎編
FFR を知る，わかる

冠循環の基礎

FFRを知る，わかる ｜ 基礎編

田中信大（東京医科大学八王子医療センター循環器内科）

POINT

- ▶ 心筋酸素需要と冠血流量の間には直線的な関係が存在する．
- ▶ 血圧の変動に対し，冠血流を一定に保つ機能，自己調節能が存在する．
- ▶ 自己調節能は，抵抗血管とよばれる300μm以下の細小動脈によりつかさどられる．
- ▶ 冠血流予備能(CFR)は，冠動脈狭窄の機能的重症度を表す．
- ▶ 冠血流速波形パターンは，冠動脈狭窄や心筋灌流の状態の影響を受ける．

冠循環の特徴

冠血流量は心拍出量の5％を占めているが，安静時心筋酸素需要は8〜10mL/分/100gと骨格筋の酸素需要(0.5mL/分/100g)に比し非常に高い．心筋の酸素需要は心拍数，心筋の収縮性および心室壁のwall stressによって規定され，臨床的には大動脈収縮期圧と収縮期時間の積によって表される．心筋酸素需要の増大に対しては，冠血流量の増加によって供給される．これは心筋の代謝が好気性代謝主体であり，血液からの酸素摂取率が高く，さらに心筋は余剰酸素を保管しておく能力を有さないので，常に必要な酸素量を供給しうるだけの冠血流が存在することになる．正常心筋では，心筋の酸素需要の変化に対応し急速に冠血流量を調節し，十分な供給を行うことが可能である．すなわち，心筋酸素需要と冠血流量との間には直線的な関係を認め，正常冠動脈では冠血流量が2倍に増えた状態は，心筋の酸素需要が2倍に増えていることを意味するのである．

冠血流の自己調整

大動脈圧(冠灌流圧)の変動に対し，冠血流量を常に一定に保つ機能を，自己調節能(auto-regulation)とよぶ．大動脈平均圧が40〜130mmHgの範囲内では血流を一定に保つことが可能である．この自己調節能は抵抗血管がつかさどっており，通常のカテーテルインターベンションで治療の対象となっている3〜4mmの心筋外血管ではなく，冠動脈造影では描出不可能な細小動脈がその調節の主体である．

冠血流速パターン

他臓器と異なり拡張期に灌流される点も冠循環の重要な特徴である．収縮期には心臓の収縮により心筋内の血管抵抗が上昇するため血流は妨げられ，心筋の弛緩に伴い冠血流は流入し拡張期の間に灌流される．冠血流速パターンは心筋外血管狭窄，心筋内圧(心腔内圧)，心筋内の灌流状態などを反映する．

冠血管抵抗

冠血流に対する抵抗の75％は動脈側に存在する．正常冠動脈では0.5〜5mm径の心筋外血管は導管血管として働いており，狭窄がなければ抵抗はほとんど存在しない．すなわ

ち，最大の血流が流れたとしても，この心筋外血管の部分には圧較差は存在しない．心筋外血管の血管壁の大部分は中膜平滑筋であり，血管壁の緊張（tone）は内皮依存性拡張物質や神経刺激などによって調節されており，心筋の代謝自体には直接的な影響は受けない．

前細動脈〜細動脈

この導管動脈からいくつも分枝し毛細血管につながるまでの血管を前細動脈（100〜500μm）とよぶ．この前細動脈は抵抗血管として冠血流の調節に寄与し，全体の冠血管抵抗の約25〜35％を担っている（**図1**）[1]．自己調節能の範囲内の血圧変動であれば，この部分の抵抗の調節によって前細動脈入口部の灌流圧（driving pressure）が維持される．この自己調節は，筋原性の機序とshear stressに対する血流依存性拡張反応が関与していると考えられている．

さらに遠位部の細動脈（100μm以下）は冠血流の代謝性調節を行う主要な部位である．全体の冠血管抵抗の約40〜50％を担い，神経刺激や局所の血管作働性代謝産物により血管緊張が調節されている．

毛細血管床

毛細血管床は約4,000/mm²の密度で存在し，それぞれの心筋細胞と毛細血管がつながっている．この毛細血管床の密度は左室肥大では減少する．また左室肥大，心筋虚血，糖尿病などにおいては微小血管（細動脈〜毛細血管）における抵抗が増大し，心筋酸素需要の増加に対応するだけの最大の冠血流増加が得られなくなることがある．

抵抗血管

抵抗血管はそのサイズによって機能が異なる．径が30μm以下の最小の細動脈レベルでは代謝性の血管拡張が主体であり，30〜60μmの中等度の径を有する細動脈レベルは血管平滑筋による筋原性反応の主体をなし，比較的大きい径の100〜150μmの細動脈レベルでは血流依存性の拡張を呈する．これら細動脈は，実際には連続的に全体として統一した調節反応を呈する．虚血のような代謝ストレスが生じると，まず30μm以下の細

図1 血管径と冠内圧勾配

安静時には冠内圧は細動脈レベルにおいて大きく低下する．すなわち，同部における冠血管抵抗が冠血流の調節に大きく関与している．

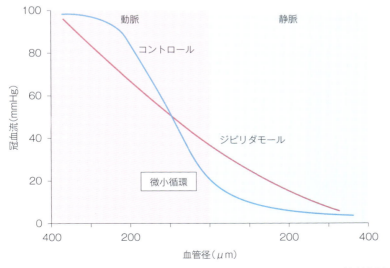

（文献1より引用）

動脈が拡張し，微小血管抵抗が減少することにより冠血流が増加する．その上流の細動脈入口部圧は狭窄による圧損失により低下するために，30〜60μmの細動脈の筋原性の拡張を生じる．増加した血流はより大きな細動脈レベルのshear stressを増大し，血流依存性の拡張反応をきたす．このように，細動脈全長にわたる一連の反応で調節反応をつかさどることになる(図2)[2, 3]．

自己調節能 auto-regulation

　冠血流の調節の基本は，心筋の酸素需要に対して常に酸素供給を充足すべく，冠血流が増減することである．血圧の急激な変動に対しては，冠血流はいったん対応し変化するが，その後速やかに安定した状態と同等の血流状態に回復する．この灌流圧(driving pressure)の変動に対して，心筋灌流を一定に保つ能力を自己調節能とよぶ(図3)．自己調節能の上限圧を超えれば圧に平行して冠血流は増加し，下限圧を下回れば冠血流は急激に減少する．この自己調節能により，安静時には心筋虚血が生じないように冠血流が調節される．狭窄の存在により狭窄遠位部圧が低下し，この自己調節能では代償できなくなった場合に，虚血を生じることになる．

図2 各細小動脈レベルにおける機能的役割
代謝(虚血)に直接反応し血流を調節するのは細動脈レベル，前細動脈〜細動脈は血管内圧の変動(拍動)に反応，前細動脈は血流依存性(内皮依存性)にさらに血流を増加させる．

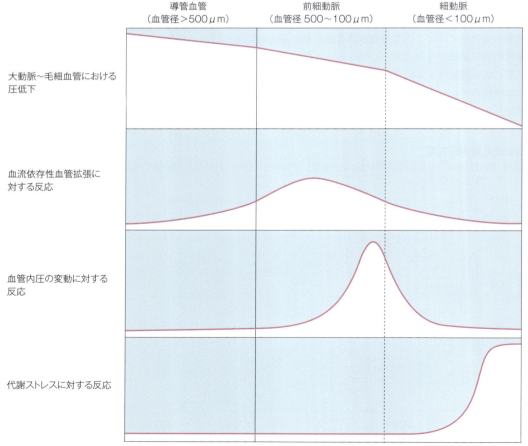

(文献2より引用)

図3 冠血流 – 冠内圧関係

灌流圧が50～150mmHgの範囲内では冠血流を一定に保とうとする自己調節能が働く。最大充血時（maximum vasodilation）にはその関係は直線的になる。冠動脈狭窄，心筋肥大，頻拍，収縮性増大，前負荷上昇，微小血管障害などの存在は，最大血流を制限する。

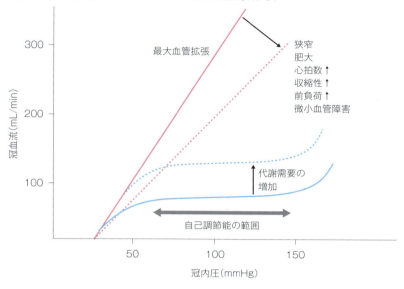

著明な血圧低下—ショック状態の冠血流

　自己調節能の閾値を超えた著明な低血圧は，有効な灌流圧を維持できなくなるので，心筋虚血を生じ左室拡張が障害され，左室流入圧が上昇，その結果，大動脈圧と左室拡張期圧の圧較差，すなわち冠灌流圧のさらなる低下を生じる。いったん低血圧が生じたことにより，冠循環の悪循環に入ってしまうこととなる。特に臨床的に重篤な病態である左主幹部病変を有する症例や，重症3枝疾患症例においてこのような悪循環を生じると，この悪循環を断ち病態を回復させるためには大動脈内バルーンパンピング（IABP）のような機械的補助により拡張期冠灌流圧を増やす必要がある。

IABP：intra-aortic balloon pumping

冠動脈狭窄前後の圧較差と冠血流の関係

　正常な心筋外血管は血流に対してほとんど抵抗としては働いていないが，狭窄が存在すると抵抗を生じる。狭窄部断面積は指数関数的に抵抗に寄与し，狭窄長は一次関数的に寄与する。そのほかにも狭窄の形態や，血管，病変部の硬さなども抵抗の大きさに影響を及ぼす。

　血流が狭窄部を通過すると，エネルギーを損失（圧損失：pressure drop）し，その結果狭窄前後の圧較差（PG）を生じることになる。この圧較差は，血流動態的には簡易Bernoulliの式を用いると下記の式で表される。

PG：pressure gradient

$$PG = f \cdot Q + s \cdot Q^2$$
$$f = 8\pi\mu L/A_s^2$$
$$s = \rho/2(1/A_s - 1/A_n)^2$$

　ここで，Qは狭窄を通過する血流量（mL/秒），f・Qは層流間における粘性摩擦による圧損失，s・Q^2は正常血流が狭窄内で加速し狭窄出口にて渦状の乱流が発生することによって生じる圧損失である。

> μ：血液粘度
> L：狭窄長
> A_s：狭窄部断面積
> A_n：健常部断面積
> ρ：血液濃度

　この式からもわかるように血流に依存して圧較差が発生する。血流が増加するとその2乗に比例して乱流による圧損失は増加し，その結果，粘性摩擦による圧損失の関与は低くなる。すなわち狭窄前後の圧較差は，ほぼ冠血流の2乗に比例して増加する。逆に血流が低下した状況では圧較差を生じにくくなる。高度狭窄が存在しても，末梢塞栓などで血流が低下した場合やガイディングカテーテルにより冠動脈入口部における血流通過が阻害された場合などでは，圧較差が小さく計測されてしまうことになる。

　個々の因子で最も狭窄前後の圧較差に寄与しているのは，狭窄部の最小血管径（MLD）である。上記の式において狭窄部断面積の2乗に反比例していることから，MLDの4乗に反比例することとなる。これに対して，病変長の影響は1乗なのでMLDほどは大きくない。しかし非常に病変長が長くなれば，長さだけでなく狭窄内の乱流により熱エネルギーとして放出される。

MLD：minimum lumen diameter

反応性充血と冠血流予備能（coronary flow reserve：CFR）

反応性充血

　冠動脈を閉塞した後解除すると，その虚血を補うべく反応性に血流が増加する（反応性充血状態）。増加する血流量は，途絶させた血流量に比例する。虚血時間に対応して充血状態の時間が規定されるが，血流の大きさはある一定の大きさ以上にはならない。20秒以上の閉塞により，閉塞解除後に抵抗血管は最大限に拡張し，血流の大きさは最大となる。この状態を最大反応性充血（maximal reactive hyperemia）とよぶ（**図4**）。この冠血流の反応性充血という現象はCoffmanとGreggにより1960年に研究されたが[4, 5]，その後反応性充血の大きさが冠動脈狭窄の程度に規定されていることから，1974年にGouldにより冠予備能の概念が導入されるに至った[6]。

図4 反応性充血
冠血流を途絶させることにより，その解除後に反応性の血流増加が生じる。増加する血流量（repayment area）は途絶させた血流量（oxygen debt area）に比例する。

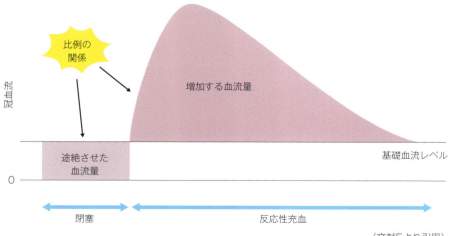

（文献5より引用）

冠血流に抵抗として影響を及ぼしている冠動脈狭窄以外の重要な因子として，微小血管抵抗がある。安静時の冠血流は，心筋外血管に中等度狭窄が存在しても微小血管が拡張することにより抵抗が調節され，狭窄率が90％以上でなければ一定に保たれる。しかし安静時に微小血管がすでに拡張している場合には，抵抗血管を最大に拡張することにより得られる冠血流の最大量が制限される。そのため最大充血時の冠血流量は50％狭窄程度より低下し始める（図5）。

　この安静時に比べ冠血流がどの程度増えうるかという比を冠血流予備能（CFR）とよぶ。正常では3～5であるが，2.0以下を示せば心筋外血管の狭窄が有意であることを意味する[7]。

　CFRの概念は広く受け入れられているが，CFRの値には冠動脈狭窄以外にも，いわゆる微小血管障害，糖尿病，高血圧，左室肥大，心筋梗塞，心筋虚血後など多くの因子が関与する（表1）ため，その解釈には注意が必要なこともある。

冠血流速波形パターン

　通常の臓器血流は，心臓からの駆出血流により灌流されるため収縮期優位の血流である。それに対し，冠血流は他臓器と異なり特徴的な拡張期優位の血流パターンを呈する。収縮期には心筋が収縮することにより，心筋内血管が圧迫され抵抗が増大し，収縮期血

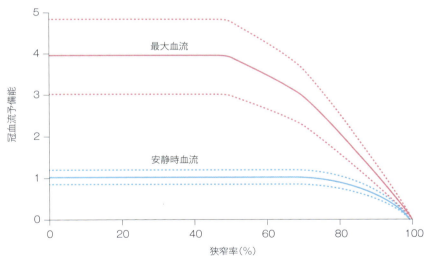

図5　狭窄率と冠血流予備能
安静時冠血流は90％以上の狭窄となるまで保たれるが，最大冠血流は50％程度の狭窄より低下し始める。このことから冠血流予備能（CFR）は機能的狭窄率指標として用いられる。

（文献6より引用）

表1　CFRに影響を及ぼす因子

冠灌流圧（体血圧，中心静脈圧，冠動脈狭窄）
安静時冠血流量（PCI直後や容量負荷疾患などのdemand増加時）
心拍数
心筋肥大
心筋収縮性，心筋viability
冠微小循環障害

流が低下する．一方，拡張期には心筋内血管は拡張し，灌流圧により受動的に冠血流が流れるだけでなく，拡張早期に心筋の弛緩に伴い急速に心筋内の血管容量が増えるため，吸引する働きも存在する．そのため冠血流速波形パターンから心筋収縮の状況も予測しうることがある．

冠血流速の拡張期優位性

冠血流速波形の拡張期優位性に影響を及ぼす因子は，その灌流領域における心筋内圧（心腔内圧），冠動脈狭窄である．右冠動脈では左冠動脈に比べ拡張期の優位性が少なく，近位部では比較的収縮期優位であるが，右冠動脈末梢左室灌流枝（AHA♯4）に近づくにつれ左冠動脈同様拡張期優位となる．また，右室枝では収縮期優位であるが，右室圧の上昇した状態（肺高血圧の状態）では拡張期優位となってくる[8]．これらのことは灌流領域の心腔内圧が冠血流速パターンに影響を及ぼしていることを示唆している．

一方，冠動脈狭窄が存在すると拡張期優位に圧較差が発生し，狭窄遠位部の拡張期圧が低下，それに伴い拡張期血流が低下し相対的に収縮期優位となる．拡張期/収縮期血流速比（DSVR）の正常値は各灌流枝によって異なり，左前下行枝（LAD）1.7，左回旋枝（LCX）1.5，右冠動脈（RCA）1.4以上が正常である（**図6**）．拡張期優位性の消失（DSVRの低下）は有意冠動脈狭窄の存在を示唆し，狭窄の解除によりDSVRは正常化する（**図7，8**）．

AHA：american heart association（アメリカ心臓協会）

DSVR：diastolic/systolic velocity ratio

LAD：left anterior descending artery

LCX：left circumflex artery

RCA：right coronary artery

図6 冠血流速波形パターン

左冠動脈では拡張期優位の波形パターンを呈するが（LAD DSVR 1.8，LCX DSVR 2.0），右冠動脈（RCA）では特に近位部では収縮期優位の波形パターンを呈している（DSVR 1.2）．

a：左前下行枝（LAD）

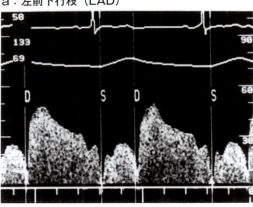

b：左回旋枝（LCX）

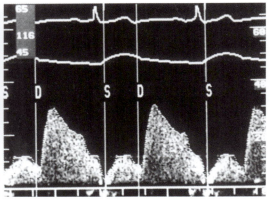

c：右冠動脈（RCA）

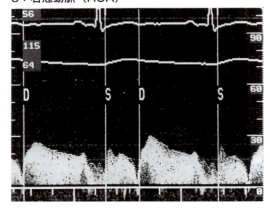

No reflowパターン

また，急性心筋梗塞再灌流時にみられるno reflow現象の際の冠血流速波形は，収縮早期(拡張末期〜等容収縮期より始まる)逆流波を認め，拡張早期(等容弛緩期)には急速に心筋外血管に流入(単に"移動"しただけともいえる)した血液が心筋内には有効に灌流されないため，急激に流速の減衰する特徴的なパターンを呈する(図9)。このno reflowパターンはその後の予後を予測する重要な因子であることが報告されている[9]。

図7 PCIによる冠血流速波形パターンの変化(LCX)

LCX♯11の有意狭窄病変に対するPCIを施行した症例。LCX末梢の血流速波形パターンはPCI前にはDSVR 1.2と低値であったが，PCI後にはDSVR 2.0と拡張期優位の正常波形パターンに復した。
APV : averaged peak velocity(平均最大血流速)

a : PCI 前(%径狭窄率＝87%)

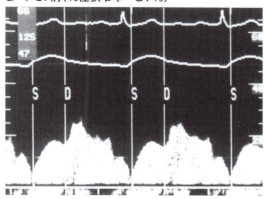

APV＝15cm/秒
DSVR＝1.2

b : PCI 後(%径狭窄率＝24%)

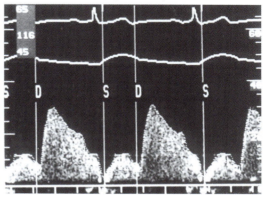

APV＝15cm/秒
DSVR＝2.0

図8 PCIによる冠血流速波形パターンの変化(RCA)

RCA♯2の有意狭窄病変に対するPCIを施行した症例。末梢の血流速波形パターンはPCI前にはDSVR 0.7と低値，PCI後には拡張期成分が増加したが，依然DSVR 1.0に留まった。

a : PCI 前(%径狭窄率＝65%)

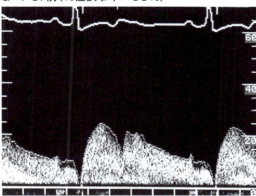

APV＝15cm/秒
DSVR＝0.7

b : PCI 後(%径狭窄率＝30%)

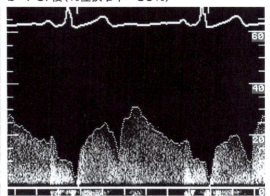

APV＝19cm/秒
DSVR＝1.0

拡張早期の冠血流は心筋の弛緩による吸引効果の影響を反映していると考えられ，非常に高度の弛緩障害を呈する肥大型心筋症では拡張早期の冠血流の立ち上がりが緩徐となる（図10）。また収縮期に心筋内圧の上昇を反映し，心筋内より心筋外血管へ血液が逆流を呈するのも肥大型心筋症の特徴の1つである。大動脈弁狭窄症においても肥大型心筋症と同様の冠血流速波形パターンを呈する。収縮末期の逆流血流は正常心でもニトログリセリンの静注後やValsalva負荷後など，急激に血圧が低下した場合にもみられることがある（図11）。

図9 急性心筋梗塞再灌流療法後 "no reflow" pattern
収縮早期逆流波（拡張末期〜等容収縮期より始まる）および拡張早期の棘波に引き続く急速な流速の減衰が特徴的である。

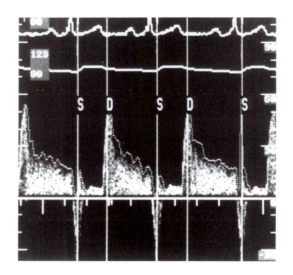

図10 肥大型心筋症の冠血流速波形
収縮期の逆流波および拡張早期の緩徐な立ち上がりが特徴的である。その特徴的なパターンは最大充血時も変わらない。本例は，冠動脈狭窄は有さないが，CFRは2.3（安静時APV＝13cm/秒，最大充血時APV＝30cm/秒）と軽度低下している。
a：安静時　　　　　　　　　　b：最大充血時

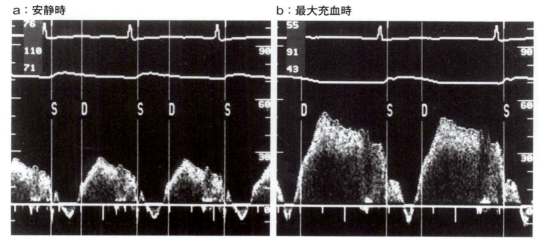

図11 ニトログリセリン静注時の冠血流速波形変化

ニトログリセリン静注により急激に大動脈圧を低下させると，心筋外血管においても収縮末期に逆流波を認める。

a：安静時　　　　　　　　b：ニトログリセリン静注時

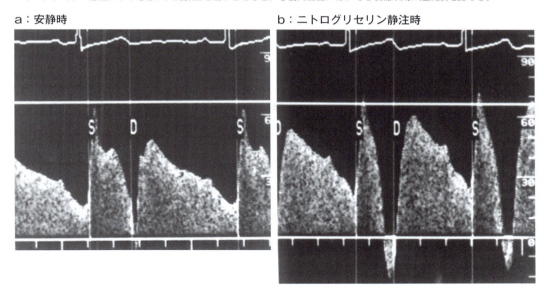

文　献

1) Chilian WM, Layne SM, Klausner ED, et al : Redistribution of coronary microvascular resistance produced by Dipyridamole. Am J Physiol 256 : H383-H390, 1989.
2) Camici PG, Crea F : Coronary microvascular dysfunction. N Engl J Med 356 : 830-840, 2007.
3) Kern MJ: Coronary blood flow and myocardial ischemia. Braunwald's Heart Disease, ed by Zipes DP et al, p1103-1127, Elsevier Saunders, Pennsylvania, 2005.
4) Coffman JD, Gregg DE : Reactive hyperemia characteristics of the myocardium. Am J Physiol 199 : 1143-1149, 1960.
5) Olsson RA : Myocardial reactive hyperemia. Circ Res 37 : 263-270, 1975.
6) Gould KL, Lipscomb K, Hamilton GW : Physiologic basis for assessing critical coronary stenosis : Instantaneous flow response and regional distribution during coronary hyperemia as measures of coronary flow reserve. Am J Cardiol 33 : 87-94, 1974.
7) Miller DD, Donohue TJ, Younis L, et al : Correlation of pharmacological 99mTc-sestamibi myocardial perfusion imaging with poststenotic coronary flow reserve in patients with angiographically intermediate coronary artery stenoses. Circulation 89 : 2150-2160, 1994.
8) 田中信大，吉川純一，吉田 清，ほか：右冠動脈血流速のphasic patternの特徴およびその測定部位による変化．J Med Ultrasonics 21 : 190-194, 1994.
9) Yamamuro A, Akasaka T, Tamita K, et al : Coronary flow velocity pattern immediately after percutaneous coronary intervention as a predictor of complications and in-hospital survival after acute myocardial infarction. Circulation 106 : 3051-3056, 2002.

基礎編 コラム｜FFRを知る，わかる
反応性充血現象（reactive hyperemia）

川瀬世史明（岐阜ハートセンター循環器内科）

FFRを測定する際に，最も重要な行程の1つは最大冠充血を得ることである．本稿でも述べられているように，人間を含めた動物の臓器は，低酸素状態（虚血）にさらされると反応性充血（reactive hyperemia）が生じる．現在臨床で使用されているアデノシン三リン酸（ATP）/アデノシンは，元をたどれば，この反応充血の際に生体内から分泌される物質を化学的に合成したものである[1]．

FFR：fractional flow reserve

ATP：adenosine triphosphate

Reactive hyperemiaの臨床応用の試み

過去にこのreactive hyperemiaを使用して冠血流予備能（CFR）[2]やFFR[3]を測定しようとする試みがされてきたが，実臨床での利用は広まっていなかった．その原因の1つとして，今までの試みがすべてreactive hyperemiaを治療前の診断目的で使用しようとしたことにあると考える．治療前の診断にてreactive hyperemiaを利用するには，治療するかどうかわからない病変を閉塞させる倫理的問題，冠動脈を閉塞させる道具のコストの問題，さらに狭窄がある状態では，側副血行路の影響が大きくなるといった問題が考えられる．

上記の理由で一度は忘れ去られた感のあったreactive hyperemiaではあるが，安静時血流を利用した新しい虚血指標である瞬時冠内圧比（iFR）の登場[4]による最大冠充血を得るために薬物を投与する手間のクローズアップや，治療後のFFR測定の重要性を示す報告が増えるにつれて[5,6]，その存在に再度光が当たった．

筆者らは冠動脈にステント留置治療を施行された98人98病変で，留置後のステント内でバルーン拡張による虚血を誘発し，60秒後に再灌流をすることによってreactive hyperemiaが約70秒間誘発されること，また，そのreactive hyperemiaを使用して測定したFFR値はATPの持続静脈投与や塩酸パパベリンの冠動脈投与にて測定したFFR値と比較してもよい相関を示す事を報告した（図1）[7]．この報告では，reactive hyperemiaの薬物誘発最大冠拡張に対するいくつかのメリットも報告した．まず，バルーンによる冠動脈閉塞にはATPやアデノシン使用時のような喘息や徐脈といった禁忌例がなかった．また，60秒間程度の冠動脈閉塞によっては，パパベリン使用時のような致死性不整脈の副作用も認められなかった．さらに，reactive hyperemia中は薬物にて誘導された最大冠充血時と比較して，測定時の血圧や心拍数の変動が少ないこともわかった．ATPやアデノシン使用時にはしばしば薬物誘発性の低血圧が問題となることがあり，禁忌例や副作用が少ないことと合わせて，reactive hyperemiaは実臨床での利便性にすぐれている．

CFR：coronary flow reserve

iFR：instantaneous wave-free ratio

Reactive hyperemiaの臨床応用

Reactive hyperemiaは，治療後のFFR測定への使用であれば，病変を閉塞する倫理的問題，冠動脈を閉塞する際に使用する道具のコストの問題をクリアしており，実臨床で使用できる有益な方法であると考えられる．

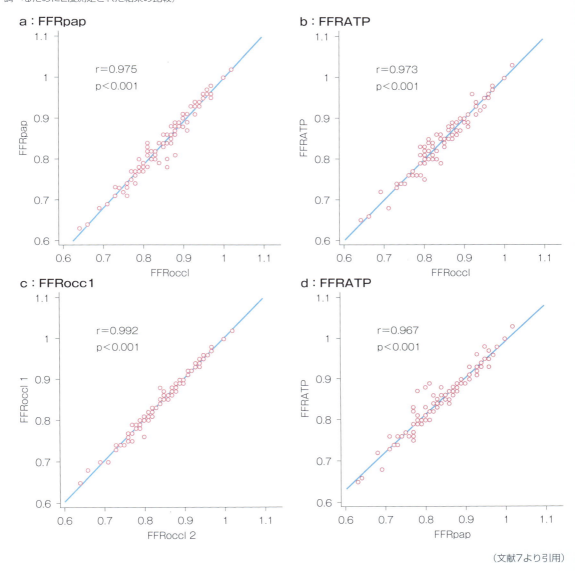

図1 各種最大冠拡張誘発方法の相関
FFRpap：塩酸パパベリン冠動脈投与によって測定されたFFR
FFRATP：ATP持続静脈投与（150μg分$^{-1}$kg^{-1}）によって測定されたFFR
FFRoccl：Reactive hyperemiaを使用して測定されたFFR（FFRoccl 1, FFRoccl 2は再現性を調べるために2度測定された結果の比較）

（文献7より引用）

　ただ，60秒の閉塞時間は，20〜30秒のバルーニングが一般的になりつつある現在の実臨床には合わない．これでは，最大冠充血を得る手間の低減としては不十分である．もともと動物や人間での報告では20秒の閉塞で最大冠充血ができるとの報告があり[8]，筆者らは30秒の冠動脈閉塞によって生じるreactive hyperemiaの有効性に関しても検討した．その結果，文献と同様に30秒の冠動脈閉塞でも60秒での冠動脈閉塞と同等のreactive hyperemiaが得られることがわかった（$r = 0.969$, $p < 0.01$）．**[投稿中]**
　30秒の冠動脈閉塞時間にて実臨床で使用可能なreactive hyperemiaを得られることは，同方法の利便性を一気に広げると考えられる．また，30秒の冠動脈閉塞時間で得られるreactive hyperemiaの持続時間はほとんどが30秒以内であることもわかった．このことは利点でもあり，欠点でもあると考えられる．30秒程度のreactive hyperemiaの持続時間

はFFR測定には十分であるが，冠内圧引き抜き記録には不十分な長さである．反対に，あまりreactive hyperemiaの持続時間が長すぎると，安静時指標とFFRを左冠動脈前下行枝と対角枝で順次測定したい場合などには問題になる可能性がある．このあたりは，冠動脈30秒閉塞と60秒閉塞でのreactive hyperemiaの持続時間の違い（37±15秒 vs 68±23秒，$p<0.01$）を利用すれば，30秒閉塞でとりあえずFFR値を確認し，残余圧較差の部位を調べるために冠内圧引き抜き記録が必要な症例は，薬剤による最大冠充血や冠動脈60秒閉塞でのreactive hyperemiaを利用するといった使い分けが可能である．

Reactive hyperemiaの問題点

　Reactive hyperemiaの問題点として，側副血行路が発達した症例では使用できない点が挙げられる．筆者の論文でも完全閉塞病変治療後等は除外している．それ以外にも，冠動脈造影中に目視可能な側副血行路がある症例，狭窄によって順行性の血流がthrombolysis in myocardial infarction（TIMI）Grade 3未満である症例でのreactive hyperemiaは不十分である可能性があることに注意が必要である．TIMI Grade＜3や完全閉塞病変治療後の症例も含めた少数例での当院での検討では，冠動脈の60秒閉塞にて生じたreactive hyperemiaを使用して測定したFFR値はATP持続静脈投与使用して測定したFFR値と比較して比較的よい相関は示すが，通常の症例での相関と比較すると明らかに相関が落ちることがわかる（**図2**）．冠動脈閉塞中の冠動脈楔入圧／大動脈圧が0.23以上である症例では，薬剤誘発による最大冠拡張よりもreactive hyperemiaによって測定されたFFRは0.05以上高く測定されるリスクが高かった．

図2 TIMI Grade＜3や完全閉塞病変治療後に冠動脈の60秒閉塞によって生じたreactive hyperemiaとATPの持続静脈投与を使用して測定したFFRの相関

FFRATP：ATP持続静脈投与（150μg分$^{-1}$kg^{-1}）によって測定されたFFR
FFRoccl60：冠動脈の60秒閉塞によって生じたreactive hyperemiaによって測定されたFFR

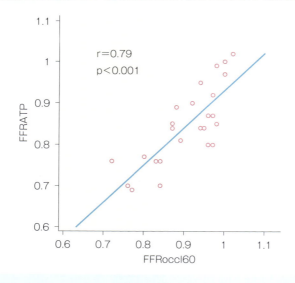

文 献

1) Rubio R, Berne RM, Katori M : Release of adenosine in reactive hyperemia of the dog heart. Am J Physiol 216 : 56-62, 1969.
2) Serruys PW, Juilliere Y, Zijlstra F, et al : Coronary blood flow velocity during percutaneous transluminal coronary angioplasty as a guide for assessment of the functional result. Am J Cardiol 61 : 253-259, 1988.
3) Stoller M, Seiler C : Reactive myocardial hyperaemia for functional assessment of coronary stenosis severity. EuroIntervention 13 : e201-e209, 2017.
4) Davies JE, Sen S, Dehbi HM, et al : Use of the Instantaneous Wave-free Ratio or Fractional Flow Reserve in PCI. N Engl J Med 376 : 1824-1834, 2017.
5) Nam CW, Hur SH, Cho YK, et al : Relation of fractional flow reserve after drug-eluting stent implantation to one-year outcomes. Am J Cardiol 107 : 1763-1767, 2011.
6) Agarwal SK, Kasula S, Hacioglu Y, et al : Utilizing Post-Intervention Fractional Flow Reserve to Optimize Acute Results and the Relationship to Long-Term Outcomes. JACC Cardiovasc Interv 9 : 1022-1031, 2016.
7) Kawase Y, Omori H, Kawasaki M, et al : Postocclusional Hyperemia for Fractional Flow Reserve After Percutaneous Coronary Intervention. Circ Cardiovasc Interv pii : e005674, 2017.
8) Marcus M, Wright C, Doty D, et al : Measurements of coronary velocity and reactive hyperemia in the coronary circulation of humans. Circ Res 49 : 877-891, 1981.

基礎編 | FFRを知る，わかる
FFRの理論

田中信大（東京医科大学八王子医療センター循環器内科）

POINT

▶ 病変前後の安静時圧較差は，大動脈圧・中心静脈圧の変動に影響を受ける。
▶ FFRとは，狭窄の存在により低下した心筋灌流量が，その血管が正常であった場合と比べ，どの程度低下しているかを表す。
▶ $FFR_{myo} = FFR_{cor} + Q_c/Q^N$
▶ 最大側副血行流量(Q_c/Q^N)maxが0.28以上，Pw/Paが0.30以上であれば，冠動脈閉塞時にも，心筋のダメージを免れられる可能性がある。
▶ CFRと比べ，FFRは計測時の血行動態や心筋収縮性の影響を受けにくく，心筋外血管の狭窄重症度のみを反映する。

圧較差と冠血流予備量比 (fractional flow reserve：FFR)

　Grüntzigにより経皮的冠動脈形成術(PTCA)が導入された当初は，PTCAバルーンカテーテル先端圧を用いて冠動脈狭窄前後の圧較差を計測し，拡張後の残存狭窄の重症度評価が行われた。PTCA後の圧較差が15mmHg以下となることが十分な拡張が得られたことを示す指標の1つであり，また再狭窄を低く抑える指標となりうることが1986年Leimgruberらによって報告されている[1]。しかし，このバルーンカテーテルを用いた計測ではバルーン自体(2.7～3.0Frのバルーンシャフト)が冠血流を阻害してしまい，狭窄自体の圧較差を正確に評価できないこと，また安静状態での計測であり(最大充血時の計測ではなかった)境界域の判定が不正確であったことなど，さまざまな問題点を有しているうえに，モノレールタイプのバルーンの出現により計測が不可能となったため，その後まったく行われなくなった。

　1991年，圧測定用ガイドワイヤー(pressure guidewire, Radi Medical社製)が開発され，臨床応用されたことにより正確な狭窄前後の圧較差計測が可能となり，また同時期にFFRの概念が導入され[2]，冠内圧計測のリバイバルをよぶこととなった。

圧較差と狭窄の重症度の関係

　Nico PijlsとBernard De Bruyneらは，狭窄の重症度を評価するためには，病変部の圧較差では不十分であると考えた。**図1**は圧較差がすべて30mmHgの狭窄を有する症例が図示されている。心筋灌流圧が70mmHgである症例aに比べ，症例bは大動脈圧が低下した時点においても30mmHgの圧較差が存在する症例であり，心筋の灌流圧は30mmHgと著明に低下している。また，心不全発症時で中心静脈圧の上昇を認めている症例cでは，症例a同様に狭窄前後の圧較差は30mmHgであるが，心筋灌流圧は50mmHgと低下していることがわかる。このように，同じ圧較差であっても状況により心筋灌流圧は大きく異なる。心筋灌流の状況，病態を表現するためには圧較差では不十分であり，心筋灌流圧が重要である。また，中心静脈圧の上昇がない場合においては，心筋灌流圧は冠動脈狭

PTCA：
percutaneous transluminal coronary angioplasty

窄遠位部圧で代用できる。このように，狭窄遠位部の冠内圧が心筋灌流を表す指標として重要であるという概念を導入した[2,3]。狭窄の存在下に最大限増えうる血流量が，その狭窄が存在しないと仮定した場合の最大限に増えうる血流量に対してどの程度低下しているか，その割合（fraction）を表す指標として，冠血流予備量比（FFR）と名付けられた。

FFR：fractional flow reserve

FFRの論理的根拠[4]

冠循環のモデルを直流回路に見立てることにより，灌流圧，灌流血流量，血管抵抗の三者の関係はオームの法則を用いて計算することが可能となる。

図1 圧較差と心筋灌流圧の比較

圧較差が30mmHgの3症例の模式図である。
症例**a**では狭窄遠位部圧が70mmHgで，心筋灌流圧も70mmHgとなる。大動脈圧の低下した状態で圧較差が30mmHgある症例**b**では，心筋灌流圧は30mmHgと著明に低下している。中心静脈圧の上昇した心不全症例**c**では，狭窄遠位部圧は症例Aと同じ70mmHgであるが，心筋灌流圧は50mmHgである。3症例の圧較差はすべて30mmHgであるが，狭窄の重症度はまったく異なる。
Pa：大動脈圧，Pd：狭窄遠位部圧，Pv：中心静脈圧

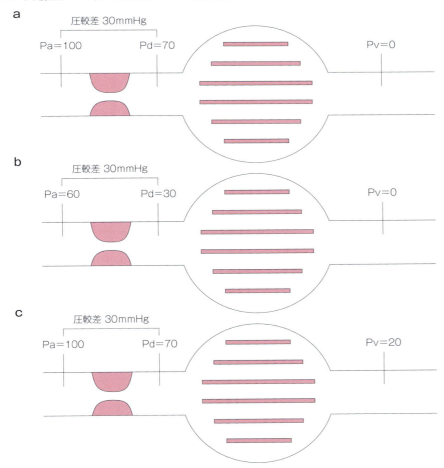

狭窄のない正常血管では心筋外血管に圧較差が存在しないため，冠動脈遠位部圧は大動脈圧と等しい．すなわち正常血管における心筋灌流圧は(Pa − Pv)となり，最大充血時の微小血管抵抗をRとすると，正常最大心筋灌流量($Q_{max, normal}$)は，

$$Q_{max, normal} = \frac{(Pa - Pv)}{R}$$

となる(**図2**)．一方冠動脈狭窄により圧較差が存在すると，冠動脈遠位部圧(Pd)は低下し，その際の心筋灌流圧は(Pd − Pv)となる．最大充血時微小血管抵抗Rは一定であるので，狭窄存在下の最大心筋灌流量($Q_{max, stenosis}$)は，

$$Q_{max, stenosis} = \frac{(Pd - Pv)}{R}$$

となる．狭窄の存在により灌流圧が低下し，心筋灌流量が低下することがわかるが，狭窄が存在しなかった場合と比べてどの程度低下しているかという比が，FFRである．

$$FFR = \frac{Q_{max, stenosis}}{Q_{max, normal}} = \frac{(Pd - Pv)/R}{(Pa - Pv)/R}$$

最大充血時の微小血管抵抗Rは一定であるから，

$$FFR = \frac{(Pd - Pv)}{(Pa - Pv)}$$

Pa：最大充血時大動脈平均圧
Pd：最大充血時冠動脈狭窄遠位部平均圧
Pv：最大充血時冠静脈圧

ここで，Pa, Pdに対しPvが十分低いと仮定すると上記の式は，

$$FFR = \frac{Pd}{Pa}$$

となる．

　まったくの正常血管であれば冠血流量は100％（FFR = 1.0）であり，FFRが0.60であるということは，その血管が正常であった場合に得られる最大血流量の60％の血液，すなわち60％の酸素を供給しうるということを意味する．また，PCIによりFFRが0.60から0.90に改善すれば，最大血流量がPCI前の150％に増加したことになる．
　ここまで述べてきたFFRは，当初Pijlsらが心筋血流予備量比(FFRmyo)と定義していたものである．側副血行を考慮する場合には，FFRmyoと狭窄冠動脈血流予備量比(FFRcor)の概念を併せて理解する必要がある．

FFRmyo：
myocardial fractional flow reserve
FFRcor：coronary fractional flow reserve

図2 最大充血状態の冠循環の模式図

正常血管では心筋外血管に圧較差は存在せずPa＝Pdであり，心筋灌流圧（Pa − Pv）は100 mmHgである。直流回路と見立ててればオームの法則より，正常最大心筋灌流量$Q_{max, normal}$＝(Pa − Pv)/R となる。狭窄により30 mmHgの圧較差が発生すると，心筋灌流圧は70 mmHgとなり，狭窄存在下の最大心筋灌流量$Q_{max, stenosis}$＝(Pd − Pv)/R である。

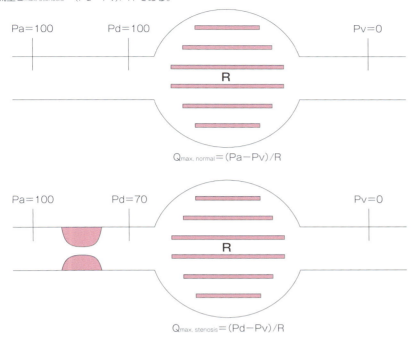

図3 側副血行の存在する冠循環の模式図

Pa：大動脈圧，Pd：狭窄遠位部圧，Pv：中心静脈圧，R：心筋内血管抵抗，Rs：冠動脈狭窄による抵抗，Rc：側副血行路の抵抗，Q：心筋の血流量，Qs：冠動脈狭窄を通過してくる血流，Qc：側副血行による血流

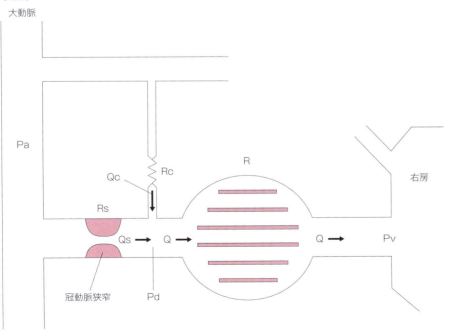

冠動脈狭窄が高度な場合には，側副血行の血流が存在するモデルを用いて説明される（**図3**）。心筋の血流量Qは冠動脈狭窄を通過してくる血流Qsと側副血行による血流Qcとの合計である。

$$Q = Qs + Qc$$

狭窄の存在しない場合には，側副血行血流量がゼロであると仮定できるため（$Qc = 0$），冠動脈（Qs）～心筋（Q）の正常時血流量はすべて等しい量（$Q^N = Qs^N$）となる。

狭窄存在冠動脈を通過する血流量（Qs）の正常最大冠動脈血流量（Q^N）に対する比を，狭窄冠動脈血流予備量比（FFRcor）と定義する。

$$FFRcor = Qs/Q^N$$
$$= \frac{(Q - Qc)}{Q^N}$$

それぞれの血流量Qは，
$$Q^N = (Pa - Pv)/R$$
$$Q = (Pd - Pv)/R$$
$$Qc = (Pa - Pd)/Rc$$

であるから，上式に代入すると，
$$FFRcor = \frac{(Pd - Pv)/R - (Pa - Pd)/Rc}{(Pa - Pv)/R}$$
$$= \frac{(Pd - Pv) - (Pa - Pd)(R/Rc)}{(Pa - Pv)} \quad (式1)$$

ここで，完全閉塞時にはQs = 0，Q = Qc，また冠動脈遠位部圧は冠動脈楔入圧（Pw）となるから，
$$Pa - Pv = Q \times (R + Rc)$$
$$Pw - Pv = Q \times R$$

この2式から
$$\frac{Pa - Pv}{Pw - Pv} = \frac{R + Rc}{R} = 1 + \frac{Rc}{R}$$

すなわち，
$$\frac{Rc}{R} = \frac{Pa - Pw}{Pw - Pv}$$

この関係を，（式1）に代入すると，
$$FFRcor = \frac{(Pd - Pv)(Pa - Pw) - (Pa - Pd)(Pw - Pv)}{(Pa - Pv)(Pa - Pw)}$$
$$= \frac{(Pd - Pw)}{(Pa - Pw)}$$

側副血行血流量の心筋灌流に占める割合は側副血行血流量比（Qc/Q^N）と定義され，
$$Qc/Q^N = FFRmyo - FFRcor$$

の関係が存在する。
また，この式を展開すると，

$$Qc/Q^N = \frac{(Pd - Pv)}{(Pa - Pv)} - \frac{(Pd - Pw)}{(Pa - Pw)}$$

$$= \frac{(Pa - Pd)(Pw - Pv)}{(Pa - Pv)(Pa - Pw)} \quad (式2)$$

となる。

PCI中にバルーンで狭窄を閉塞すると,得られる側副血行血流量は最大となるが,(式2)にPd = Pwを代入し,

$$(Qc/Q^N)\max = \frac{Pw - Pv}{Pa - Pv}$$

この式は,図3の冠循環モデルが完全閉塞となったモデルを想定すると理解しやすい(図4)。完全閉塞時には狭窄遠位部の冠内圧はPwとなり,心筋灌流は側副血行からの血流のみでまかなわれることとなる。すなわち心筋の灌流圧は(Pw − Pv)となり,冠動脈閉塞時に得られる最大側副血行血流量の,正常最大心筋血流量に対する割合は,

$$(Qc/Q^N)\max = \frac{Pw - Pv}{Pa - Pv}$$

となる。

図4 冠動脈完全閉塞時の冠循環

完全閉塞時の狭窄遠位部圧は冠動脈楔入圧(Pw)であり,心筋の灌流圧は(Pw − Pv)となる。またQ＝Qcである。

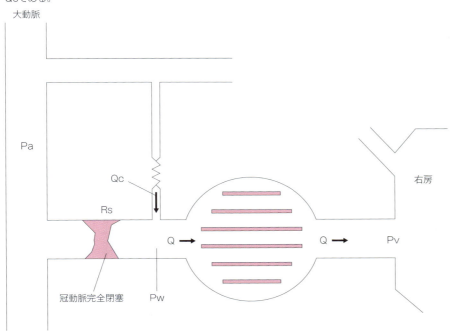

バルーン閉塞時に得られうる最大の側副血行血流量(Qc/Q^N)maxは，個々の症例では大動脈圧の変動に影響を受けず一定である（**図5**）[5]。また側副血行血流量(Qc/Q^N)は，冠動脈狭窄の進行に伴い徐々に増加していくものと考えられる（**図6**）[2]。狭窄を解除すると，PCI直後からQc/Q^Nは低下する。

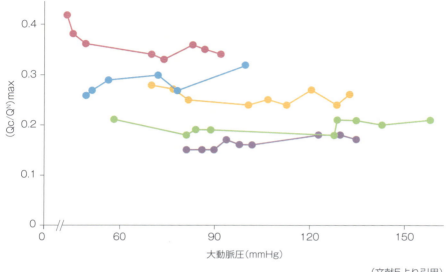

図5 最大側副血行血流量と大動脈圧の関係

成人犬5頭の実験において，最大側副血行血流量(Qc/Q^N)maxは大動脈圧の変動に影響を受けず，各個体で一定の値を示す。

（文献5より引用）

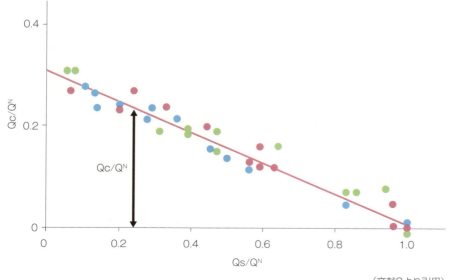

図6 側副血行血流比と狭窄冠動脈血流予備量比の関係

側副血行血流量比(Qc/Q^N)は，狭窄冠動脈血流予備量比（FFRcor，Qs/Q^N）と負の相関を認める。狭窄が存在しない場合は$Qs/Q^N=1.0$，$Qc=0$であり，完全閉塞の場合は$Qs/Q^N=0$，Qc/Q^Nが最大となる。

（文献2より引用）

最大側副血行血流量と予後

　臨床的には，冠動脈閉塞時に得られる最大側副血行血流量(Qc/Q^N)maxが，将来の予後を予測するうえで重要である．冠血流予備能が正常で3〜5であることを考えると，安静時には最大血流時の1/3〜1/5の血流で心筋灌流がまかなえることになる．すなわち(Qc/Q^N)maxが0.20〜0.33以上あれば，冠動脈が閉塞しても安静時に相当する血流が流れており，理論的には心筋をダメージから保護することが可能である．Pijlsらの報告によると，(Qc/Q^N)max＜0.24であるとバルーン拡張による閉塞時に全例で虚血が出現し，(Qc/Q^N)max＞0.28であれば約9割の症例では虚血が出現しなかった．バルーン拡張中の虚血出現を予測する境界値は，(Qc/Q^N)maxが0.28，Pwが29mmHg，Pw/Paが0.30であった[6,7]．Matsuoらはバルーンにて冠動脈を閉塞中に血流トレーサーである^{99m}Tc-MIBIを投与し，その欠損サイズと(Qc/Q^N)max，Pw/Paが良好な相関関係を示すことを証明した（図7）[8]．すなわち，側副血行血流量はバルーン拡張中の心筋虚血の広がり，強さを規定すると考えられる．

　臨床症例での側副血行の定量化はほかの手法では困難であるので，今後治療のターゲットが，心筋外血管のインターベンションから心筋灌流自体へと変化していけば，重要な方法論となりうる．

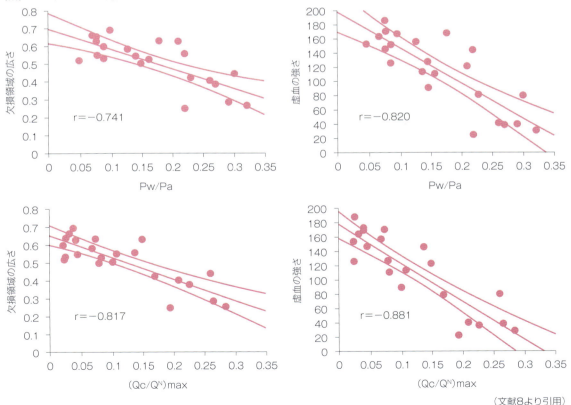

図7　冠内圧計測と核医学検査による側副血流評価
バルーン拡張中に投与された血流トレーサーである^{99m}Tc-MIBIは側副血行によって閉塞冠動脈領域に到達するため，側副血行血流指標Qc/Q^N，Pw/Paが高値となるほど，その欠損領域の広さ，重症度は軽度となる．

（文献8より引用）

冠血流-冠内圧関係曲線

FFRの概念を冠血流-冠内圧関係曲線から考えるとより理解しやすくなる。冠血流と冠内圧の関係は図8に示されるように安静時と最大充血時で大きく異なる。安静時には自己調節能の働きにより，一定の範囲内(50～150mmHg程度)の血圧変動に対しては，ほぼ一定の血流を保っている。抵抗血管を最大に拡張させると冠血流は増加するが，その際の冠血流の増加率(CFh/CFb)が冠血流予備能(CFR)である。

CFR : coronary flow reserve

CFR低下のさまざまな原因

最大充血時の冠血流は冠動脈狭窄により低下するが，それ以外にも心肥大，頻脈，収縮性増加，前負荷増大，微小血管障害などさまざまな状況で制限され，CFRの低下を生じる。その際のCFRはCFs/CFbとなる。また一方で，安静時血流の増加もCFRの値に影響を及ぼす。安静時血流の増加は心筋代謝の増大によるもので，容量負荷疾患や頻脈・収縮力増大による酸素需要増大，PCIによる一過性心筋虚血の影響などで生じうる。

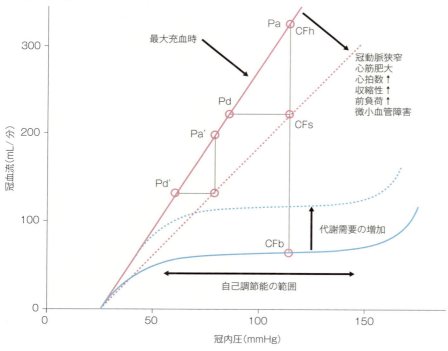

図8 冠血流・冠内圧関係
灌流圧が50～150mmHgの範囲内では冠血流を一定に保とうとする自己調節能が働く。最大充血時(maximum vasodilation)にはその関係は直線的になるが，冠血流の増加の程度(CFbに対するCFhの比)が冠血流予備能(CFR)であり，狭窄が存在すると最大充血が制限されCFRは低下する(CFs/CFb)。一方，狭窄により低下した狭窄遠位部冠内圧(Pd)による血流が正常冠内圧(Pa)による血流に対してどの程度低下しているかという比(Pd/Pa)が冠血流予備量比FFRである。このPaとPdの関係はPaが低下しても(Pa')一定である(Pd'/Pa'=Pd/Pa=FFR)。

FFRは計測時血行動態に影響を受けにくい

　最大充血時に冠血流－冠内圧関係は直線となるため，冠血流の比は冠内圧の比で表される。この関係を利用すれば，冠動脈狭窄における圧損失の結果低下した狭窄遠位部血流量（CFs）が，狭窄の存在しない場合の正常血流量に対しどの程度低下しているかという比（これは，すなわちFFRを意味する）は，大動脈圧（Pa）に対する狭窄遠位部冠内圧（Pd）の比で表されることになる。FFRは安静時血流の因子を用いない指標なので，安静時の血流を増加させる状況には影響を受けない。すなわちPCI後に計測する場合には，CFRであれば拡張による安静時血流の増加している可能性を考慮し，拡張後時間をあけて計測する必要があったが，FFRではその必要はない。また大動脈圧，心拍数，心筋収縮性などの影響も受けず，単純に心筋外血管の狭窄を反映する指標とされている[9]。

文　献

1) Leimgruber PP, Roubin GS, Hollman J, et al : Restenosis after successful coronary angioplasty in patients with single-vessel disease. Circulation 73 : 710-717, 1986.
2) Pijls NHJ, vanSon AM, Kirkeeide RL, et al : Experimental basis of determining maximum coronary, myocardial, and collateral blood flow by pressure measurements for assessing functional stenosis severity before and after percutaneous transluminal coronary angioplasty. Circulation 87 : 1354-1367, 1993.
3) Pijls NH, De Bruyne B, Peels K, et al : Measurement of fractional flow reserve to assess the functional severity of coronary artery stenoses. N Engl J Med 334 : 1703-1708, 1996.
4) Pijls NHJ, De Bruyne B : Fractional flow reserve. in"Coronary Pressure (2nd ed)"Kluwer Academic Publishers, Netherlands, p51-82, 2000.
5) Pijls NHJ, De Bruyne B : Validation of fractional flow reserve in animals. in"Coronary Pressure (2nd ed)"Kluwer Academic Publishers, Netherlands, p131-152, 2000.
6) Pijls NHJ, Bech GJW, El Gamal MIH, et al : Quantification of recruitable collateral blood flow in conscious humans and its potential to predict future ischemic events. J Am Coll Cardiol 25 : 1522-1528, 1995.
7) Pijls NHJ, De Bruyne B : Assessment of collateral blood flow by coronary pressure measurement. in"Coronary Pressure (2nd ed)"Kluwer Academic Publishers, Netherlands, p327-351, 2000.
8) Matsuo H, Watanabe S, Kadosaki T, et al : Validation of collateral fractional flow reserve by myocardial perfusion imaging. Circulation 105 : 1060-1065, 2002.
9) De Bruyne B, Bartunek J, Sys SU, et al : Simultaneous coronary pressure and flow velocity measurements in humans : feasibility, reproducibility, and hemodynamic dependence of coronary flow velocity reserve, hyperemic flow versus pressure slope index, and fractional flow reserve. Circulation 94 : 1842-1849, 1996.

基礎編 | FFRを知る，わかる
iFRの理論

松尾仁司（岐阜ハートセンター循環器内科）

POINT

- ▶ iFRは拡張期のwave intensity analysisから求められるwave-free periodという一時相のPd/Paを示している。
- ▶ 冠循環のautoregulationが働いている安静時のwave-free periodでは，冠血流が一定に調節されており，圧較差から狭窄重症度を評価するのに最も適した時相である。
- ▶ iFR正常，FFR異常病変では最大冠拡張時に血流が増加していることを意味し，CFRは維持されている。一方，iFR異常，FFR正常病変では最大冠拡張時の冠血流増加反応が低下しており，CFRの低い症例であると考えられる。

はじめに

血管造影を基準に行うカテーテル治療が薬物療法と比較して予後を改善しないという報告がある一方で，観血的に算出される生理学的虚血指標である冠血流予備量比（FFR）に基づいたカテーテル治療が，虚血性心疾患患者の予後を改善することが広く認識されている[1]。欧米のガイドラインにおいては，虚血性心疾患の治療適応決定に心筋虚血の有無に基づいて行われることが強く推奨されている[2-4]。本稿では，近年注目を浴びている，負荷を必要としない安静時の生理学的指標である瞬時冠内圧比（iFR）の基礎に関して概説する[5]。

FFR : fractional flow reserve

iFR : instantaneous wave-free ratio

瞬時冠内圧比（iFR）の概念と意義

近年，最大冠拡張を必要としない生理学的狭窄重症度指標が導入されているが，これらの指標は処置の時間を短縮し，費用ばかりでなく患者の不快感も軽減するため注目を集めている。iFRはそのような指標の1つで，冠動脈の血流，速度および抵抗の研究から導き出された[6]。

心周期のなかで，エネルギー波動がまったくない，血管抵抗が最小で安定しているwave-free periodといわれる期間が存在する（図1）。この時期における狭窄前後の瞬間的圧較差の比をiFRと定義されている。

圧勾配と血流速度の関係はBernoulliの式で示される（図2）。

$$PG = Fv + Sv^2$$

狭窄が存在すれば，冠動脈圧勾配と血流は二次関数として表現される。各狭窄は特異的な圧－血流曲線を示し，これは狭窄の形態学的特徴で決定される。狭窄を通過する圧勾配は冠動脈流速で決定される。狭窄を通過する圧勾配から狭窄の重症度を評価するためには，2つの血流条件が必要である。第1に，流速は一定でなければならず，第2に，十分に速くなければならない。流速が一定であれば，圧勾配は狭窄の重症度にのみ依存

図1 波形強度分析による拡張期におけるwave-free periodの判別

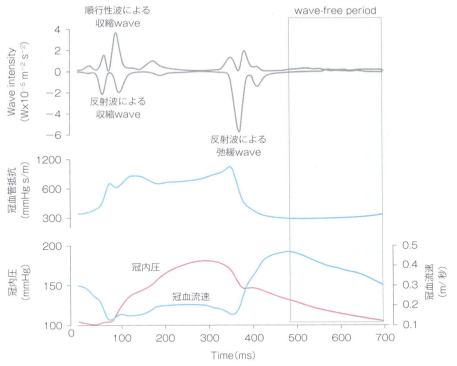

(文献5より引用)

図2 狭窄前後の圧較差

血流速度の二次関数で規定される。

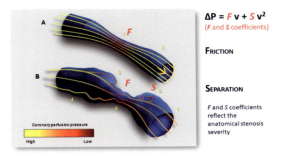

(文献1より引用)

する(図3)。流速が変動すれば，同じ狭窄でも，異なった圧勾配が生じるし(図4)，異なる狭窄においても同じ圧較差が認められることがあり(図5)，圧較差からその重症度を論じることはできない。よって圧較差から狭窄重症度を評価するためには，流速が一定かつ速いところで判定することが重要である。安静時冠血流は，生理的範囲内では末梢血管抵抗を変動させることにより冠動脈血流量は一定に維持されていることが示されている。このautoregulationにより，冠血流速度は90％以上の高度狭窄とならない限り，ほ

図3 冠血流速度と圧較差の関係

圧較差から狭窄重症度を評価するには分別可能な十分な血流速度が必要であり，かつ一定の血流速度であることが重要である。

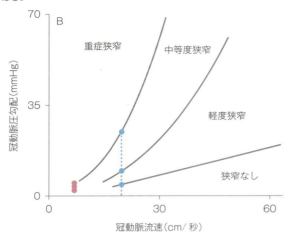

図4 異なる血流速度（1）

血流速度が異なれば，同じ狭窄でも圧較差は異なることがわかる。

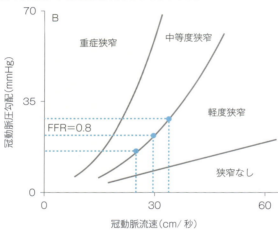

図5 異なる血流速度（2）

血流速度が異なれば，軽度狭窄でも中等度狭窄でも，重症狭窄であっても圧較差が同じである場合がある。

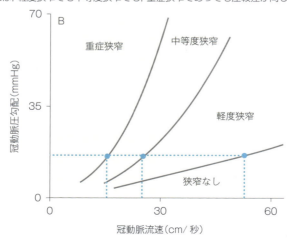

ほぼ一定かつ安定していることが示されていることから，圧較差から狭窄重症度を判断する条件として安静時が適している．

もう1つの大切な条件は，圧勾配から狭窄の重症度を評価するためには，流速が十分に速くなければならない．CLARIFY試験で証明されたように，心周期の全体的流速と比較すると，無波形期の平均流速は26％速いため，iFRは安静時全周期Pd/Paより良好な狭窄重症度識別能を示すと予想される（図6）[7]．抵抗が安定していれば（$P = Q \times R$），冠動脈圧を冠動脈血流の代替として使用することができ，より速い血流時（抵抗が少ない）に測定されれば，冠動脈圧勾配は大きくなり，重症度の異なる狭窄を判別する能力が高くなる．従って，狭窄前後の圧較差から狭窄重症度を判定する理想的条件は，血流速度が一定かつ速い時相で圧較差を評価することであり，安静時のwave-free periodでの圧の比を示すiFRはこれらの要件に適合する指標である．一方，FFRは最大冠拡張時の指標であり，軽度狭窄では血流量が速く，中等度，重度になるにつれて血流速度が遅いときに圧較差を評価している（図7）．以上の理由で，軽度狭窄と中等度狭窄の判別能力はFFRで優れており，中等度と高度狭窄の判別にはiFRが優れている可能性がある．

図6 Wave-free period血流速度

Wave-free period血流速度は全収縮期血流速度より26％速いため，狭窄重症度をより感度高く識別可能である．

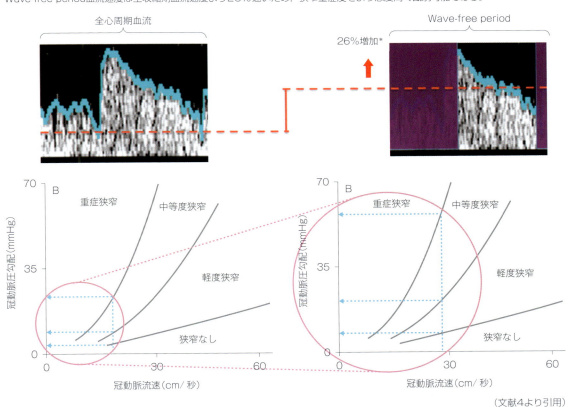

（文献4より引用）

図7 安静時Pd/Pa，iFR，FFR

どのポイントで狭窄重症度を圧較差から判断しているかを示している。

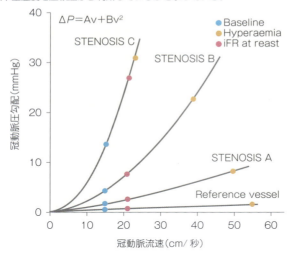

(文献8より引用)

図8 FFRとiFRの関係

FFRとiFRの散布図を示す。

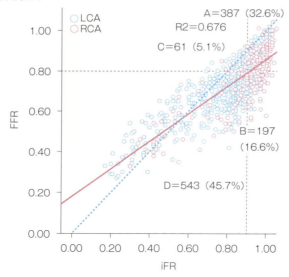

A：$0.90 \leqq iFR$，$0.80 < FFR$
B：$0.90 \leqq iFR$，$FFR \leqq 0.80$
C：$iFR < 0.90$，$0.80 < FFR$
D：$iFR < 0.90$，$FFR \leqq 0.80$
R2：相関決定係数

(文献8より引用)

図9 iFRの病態概念図

安静時には90％以上の高度狭窄になるまで血流量が一定に維持される。すなわち，安静時狭窄遠位部の灌流圧が低下すれば末梢血管抵抗を低下させることにより，冠血流を一定に調節している。

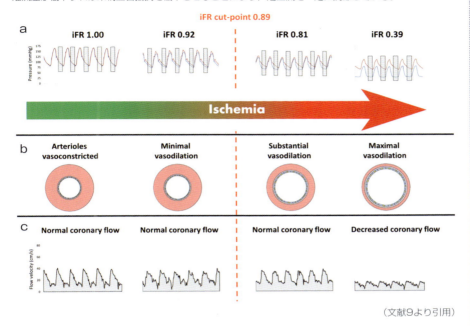

（文献9より引用）

iFRとFFR，CFRとの一致率

　FFRとiFRは，FFR・CFR関係に比較すると良好な相関を示すが，虚血の診断に関しての一致率は約80％といわれている（**図8**）。いい換えれば，20％においてその診断は異なることが示されている[8]。FFR 0.8を虚血の閾値と考えた場合のiFRのカットオフ値は0.89とされている。**図9**にiFRと冠循環病態の概念図を示す。安静時に狭窄遠位部に圧較差が生じた場合には，冠循環において血管抵抗を低下させることにより，血流量を一定に保っている（**図9**）[4,9]。いい換えるとiFR低下症例では，すでに安静時に血流予備能の一部が消費されていることを示している。実際，iFRとCFRとの相関はFFRとCFRの相関よりも強いことが示されており，iFRが0.90以上であれば，FFRが0.8以下であっても97％の病変でCFRは2.0以上であることが報告されている[10]。

　iFR正常例では，FFRがたとえ異常であったとしても最大冠拡張時の血流増加反応は狭窄のない血管と同等であり，CFRも同等であることが示されている。一方iFRが異常であり，FFR正常群では，最大冠血流増加反応は低く，CFRも低値であると報告されている[11]。

　このようにCFR，FFR，iFRは，いずれも虚血性心疾患患者の心筋虚血の有無を判断する指標であるが，概念が異なるため不一致も少なからず存在する。FFRに基づいた治療方針決定とiFRに基づいた治療方針決定の比較を行った無作為前向き比較試験DEFINE-FLAIR試験，iFR-SWEDEHEART 試験ではiFR based interventionの非劣勢が示され，ガイドラインにおいてもFFRと同等の位置付けとなった。世界的にもより広く治療の意思決定（decision making）に使用されている[12,13]。

iFR計測のtips and tricks

　冠内圧計測の原則としては正確な圧計測が必要である。特にiFRの計測は瞬時的な拡張期の一時相の圧較差の正確な測定が必要であり、カテーテル先端圧とカテーテル先端に留置したセンサー圧波形が完全に一致していることをきちんと確認する（normalization）。そしてpullback時にドリフトがないかをきちんと確認することは必須である。iFR計測は，冠血流が自動能で調節されている安静時での状況での計測が原則である。そのため，冠拡張が促されている状態での計測は避けなければならない。造影剤注入直後の計測は造影剤による冠拡張により冠血流が増加しており，20秒以上待ってから計測するのが望ましい（図10）。また高度貧血，心不全，高度左室肥大など，安静時血流が増加しているような特殊な状況では，その値の判断には注意を要する。これら特殊な血行動態下でのiFRによる虚血評価はFFRと同様に，いまだ明らかになっていない[8]。

まとめ

　血行再建の適応決定に用いられる虚血指標，iFRの概念，そして計測においてのtips and tricksに関して概説した。これらの指標を正確に測定し，正しく患者に適応することが虚血性心疾患患者の予後改善につながるものと考える。

図10　造影剤投与がiFRに及ぼす影響
iFRは安静時に計測する必要がある。造影剤を投与した際には30秒程度待った後に計測すべきである。
a：造影剤使用前iFR，b：造影剤使用直後iFR，c：造影剤使用後30秒iFR，d：ATP持続静脈注入後の最大冠拡張時iFR

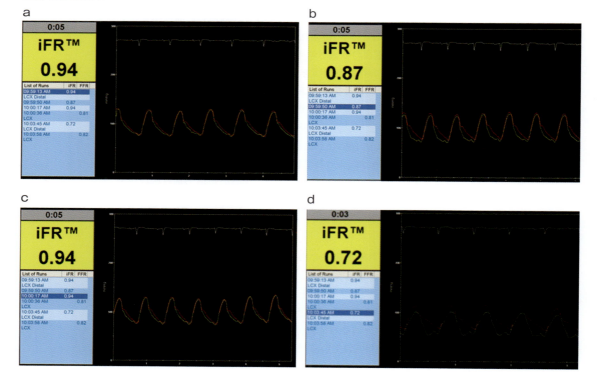

文　献

1) Pijls NH : Fractional flow reserve to guide coronary revascularization. Circ J 77 : 561-569, 2013.
2) Fihn SD, Blankenship JC, Alexander KP, et al : 2014 ACC/AHA/AATS/PCNA/SCAI/STS focused update of the guideline for the diagnosis and management of patients with stable ischemic heart disease : a report of the American College of Cardiology/American Heart Association Task Force on Practice Guidelines, and the American Association for Thoracic Surgery, Preventive Cardiovascular Nurses Association, Society for Cardiovascular Angiography and Interventions, and Society of Thoracic Surgeons. J Am Coll Cardiol 64 : 1929-1949, 2014.
3) Authors/Task Force members, Windecker S, Kolh P, et al : 2014 ESC/EACTS Guidelines on myocardial revascularization : The Task Force on Myocardial Revascularization of the European Society of Cardiology (ESC) and the European Association for Cardio-Thoracic Surgery (EACTS) Developed with the special contribution of the European Association of Percutaneous Cardiovascular Interventions (EAPCI). Eur Heart J 35 : 2541-2619, 2014.
4) Neumann FJ, Sousa-Uva M, Ahlsson A, et al ; ESC Scientific Document Group : 2018 ESC/EACTS Guidelines on myocardial revascularization. Eur Heart J 40 : 87-165, 2019.
5) Sen S, Escaned J, Malik IS, et al : Development and validation of a new adenosine-independent index of stenosis severity from coronary wave-intensity analysis: results of the ADVISE (ADenosine Vasodilator Independent Stenosis Evaluation) study. J Am Coll Cardiol 59 : 1392-1402, 2012.
6) Davies JE, Whinnett ZI, Francis DP, et al : Evidence of a dominant backward-propagating "suction" wave responsible for diastolic coronary filling in humans, attenuated in left ventricular hypertrophy. Circulation 113 : 1768-1778, 2006.
7) Sen S, Asrress KN, Nijjer S, et al : Diagnostic classification of the instantaneous wave-free ratio is equivalent to fractional flow reserve and is not improved with adenosine administration. Results of CLARIFY (Classification Accuracy of Pressure-Only Ratios Against Indices Using Flow Study). J Am Coll Cardiol 61 : 1409-1420, 2013.
8) Matsuo H, Kawase Y : FFR and iFR guided percutaneous coronary intervention. Cardiovasc Interv Ther 31 : 183-195, 2016.
9) de Waard GA, Cook CM, van Royen N, Davies JE : Coronary autoregulation and assessment of stenosis severity without pharmacological vasodilation. Eur Heart J 39 : 4062-4071, 2018.
10) Petraco R, van de Hoef TP, Nijjer S, et al : Baseline instantaneous wave-free ratio as a pressure-only estimation of underlying coronary flow reserve: results of the JUSTIFY-CFR Study (Joined Coronary Pressure and Flow Analysis to Determine Diagnostic Characteristics of Basal and Hyperemic Indices of Functional Lesion Severity-Coronary Flow Reserve). Circ Cardiovasc Interv 7 : 492-502, 2014.
11) Cook CM, Jeremias A, Petraco R, et al : Fractional Flow Reserve/Instantaneous Wave-Free Ratio Discordance in Angiographically Intermediate Coronary Stenoses: An Analysis Using Doppler-Derived Coronary Flow Measurements. JACC Cardiovasc Interv 10 : 2514-2524, 2017.
12) Davies JE, Sen S, Dehbi HM, et al : Use of the Instantaneous Wave-free Ratio or Fractional Flow Reserve in PCI. N Engl J Med 376 : 1824-1834, 2017.
13) Gotberg M, Christiansen EH, Gudmundsdottir IJ, et al ; iFR-SWEDEHEART Investigators : Instantaneous Wave-free Ratio versus Fractional Flow Reserve to Guide PCI. N Engl J Med 376 : 1813-1823, 2017.

基礎編 | FFRを知る，わかる
FFR-CTの理論

大竹寛雅（神戸大学大学院医学研究科循環器内科学分野）

POINT

- ▶ FFR-CTは，患者固有の画像データと母集団の生理学モデルを統合した数理モデルと数値流体力学を用いて，血流の支配方程式を解き，模擬的な充血下の速度および圧力を算出する新規の虚血診断モダリティである。
- ▶ FFR-CTの原理は冠血流量と心筋重量の比例関係，血管サイズと血流量のバランス，および最大充血時の微小血管抵抗の低下は予測可能であるという3つの基本的な科学原則に基づいたものである。
- ▶ 心臓CT（cCTA）データを基にした患者固有の解剖学モデルの正確な作成が基本かつ最も重要な要件であり，cCTA撮像時の十分な血管拡張，心拍数のコントロールが重要である。

はじめに

冠動脈疾患（CAD）患者の臨床転帰や費用対効果の改善において虚血診断が重要であることが，過去数十年にわたり多くの研究で強調されてきた[1,2]。FFRガイド下の経皮的冠動脈形成術（PCI）は血管造影ガイド下のPCIに比べて有意に主要心血管イベント（major adverse cardiac event）の発生率を低下させ[1]，同時に関連する費用を大幅に削減することもできる[2]ことが知られている。また，FFRガイド下PCIと至適薬物療法を組み合わせることによって，至適薬物療法単独の場合と比較して，緊急血行再建術の必要性を低減できることが確認されている[3,4]。以上のことから，FFRを用いた治療方針の決定は，安定型CADを有する患者管理におけるゴールドスタンダートとなっている。その一方でpressure guidewireを用いたFFRの測定は，侵襲的な手技を必要とし，最大充血を惹起するための静脈内または冠動脈内への薬剤投与を必要とする。さらに日本では，IVUSやOCTといったimagingガイド下のPCIが標準的であるため，侵襲的FFRの測定に要する時間および費用が余分に発生することが，問題である。以上のような背景の下，冠動脈コンピュータ断層血管造影（cCTA）画像に数値流体力学を適用することによって，FFRを非侵襲的に計算するFFR-CTが開発された。本稿は，FFR-CTの理論と潜在的な制約事項，ならびに評価に与える重要な因子についてまとめたものである。

CAD：coronary artery disease

IVUS：intravascular ultrasound

cCTA：coronary CT angiography

FFR-CTの基本概念

FFR-CTは，患者固有の画像データと母集団の生理学モデルを統合した数理モデルと数値流体力学を用いて，血流の支配方程式を解き，模擬的な充血下の速度および圧力を算出するものである。動脈内の血流を支配するNavier-Stokes方程式（質量保存の法則とし，Newtonの第2法則を流体に対して一般化したもの）は概念的には単純なものであるが，数学的には複雑な連立非線形偏微分方程式である。近年，Navier-Stokes方程式を解き，患者固有の動脈モデルを模擬することができるコンピュータ手法が開発され，冠動

脈に適用することでFFR-CTの開発が可能となった[4,5]。

HeartFlow FFR-CTの解析手順を図1に示す。cCTAデータを取得し，画質を評価した後，画像セグメンテーションアルゴリズムを用いて，大動脈近位部および冠動脈の3Dモデルを抽出する。次に，左室心筋体積を抽出し，全体の冠血流需要を評価する。最初にベースライン（安静時），続いて最大充血時の順に，大動脈圧および微小血管抵抗を表した生理学モデルを定義する。患者固有のモデルで模擬的な最大充血条件下の血流量および血圧を算出し，圧力フィールドからFFR-CT（平均冠動脈圧と平均大動脈圧の比）を抽出する。以下に，それぞれのステップにおける方法論および科学的根拠を示すこととする。

図1 冠動脈CT血管造影に基づくFFR（FFR-CT）の算出方法

a：冠動脈CT血管造影データを取得し，画質を評価する。
b：画像処理法により，大動脈基部と直径約1mm以上の心外膜冠動脈をセグメント化する。
c：画像データから左室心筋体積を抽出し，心外膜血管径を基に微小循環モデルを作成する。
d：数値流体力学的手法により，最大充血条件下の血流をシミュレートし，FFRを計算する。FFR-CTは冠動脈の全域に表示され，数値が表示される。

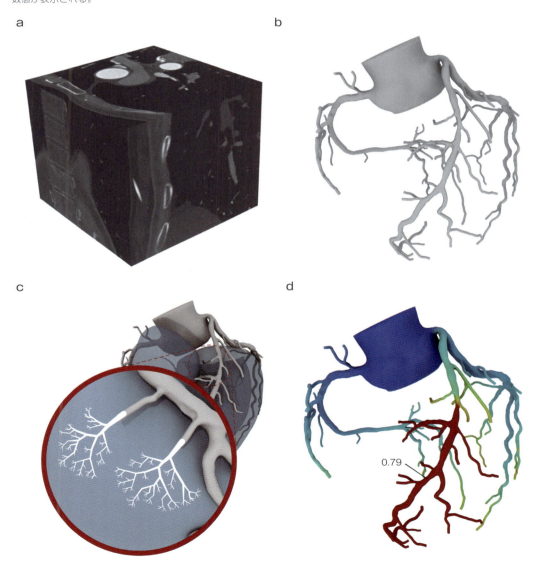

cCTAデータを基にした患者固有の解剖学モデルの作成

　冠動脈内の圧損失は血管の解剖学的構造および冠動脈口から遠位測定点までの血流量により規定される。最小内腔面積，病変長，連続病変およびびまん性疾患は，冠動脈の血流および圧に影響を及ぼす要素である。また，冠動脈が同様の形態をしていても，支配する灌流心筋量によって，当該病変を通過する血流および圧損失は異なることが知られている。よって，FFR-CTにおいて患者固有の冠動脈モデルを作成するためには，狭窄部以下の冠動脈が支配する灌流心筋量を反映する主冠動脈およびbranchの内腔計測を忠実に行う必要がある。

　さまざまな画像処理法を用いて，cCTAデータから患者固有の冠動脈および左室構造モデルを抽出する。FFR-CT解析は侵襲的FFRを予測するものであるため，舌下硝酸薬を用いて，cCTA時と心臓カテーテル時の血管内径の差を最小限に抑えること，スキャンプロトコールを最適化し，十分な空間時間分解能をえること，ならびに適切な画像セグメンテーション法により，石灰化，モーションおよびその他の画像アーチファクトが存在する状態であっても正確な内腔計測を行うことが重要である。

　特に血管内径はFFRの測定値とFFR-CTの双方に影響を及ぼすため，cCTA撮像時の血管サイズが侵襲的FFR測定時と同様であるよう努めることが重要である。侵襲的FFRは冠動脈内にニトログリセリンを投与した後に測定するため，cCTAスキャンの直前に舌下硝酸薬を投与し，内腔面積が同様になるよう努める。硝酸薬は，冠動脈の直径を，太い心外膜動脈の場合は15％以上，細い血管の場合は30〜40％拡大することが知られている[6]。このような直径の差は，血管の圧力損失の予測値およびFFR-CT値に著しい影響を及ぼす。Society of Cardiovascular CT（SCCT）のガイドラインでは，禁忌のない患者に対しては，スキャンプロトコールを開始する数分前に舌下ニトログリセリン800μgを投与することが望ましいとされている[7]。粘膜面が濡れた状態で，錠剤が溶解していることを注意して確認すれば，錠剤を使用することもできるが，定量スプレーのほうが一貫性の高い血管拡張が得られるためFFR-CT撮像前には推奨される。

　FFR-CT解析では，特別の撮像プロトコールを必要とせず，標準的なcCTA画像データを使用することができるが[7]，確立されたSCCTのガイドライン（特に，心拍数コントロール用のβ遮断薬の適用に関する推奨）を遵守し，3D定量解析に適した良質な画像データを取得する必要がある。理想的には，心拍数が60bpm未満であることが望ましい。また，画像データの再構成は，field of viewを心臓に限定し，面内解像度$0.5 \times 0.5mm^2$以上およびスライス厚1mm未満をえることが望ましい[7]。

　標準的なcCTAデータの空間分解能は，FFR-CT解析に耐えうる解剖学的モデルを構成しうるが，画質が悪い場合は，cCTAデータの解釈を妨げ，FFR-CTモデリングに必要な画像セグメンテーションが損なわれる可能性がある[8]。そのためFFR-CTでは，事前に血管スコアリング法により画質を判定し，cCTAデータから当該動脈の定量モデルを抽出することができるか否かを画質の面から評価する。このスコアは，過度のモーション，ミスレジストレーション，コントラスト不足，または過度の周囲石灰化を含む画像アーチファクトによって，血管内腔の境界が解釈不能と判定された領域の長さおよび数によって決まる。最近のNXT臨床試験およびPLATFORM臨床試験では，約87％の患者でFFR-CTを算出することができており，残りの症例に関しては算出不能であった。算出不能となった理由は，内腔の定量的評価が困難なアーチファクト（広範囲の石灰化，コントラスト不足，過度のモーションまたは重度のミスレジストレーションを含む）が存在したことによるものであった。

FFR-CTの基礎となる生理学的原理

　FFR-CTとは，cCTAから抽出された患者固有の解剖学モデルに対し，ベースライン時および充血時の境界条件を適応し，数値流体力学的手法（FFR-CT生理学モデル）を用いて冠血流量および圧力の計算を行うものである。この生理学モデルは，①冠血流量と灌流心筋量は比例する，②血管サイズは血流量を反映する，③最大充血時の微小血管抵抗値は予測可能であるという3つの基本的な科学原則に基づいたものである[9,10]。

　FFR-CT生理学モデルに適用されている1つ目の科学原則は，ベースライン時の冠血流は左室灌流心筋量に比例し，「相対成長的な」関係 $Q_{cor} \propto M_{myo}^{3/4}$ に従うというものである。この原理と患者の血圧を基にして，ベースライン時の全冠動脈抵抗を算出する。Choyらは，ブタモデルにおいてマイクロスフェアを用いることにより，心筋血流量と灌流心筋量の比例関係について調査を行っており，全冠血流量を定量した結果，exp（0.74 ± 0.04）（$r^2 = 0.97$）という値を報告している[11]。

　ベースライン時の冠血流量が心筋重量に比例するという仮説は，灌流画像データによって裏付けられている。PETまたはMRMPIを用いた絶対心筋灌流量の測定値は，単位心筋質量あたりの平均血流量で表される（単位：mL/分/g）が，安静時の灌流量は，ほぼ一定で，患者母集団の違いによる差異は，約0.82 ± 0.06 ～ 0.97 ± 0.10mL/分/gの範囲であることが知られている[12]。

　FFR-CT生理学モデルに適用されている2つ目の科学原則は，血管内径は血流量に対して連続的に変化するため，栄養血管のサイズから微小血管抵抗を推定することができるというものである[11,13]。このような適応メカニズムは，動脈の代償性リモデリングによってアテローム性動脈硬化疾患が進行して，リモデリング能力を超えるレベルまで重篤化し，内腔の狭窄が発生するまで維持される[14]。こういった形態と機能の関係性を用いると，cCTAで撮影した動脈のサイズから，ベースラインの血流量および抵抗を求めることができる。実際には，主血管および血管枝のモデルを構成し，各血管の標準サイズを決定する必要がある。各冠動脈の下流側の相対抵抗および患者の全冠動脈抵抗から，各心外膜冠動脈の循環下流の絶対的ベースラインの冠動脈抵抗を算出することができる。それらを用いながら血流の支配方的式を解くことで，ベースライン（非最大充血）条件下の冠血流速および圧力を求めることができる。

　FFR-CT生理学モデルに適用されている3つ目の科学原則は，最大充血時の微小循環の反応は予測可能であるというものである。このことは，全冠動脈抵抗指数（充血時抵抗÷安静時抵抗）に対する血管拡張薬の影響を検討したWilsonらのデータによって裏付けられている[15]。この研究では非典型的胸痛，正常または軽度狭窄冠動脈，正常左心機能，ならびに正常冠血流予備量比が確認された患者31例を対象として，冠動脈内および静脈内アデノシン投与量を変化させた場合の全冠動脈抵抗指数に与える影響が評価されている。FFR-CTでは，こういったWilsonらのデータを基にして，各冠動脈における微小血管抵抗の最大低下幅をモデル化し推測することが可能になった。このデータを，血流の支配方程式に入力することで，安静時のモデルを最大充血条件下へと移行し，その状態での冠血流流速および冠動脈内圧を求めることができる。ただし，びまん性および局所性アテローム性動脈硬化症の場合は，微小血管を最大限拡張しても冠血流予備能が低下するため，動脈硬化疾患患者における微小循環抵抗の最大低下幅の推定量は正常患者における推定量とは異なることを知っておく必要がある。

　心外膜冠動脈が「正常」であるにもかかわらず，微小血管疾患および冠血流予備能の低下が認められる患者に対するFFR-CT技術の適用可能性には疑問が投げかけられている。この仮説では，正常な微小血管はアデノシンに反応すると仮定しているため，ベー

スラインから充血状態になると抵抗が大きく低下し，*in vivo* より血流量が増えることにより，より圧力は低下し，FFR-CTの結果が擬陽性となる可能性がある。しかしながら，血管造影で狭窄が確認されない場合でも，冠動脈が正常であるとは限らないため，冠動脈が真に正常で，かつアデノシンに対する微小血管の反応が小さい症例が認められる頻度は明確ではない[16, 17]。動脈は血流量に適応するため，微小血管疾患によって，フィードバックループが形成されると，微小血管の抵抗が増大して栄養血管の血流が減少し，さらに血管内径が縮小すると考えられる。血管内径の縮小によって血管が縮小し，主要心膜外血管からの分枝数が減少する場合もある。また，びまん性CADの場合は，安静時に血流が抑制されることはないものの，負荷条件下では血流が制限される場合がある。例えば，De Bruyneらは，びまん性病変を有する患者を対象として，限局性狭窄が認められない血管のFFRを調査したところ，こうした血管の約18％はFFRが0.80以下であったことを報告している[17]。

FFR-CTに対するモデルの不確実性の影響の評価

近年Sankaranらは，FFR-CT予測値に対してモデルの不確実性が与える影響について評価し報告している[18]。この研究では，最少血管径の不確実性が最も大きくFFR-CTに影響し，続いて，モデル化した境界抵抗，血液粘度および病変長の順に影響を及ぼすことを明らかにしている。診断基準値(FFR-CT＝0.8)付近では，境界抵抗，粘度および病変長による不確実性は測定の不確実性よりも低いが，最少血管径に関連する不確実性は測定の不確実性よりも若干高くなっている。不確実性は相加的ではないものの，単一パラメータの不確実性の最大値よりも若干高くなっている。

要するに，理論的解析および経験的データによれば，FFR-CTの精度に最も大きな影響を与える要素はcCTAデータから抽出した形状モデルの忠実度である。良好な臨床成績を得るためには，cCTA時とFFR測定時の患者の形状が確実に一致するようにするための検査前準備プロトコール（硝酸薬等のプロトコール）のほか，cCTA画質を改善するための心拍数コントロールが必要である。

文　献

1) Tonino PA, Fearon WF, De Bruyne B, et al : Angiographic versus functional severity of coronary artery stenoses in the FAME study fractional flow reserve versus angiography in multivessel evaluation. J Am Coll Cardiol 55 : 2816-2821, 2010.
2) Fearon WF, Bornschein B, Tonino PA, et al : Economic evaluation of fractional flow reserve-guided percutaneous coronary intervention in patients with multivessel disease. Circulation 122 : 2545-2550, 2010.
3) De Bruyne B, Pijls NH, Kalesan B, et al : Fractional flow reserve-guided PCI versus medical therapy in stable coronary disease. N Engl J Med 367 : 991-1001, 2012.
4) Kim HJ, Vignon-Clementel IE, Coogan JS, et al : Patient-specific modeling of blood flow and pressure in human coronary arteries. Ann Biomed Eng 38 : 3195-3209, 2010.
5) Taylor CA, Figueroa CA : Patient-specific modeling of cardiovascular mechanics. Annu Rev Biomed Eng 11 : 109-134, 2009.
6) Feldman RL, Pepine CJ, Conti CR : Magnitude of dilatation of large and small coronary arteries of nitroglycerin. Circulation 64 : 324-333, 1981.
7) Abbara S, Arbab-Zadeh A, Callister TQ, et al : SCCT guidelines for performance of coronary computed tomographic angiography : a report of the Society of Cardiovascular Computed Tomography Guidelines Committee. J Cardiovasc Comput Tomogr 3 : 190-204, 2009.
8) Leipsic J, Yang TH, Thompson A, et al : CT angiography (CTA) and diagnostic performance of noninvasive fractional flow reserve: results from the Determination of Fractional Flow Reserve by Anatomic CTA (DeFACTO) study. AJR Am J Roentgenol 202 : 989-994, 2014.
9) Min JK, Taylor CA, Achenbach S, et al : Noninvasive Fractional Flow Reserve Derived From Coronary CT Angiography : Clinical Data and Scientific Principles. JACC Cardiovasc Imaging 8 : 1209-1222, 2015.
10) Taylor CA, Fonte TA, Min JK : Computational fluid dynamics applied to cardiac computed tomography for noninvasive quantification of fractional flow reserve : scientific basis. J Am Coll Cardiol 61 : 2233-2241, 2013.
11) Kamiya A, Togawa T : Adaptive Regulation of Wall Shear Stress to Flow Change in the Canine Carotid Artery. Am J Physiol 239 : H14-H21, 1980.
12) Gould KL, Johnson NP, Bateman TM, et al : Anatomic versus physiologic assessment of coronary artery disease: role of coronary flow reserve, fractional flow reserve, and positron emission tomography imaging in revascularization decision-making. J Am Coll Cardiol 62 : 1639-1653, 2013.
13) Zarins CK, Zatina MA, Giddens DP, et al : Shear stress regulation of artery lumen diameter in experimental atherogenesis. J Vasc Surg 5 : 413-420, 1987.
14) Glagov S, Weisenberg E, Zarins CK, et al : Compensatory enlargement of human atherosclerotic coronary arteries. N Engl J Med 316 : 1371-1375, 1987.
15) Wilson RF, Wyche K, Christensen BV, et al : Effects of adenosine on human coronary arterial circulation. Circulation 82 : 1595-1606, 1990.
16) Camici PG, Crea F : Coronary microvascular dysfunction. N Engl J Med 356 : 830-840, 2007.
17) De Bruyne B, Hersbach F, Pijls NH, et al : Abnormal epicardial coronary resistance in patients with diffuse atherosclerosis but "Normal" coronary angiography. Circulation 104 : 2401-2406, 2001.
18) Sankaran S, Kim HJ, Choi G, Taylor CA : Uncertainty quantification in coronary blood flow simulations: Impact of geometry, boundary conditions and blood viscosity. J Biomech 49 : 2540-2547, 2016.

基礎編 | FFRを知る，わかる
FFR/iFR測定の基本手技

田中信大（東京医科大学八王子医療センター循環器内科）

POINT

- ▶ 計測したいときに，すぐに計測ができる環境を作っておくことが最も大切。
- ▶ インターフェース使用時には，その設置場所を工夫する。
- ▶ 狭いカテ室では，コネクターのみを配置するタイプも有用。
- ▶ FFR/iFR計測時には，ワイヤーを計測血管の可及的末梢まで進める。
- ▶ FFR計測においては確実に最大充血を惹起することが必須。またiFR計測時には安静時血流であることが前提である。
- ▶ FFR/iFR計測後に圧引き抜き曲線を記録することにより，圧較差の存在する部位，およびその分布がわかる。
- ▶ FFR/iFR計測終了後に，圧センサーをガイディングカテーテル先端まで引き抜き，圧のずれ（ドリフト）を確認，必要に応じて再計測や補正を行う。
- ▶ FFR/iFRに基づいて方針を決定し，さらに治療を進めていくためには，FFR/iFR値が正しく得られていることに確信がもてるような計測手技を行うことが重要である。

◉ 機器（インターフェース）の設置，初期設定

機種の特徴と設置

2018年9月の時点で使用可能な圧計測用ガイドワイヤー/カテーテルは，PressureWire™ X Wireless/Cabled（Abbott社製），Verrata® Plus Pressure Guide Wire，ComboWire® XT（Philips社製），OptoWire®（Opsens社製），COMET™ pressure guidewire（Boston Scientific社製），Navvus™ rapid exchange FFR microcatheter（ACIST社製）の5社製品が存在する（**図1**）（注：2018年9月現在，COMET™ pressure guidewireは，日本では一時販売中止となっている）。ワイヤー先端に高性能の圧センサー（マイクロマノメーター）が装着されているもの（前2社製品），および光センサー（opticalセンサー）が装着されているもの（後3社製品）に二分される。マイクロマノメーターによる圧計測においては温度ドリフトの発生が避けられないため，その欠点を補うべく光センサーが導入された。

Abbott社製では，その尾端のコネクターケーブルによりインターフェースに接続するタイプと，トランスミッターが装着され無線によりインターフェース（QUANTIEN™）に送信するタイプがある（**図2**）。無線タイプでは心臓カテーテル室に装備された圧モニタリングシステム（ポリグラフ）に直接送信することも可能である。インターフェースには瞬時の圧・FFR値の表示機能のほか，データ保管機能が装備されている。コネクターケーブルによってインターフェースに接続する場合には，インターフェースをpressure guide wireと接続しやすい場所に設置しておくと便利である（**図3，4**）。

Philips社製では，インテグレート型CPU本体をカテ室外（操作室側）に設置し，カテ台にはコネクターのみを置き（**図5，6**），モニター上に圧波形を表示することが可能なタイ

プもある。このタイプであればカテ台周辺に大きな装置を置く必要がなく，他装置との場所的な干渉が避けられる。

図1 各5社製の圧計測用ガイドワイヤー/カテーテル
a：PressureWire™ X（Abbott社製）
b：Verrata® Plus Pressure Guide Wire（Philips社製）
c：OptoWire®（Opsens社製）
d：COMET™ pressure guidewire（Boston Scientific社製）
e：Navvus™ rapid exchange FFR microcatheter（ACIST社製）

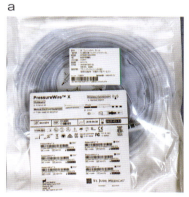
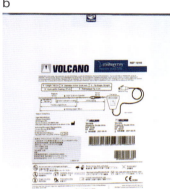
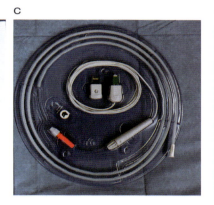
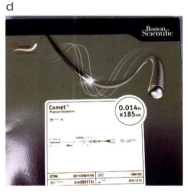
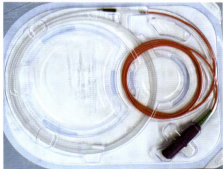

図2 PressureWire™ X Cabled（左），PressureWire™ X Wireless（右，Abbott社製）
PressureWire™ X Wirelessの尾端には，コネクターケーブルの代わりにトランスミッターが装着されている。

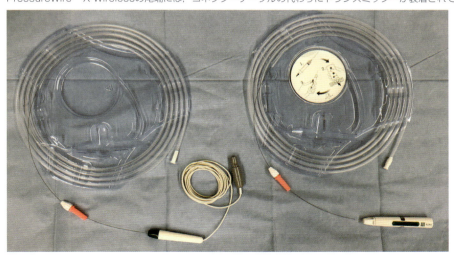

図3 当院のカテ室
架台にインターフェース(RadiAnalyzer™ Xpress)を設置し,使用の際にカテ台の近くにもっていき使用している.

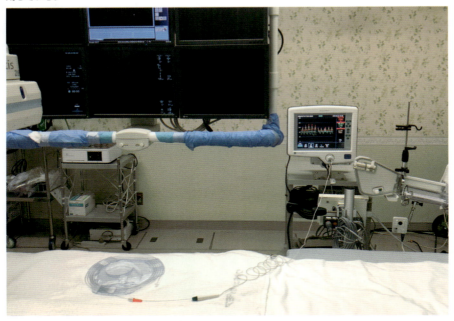

図4 PressureWire™ X Wirelessのインターフェース(QUANTIEN™)
カテ台より離れた場所に自由に設置することが可能なため,カテ室内の場所を有効に活用することができる.

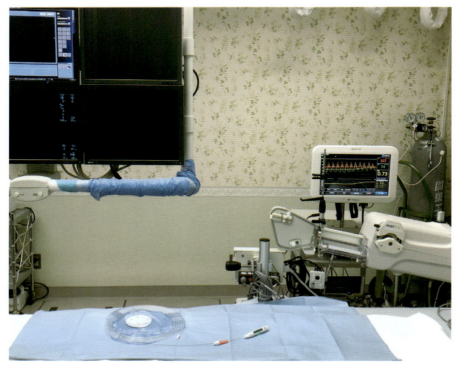

図5 Philips社製のインテグレート型CPU
カテ室外操作室側にCPUを設置することにより（左，赤丸），操作室側ですべての操作を行うことも可能である。

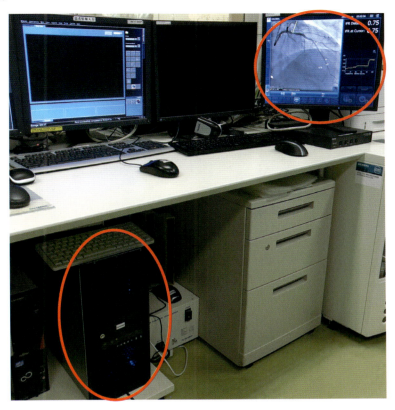

図6 Philips社製，ACIST社製のコネクター
コネクター部のみをカテ台に設置するため，場所はまったくとられない。
赤丸：Philips社製，黄丸：ACIST社製

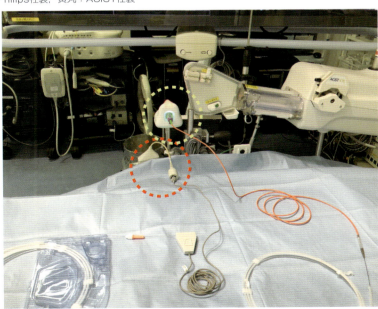

Opsens社製（国内ではゼオンメディカル社が販売），ACIST社製のものは，インターフェースが小さく，場所をとらないので便利である（**図7，8**）。画面が小さく見づらい場合には，圧信号をポリグラフに送信し，ポリグラフ画面上に表示，記録することが可能

図7 Opsens社製のインターフェース

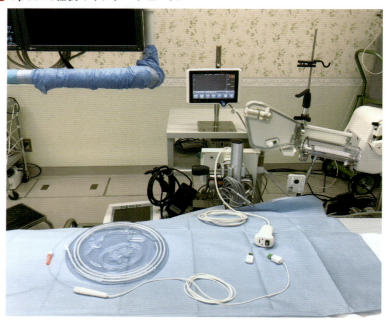

図8 ACIST社製のインターフェース

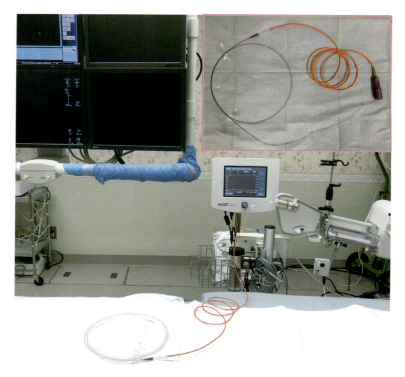

である。ポリグラフにFFR計測用の機能を搭載したものでは，記録した波形・データの管理も容易である（図9, 10）。ACIST社製のものは，カテ台上にコネクターのみを設置し（図11），インターフェースを介さず直接ポリグラフに圧データを送信，記録するシステムもある（ACIST RXi mini system）。

図9　フクダ電子社製ポリグラフFCL-2000
圧情報をポリグラフに送信することにより，ポリグラフ上で記録することが可能である。

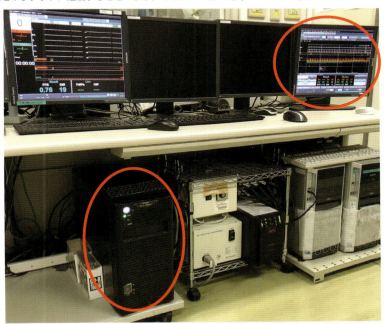

図10　ポリグラフ上でのFFR記録画面
通常のインターフェース同様，Pa，Pd，FFRなど計測値が，ライブ画面・レビュー画面にて確認できる。またマーカー機能があり，記録部位をデータベース上にコメントとして記載し残すことが可能である。

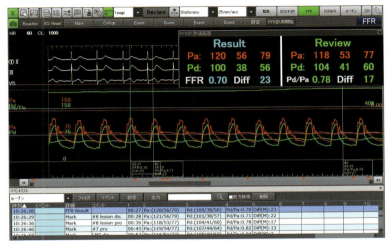

Boston Scientific社製のiLabシステムでは，圧信号はFFRリンク（図12）を介し，Bluetoothによる無線信号により，IVUS装置iLabシステムに送信され，iLab上で表示，記録および解析が可能となる。IVUSと共有のコンソールとなるので，両者を使う場合には便利である。

図11 ACIST社製のコネクター

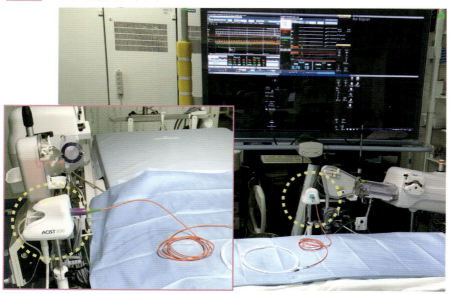

図12 Boston Scientific社製のiLabシステム
Pressure guidewireとFFRリンク（赤丸，通常はカテ台横に設置する）を接続し，圧信号はBluetoothによる無線信号により，IVUS装置iLabシステム（黄丸）に送信され，iLab上で表示，記録および解析が可能となる。

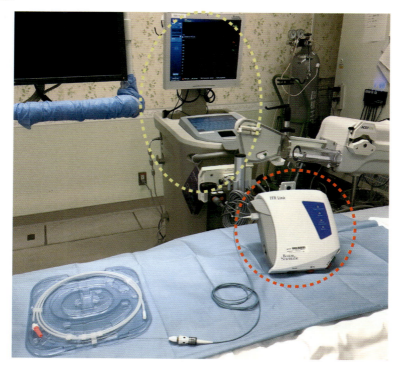

インターフェースの初期設定

インターフェースの初期設定として，心臓カテーテル室の圧モニタリングシステムとキャリブレーションを合わせておく必要がある（**図13**）。当然の作業ではあるが，計測値の信憑性に直接関係する部分であるので，何度でも自分自身で確認しておくことが重要である。すべての部分で計測値を信頼できてこそ，その値によって治療方針を決定する際の自信にもつながるものと思われる。

大動脈圧はガイディングカテーテル先端圧をwater-filledによって測定するが，圧トランスデューサーを適切な高さに設定する必要がある。この圧トランスデューサーの高さは，患者入室時にその患者の体格に合わせて設定される。大動脈基部の高さに合わせるように，胸郭の厚みの1/2，あるいは胸骨より5cm低い位置に設定されることが多い。しかし当然数cm違っていることはありうるため，大動脈圧が数mmHg違っている可能性をいつも念頭に置く必要がある。以前は測定前に圧トランスデューサーの高さを微調節する必要があったが，現在では後述するEqualization/Normalizationにより調節される。

図13 キャリブレーションの確認

インターフェースから出力される0，100，200mmHgの信号と，ポリグラフより出力される信号のamplitudeが等しくなっていることを確認する必要がある。図左ではわずかにずれていることがわかる。出力の調整により，ずれが補正された（右）。

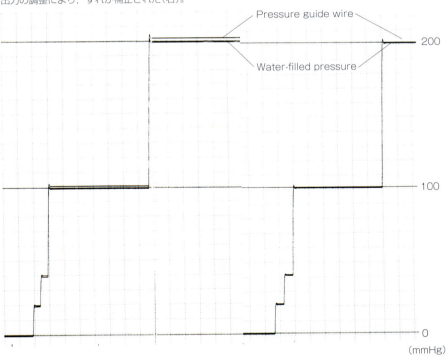

セットアップ

使用に先立ち，まず梱包を開け清潔野に取り出し，接続ケーブルを清潔領域外のインターフェースと接続する．ワイヤーをパッケージから取り出す際に，ワイヤーを曲げないよう十分注意する必要がある（図14）．ワイヤーを折り曲げてしまうことにより，圧ドリフトの原因となりうる．以前はコネクター部分に水が付着すると圧ドリフトを生じたが，現在はコネクター接触部のワイヤーに疎水性コーティングを施すことにより改善されている．ワイヤーが収められているディスペンサー内を水で充填，あるいはワイヤーを引出し先端の圧センサー部を水中に浸した状態で，ワイヤーのキャリブレーションを行う．キャリブレーション直後に数値が変動しゼロが安定しない場合は，安定するまでキャリブレーションを繰り返し行うようにする．

ワイヤーの先端はフロッピーとなっており，3cm手前（OptoWire®では2.5cm手前）に圧センサーが装着されている（図15，16）．フロッピー部分は通常のワイヤーと同様に形成することが可能である．圧センサー部のハウジングにエアバブルが付着することが，計測中の圧ドリフトの一因と考えられており（この現象は光センサーでも生じうる），ワイヤーを体内に挿入する前に，水中でワイヤーセンサー部を振り，エアバブルを飛ばすとよい．メーカーでは，ワイヤーをカテ先端まで進めた後に，センサー部をカテ先端より少し出し，血流によりそのバブルが飛ぶのを数十秒待つことを推奨している．

Equalization/Normalization

ガイドワイヤーをカテーテル先端まで進め，さらに冠動脈内へ挿入する．その際先端の3cm（透視上不透過部分）を進めると，カテーテル先端と圧センサーが同位置になる（図17）．ワイヤーのイントロデューサーを抜去し，カテーテル内を生理食塩水にて置換し空気の残存がないことを確認した後，その部位でカテーテル圧（water-filled pressure）とpressure guide wireの圧の等圧化（Equalization/Normalization）を行う．これは体外でワイヤーのキャリブレーションがとれていても，water-filled pressureの圧トランスデューサーのゼロ位置のずれや温度ドリフトによるずれを補正する目的で必ず行う必要がある（図18）．Equalization/Normalization後も圧がさらにドリフトしないかを確認する．

図14 PressureWire™ X Wireless（a）とVerrata® Plus Pressure Guide Wire（b）

梱包より出した状態．固定されている部分（赤丸部分）を外す際に，ワイヤーの尾端側接続部分を折り曲げないように気を付ける．

a

b

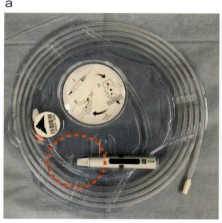
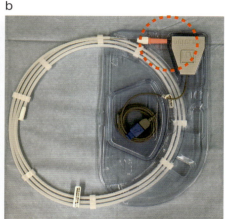

図15 PressureWire™ X（Abbott社）の圧センサー
ワイヤー先端3cmフロッピー部（不透過部）との境界付近にハウジングが存在し，その底部に圧センサーが装着されている。

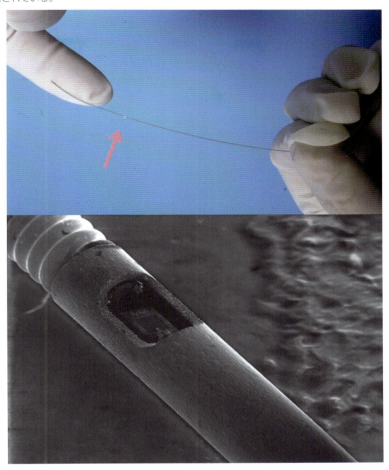

図16 OptoWire®（Opsens社）の光センサー
光センサーはハウジングの側面に装着されている。

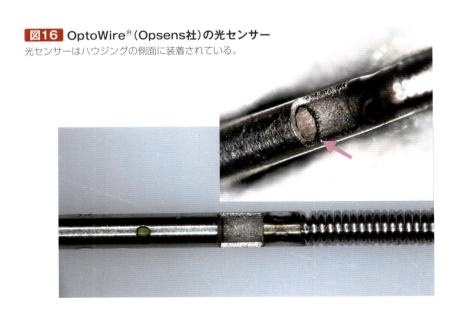

図17 Equalization/Normalizationの実際
カテーテル先端(Pa)とpressure guide wireの圧センサー(Pd)を同位置にし，同じ血圧を計測する。

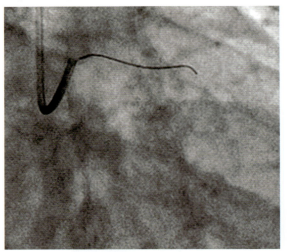

図18 Equalization/Normalization
ワイヤー挿入時は多少の圧のずれが存在するが，等圧化(Equalization/Normalization)を行うことによりずれが補正される。

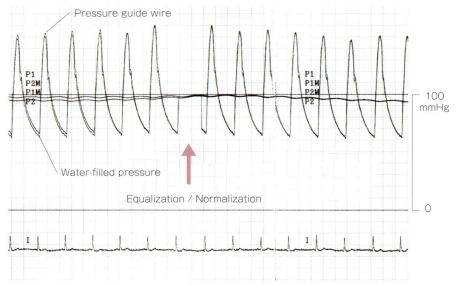

≪注意≫
- Equalization/Normalizationにより平均圧が等圧となるが，圧のふれ幅(amplitude)も同一であることを目視にて確認する。圧のふれ幅が同一でない場合にはアナライザーとポリグラフ間の出力(voltage)の設定が合っていない可能性がある(図19)。前述した初期設定の問題であり，もう一度しっかりと調整しなおす必要がある。この現象は，平均圧は等圧化されるため，FFR(Pd/Pa)では1.0と表示されるが，ある一定の時相のみを計測するiFRでは1.0とならず，誤った計測値を生じることになり注意が必要である。
- Philips社製のiFR計測ソフトを搭載した装置では，平均圧の等圧化のみならず，時相のずれも調整する必要がある。Normalizeボタンを押した後に波形のずれが発生した場合には再度Normalizeボタンを押し，波形を完全に一致させる(図20)。

図19 Amplitudeの不一致

ガイディングカテーテル先端圧とpressure guide wire（PGW）が同部位の血圧を測定しているにもかかわらず，脈圧が異なっている。Equalization/Normalizationにて平均圧の等圧化は行えるが，圧のamplitudeを合わせることはできない。Amplitudeの不一致は初期設定の問題である可能性が高い。ときに圧センサーの不具合であることもある。

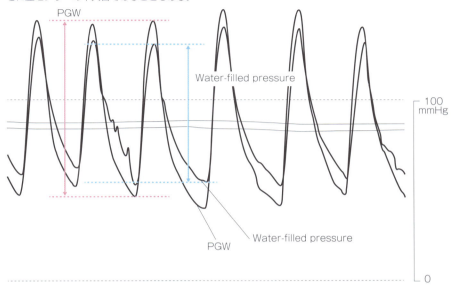

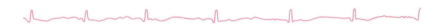

図20 Philips社製コンソール上でのNormalization

グリーンになっているNormalizeボタンを押すと平均圧の等圧化とPaとPdの時相が調整される。波形にずれが発生した場合には再度Normalizeボタンを押し，波形を完全に一致させる。iFRを計測する際には必須の作業である。

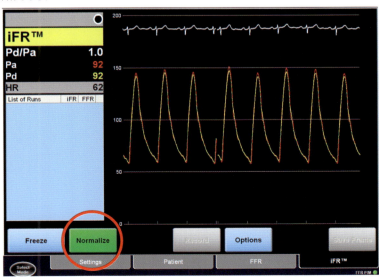

冠動脈内へのワイヤー挿入

前述のEqualization/Normalizationが終了すると冠内圧の計測が可能となる。圧ワイヤーを少しずつ進めて行くと，狭窄通過時に冠内圧が低下する（図21）。狭窄が限局性であれば，まさに狭窄部を通過するときに圧が低下する。狭窄がびまん性の場合は，そのなかでも特に狭窄が高度な部位を通過する際に大きく圧が低下し，その他の部位では圧の低下を認めないことも多い（図22）。冠血流を最も阻害している高度狭窄の存在位置は判断できるが，その他の狭窄の重症度は判定し得ない。

図21 限局性狭窄病変による圧変化
RCA中間部に限局性の高度病変を認める（a）。高度狭窄を通過した途端に冠内圧の低下を生じる（b：矢印部分）。

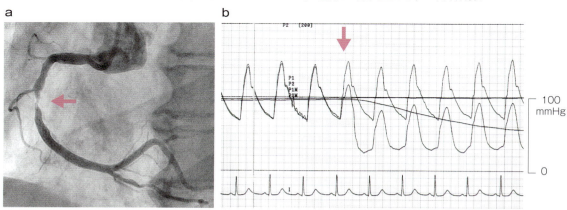

図22 びまん性狭窄病変による圧変化
LAD近位部より中間部にかけてのびまん性の狭窄病変を認める（a）。LAD♯7midに特に高度の狭窄が存在し（a：矢印），同部より末梢は造影遅延を伴っていた。最も高度の狭窄部分を圧センサーが通過した時点で大きな圧較差を生じた（b：矢印）。その近位部に存在するびまん性の病変を通過している際に生じた圧較差はごく軽度であった。本症例では高度狭窄が冠血流を規定しており，同部のみに圧較差が存在，その近位部の血流も阻害されたため，近位部では圧損失を生じなかったものと考えられた。

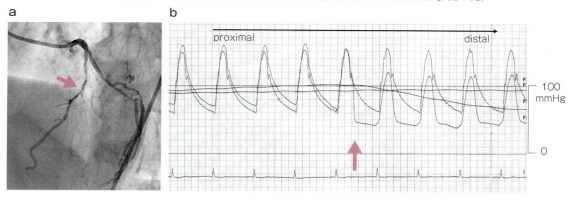

最大充血状態の惹起

FFRを求めるためには抵抗血管を最大限に拡張し，最大充血状態とすることが必須である．最大充血状態を惹起するための各薬剤を**表1**に，またそれぞれの特徴を**表2**に示す[1-3]．

ATP（アデノシン）の経静脈投与は最も広く使われている方法である．ATP（アデノシン）は，半減期の短い薬剤であるため，なるべく中枢に近い太い静脈から投与し，さらに後押しの補液速度を早めにしておく必要がある．

塩酸パパベリンの使用においては，左冠動脈（LCA）には12mg，右冠動脈（RCA）には8mgを15秒かけて冠内に投与する．投与終了後約15秒で最大充血状態となる．その後

ATP：adenosine triphoshate

LCA：left coronary artery
RCA：right coronary artery

表1 最大充血状態を惹起しうる薬剤

薬剤	投与経路	LCA投与量	RCA投与量
塩酸パパベリン	冠動脈内投与	12mg	8mg
ATP/アデノシン	冠動脈内投与	50μg〜	30μg〜
ATP/アデノシン	経静脈投与	140μg/kg/分	
ジピリダモール	経静脈投与	0.56mg/kg over 4分	
ニコランジル	冠動脈内投与	2mg	2mg

表2 最大充血状態を惹起しうる各薬剤の特徴

塩酸パパベリン冠内投与
- 1A（1mL，40mg）に生食9mLを加え，4mg/mLとする．左冠動脈には12mg（3mL），右冠動脈には8mg（2mL）を15秒かけて投与する．投与後15秒で最大充血となり，その後約30〜60秒持続する．
- QT延長，まれにTorsade de Pointesをきたす（1/200〜300例）．
- 側孔付きのガイディングカテーテルを使用するときは，投与量に注意する．

ATP/アデノシン冠内投与
- 初期投与量は，左冠動脈には30〜50μg，右冠動脈には20〜30μg．最大充血と考えられるまで投与量を増やしていく．
- 投与後5〜10秒後に短時間の最大充血となる．効果はすぐ消失．効果持続時間が短く，平均圧の計算では最大の圧較差を逃してしまう危険性がある．圧引き抜き曲線の記録も不可能．
- まれにAVブロックを生じる．

ATP/アデノシン経静脈投与
- 肘静脈，大腿静脈，中心静脈より140μg/kg/分で投与する．1〜2分で最大充血状態となる．圧引き抜き曲線の記録には最も適している．
- 後押しの点滴をなるべく高流速で注入する．特に肘静脈投与では圧較差が不安定（揺らぐ）なことがある．その際は投与量を180μg/kg/分に増やす．
- 肘静脈投与では，最大充血が得られていないことがあるため，注意が必要である．
- 血圧が10％程度低下する．ほてり，胸痛を自覚することがある．まれにAVブロックを生じる．気管支喘息の患者には禁忌．
- アデホスLには40mg/2mL，20mg/2mL，10mg/2mLの製剤が存在するので注意が必要である．
- 投与速度は（40mg/2mLを原液で使用する場合）
    体重×0.42（mL/時間）
    ＊例：体重50kgでは21mL/時間で投与

最大充血状態は約30〜60秒間持続するので，その間にワイヤーの引き抜きによる圧変化の観察が可能である。

ニトロ様効果に抵抗血管拡張作用(Kチャネル開口薬)を併せもつ薬剤として知られているニコランジルを用いても最大充血を惹起することが可能である[2]。ニコランジルは2mgを冠動脈内に緩徐に投与する。最大充血状態は約60秒持続する(**図23, 24**)。

各薬剤の使用上の注意点に関しては，次項(**基礎編：FFR/iFR測定の際のピットフォール p.60**)において詳述する。

PCI中のモニタリング

PCI施行時には，通常のPCI用のガイドワイヤーとして用いることができる。ワイヤーの先端はフロッピーワイヤーとほぼ同等であり，トルク応答やサポート性も改良されてきており，通常の病変であればバルーン，ステントのデリバリーまで問題なく使用できる。

図23 冠血流速の反応性

安静時に比べ亜硝酸薬(ISDN)投与では冠血流速に変化をきたさないが，ニコランジル投与にて2.5倍に増加した。塩酸パパベリン投与(最大充血)では2.6倍に増加した。ニコランジルにて塩酸パパベリンとほぼ同程度の抵抗血管拡張反応を生じたと考えられる。
APV：averaged peak velocity(平均最大血流速)，MPV：maximum peak velocity(最大反応速度)

安静時	亜硝酸薬投与	ニコランジル投与	塩酸パパベリン投与
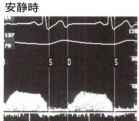	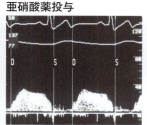	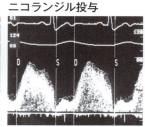	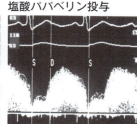
APV＝17cm/秒 MPV＝30cm/秒	APV＝18cm/秒 MPV＝33cm/秒	APV＝43cm/秒 MPV＝73cm/秒	APV＝44cm/秒 MPV＝69cm/秒

図24 ニコランジル冠注後の冠血流速時間経過

ニコランジル2mgを緩徐に冠注すると，その後最大充血状態は約60秒間持続する。
APV：averaged peak velocity(平均最大血流速)，MPV：maximum peak velocity(最大反応速度)

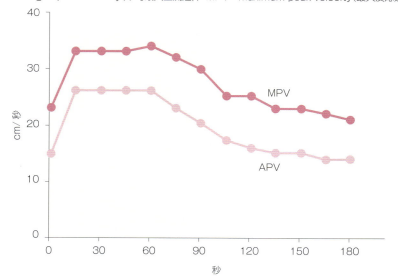

しかし，シャフトの一部・コアワイヤーなどが計測のための導線・光ファイバーに置換されているため，通常のワイヤーと比べれば耐久力に劣ることを十分認識し，使用に際しては細心の注意を払う必要がある。

バルーンやIVUSをpressure guide wireにのせてデリバリーした後に再度接続して圧をモニタリングする際には，接続部分に水分や血液が付着していることがあるので，まず湿ったガーゼにて拭いた後，乾いたガーゼでよく水分をふき取ってから接続する気遣いが必要である。丁寧に扱えば何度脱着を繰り返しても，まったく問題なく使用可能である。ただし，脱着後の測定値はリニアシフトの影響を含んでいる可能性があるため，その値の扱いには十分注意を要する。最近の光センサーを用いたタイプでは，この脱着によるドリフトを生じることは少ないといわれている。

バルーン拡張中に圧センサーを接続することにより，冠動脈楔入圧(coronary wedge pressure)を記録することができる。冠動脈楔入圧は心筋灌流における出口圧(冠静脈圧，あるいは心筋灌流におけるzero flow pressure)と側副血行路からの血流により形成される圧の両者の情報を反映する。

またバルーン拡張終了後血流が再開した直後には最大反応性充血(maximum reactive hyperemia)の状態となっている。そのため，その時点の遠位部冠内圧と大動脈圧の比は，FFRを表すことになる。圧モニタリングしながらバルーンdeflationすることにより，その時点での拡張効果が簡便に推定できる［**図25，コラム：反応性充血現象(reactive hyperemia) p.12参照**］。

圧引き抜き曲線の記録(表3)

最大充血状態を惹起したうえで(iFRでは安静血流の状態において)，pressure guide wireを末梢から緩徐に引き抜き，圧引き抜き曲線を記録することにより，圧較差を生じ

図25 冠動脈楔入圧および閉塞解除後の冠内圧変化

本症例におけるバルーン拡張中の遠位部冠内圧(冠動脈楔入圧)は24mmHgであった。バルーンdeflation(矢印)に伴い遠位部冠内圧は上昇するが，一過性虚血による最大反応性充血の状態となっているため，この時点の圧較差は残存狭窄の重症度を反映する。本例ではPa=102mmHg，Pd=90mmHgであり，推定FFR=0.88，すなわち良好な拡張が得られていることが示唆される。
Pa：ガイディングカテーテル先端圧，Pd：圧センサー

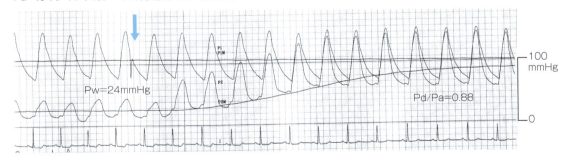

表3 圧引き抜き曲線記録が有用な臨床状況

1. 同一冠動脈内に2つ以上の狭窄が存在する場合，どちらがより機能的に重症な狭窄であるかの判定。
2. 冠動脈造影上びまん性に中等度狭窄が続き，明らかな高度狭窄を認めない場合に，最も有意な圧較差の存在する部位の同定。
3. 造影による狭窄の分離が困難な場合に，その狭窄に一致した部位に有意な圧較差が存在するかの確認。
4. PCI手技終了後拡張状態の確認。また，残存病変の重症度の判定。
5. すべてのFFR/iFR計測後，圧センサーのドリフトの確認。

ている病変の部位，圧較差の分布を観察することが可能となる．実際の引き抜きにおける手技としては，

　①まず末梢にpressure guidewireを留置，FFR/iFRを計測．その後，最大充血の状態においてワイヤーを緩徐に引き抜く
　②注目すべき病変の前後での圧を記録する
　③ステント留置後であれば，その遠位端および近位端で圧を記録する
　④ステント留置部以外に注目すべき病変が存在する場合は，その前後で圧を記録する
　⑤ガイディングカテーテル先端まで引き，圧のドリフトの有無を確認する（図26）

となる．

　この際，圧引き抜き記録の間，ガイディングカテーテルは常に冠動脈入口部より浮かした状態にする．ワイヤーの引き抜き手技とともにガイディングカテーテルが引き込まれ，セミウエッジとならないよう気を配ることが重要である．

　塩酸パパベリン，ニコランジルを使用する際は，最大充血惹起後60秒程度充血状態が持続するので，その間に引き抜き手技を終える必要がある．またATPの末梢静脈投与を使用する際は，投与している間は最大充血が持続しているので，ゆっくりと引き抜き手技を行うことができる．しかし症例によっては，薬剤の心臓への到達が不均一となり圧較差が変動する場合や，胸部症状の訴えが強く投与の継続が困難な場合が存在するので，注意が必要である．

図26 左前下行枝びまん性病変に対するDES留置症例

造影上，3つの高度狭窄病変を認め，まず病変①，②に対してDES留置を行った（a）．ステント前の冠内圧引き抜き曲線（b：左）では，FFR＝0.60と有意に低下しており，圧較差はびまん性に存在した．狭窄①②の圧較差が，他部位より大きかったため，同部にステントを留置した．その後の記録（b：右）では，FFRは0.74と依然改善が不良であり，病変③を通過する際の圧較差が顕性化した．留置したステント①②通過時には圧較差はなかった．ステント前後いずれの引き抜き手技においても，ワイヤーをガイディングカテーテルまで引き抜き，圧のずれがないことを確認した．
DES：drug eluting stent

a

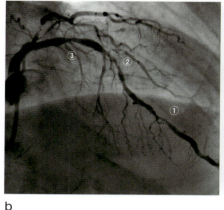
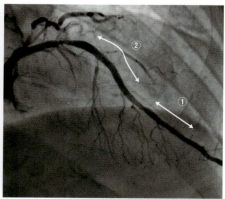

b

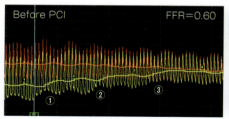
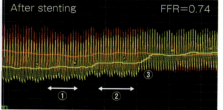

≪注意≫
重複病変(tandem lesion)における注意点
一方が高度狭窄であれば他方の圧較差は少なからず過少評価されてしまう。第2の病変の圧較差が小さいからといって，その病変が有意でないということにはならないので注意を要する。（詳細は，**実践編：重複病変(tandem lesion)・びまん性病変(diffuse lesion)の評価：FFR p.121を参照**）

PCI手技終了時点の評価

PCI手技終了時点の効果判定におけるFFRの役割は，当初は拡張の目標指標と考えられていた。ベアメタルステント(BMS)時代にはFFR値として0.94が提唱されていたが，実臨床において0.94以上に到達しうる症例は非常に少ない。多くの症例では，ある程度の圧較差が残存する。その際，残存している圧較差がステントの不十分拡張によるものか，手をつけていないdiffuseに存在する軽度病変によるものか，あるいは予期していなかった部位に狭窄が残存しているのか，などその原因が重要である。

FFRの改善が不十分であった場合には，必ず圧引き抜き曲線を記録することにより圧較差の残存する部位を明らかにし，その原因を究明する。留置したステント(ステント内，ステント近傍)に存在するものであれば，不十分拡張，ステント端解離・血腫などの存在を示唆し，追加治療が必要なことが多く，見逃してはいけない所見の1つである[4]（**図27**）。

BMS：bare metal stent

圧ドリフトの確認

圧引き抜き曲線の記録に引き続き，pressure guide wireの圧センサーをガイディングカテーテル先端部まで引き抜き，同部でのカテーテル圧とpressure guide wireの圧にずれが生じていないかを確認する。特にインターベンションに使用した際には，コネクター部分の着脱，長時間の使用による温度ドリフトの発生などにより，圧のずれ(ドリフト)が存在することがある。あまり大きくずれている場合(＞3mmHg，あるいは＞0.03のドリフト)や，時間が経つごとにそのずれの大きさが変化する場合などは，安定するのを待ってもう1度Equalization/Normalizationの後再計測を行うことが望ましい。

ドリフトが小さい場合には，ずれを補正して再計算することも可能である。具体的にはpressure guide wireの値が低くずれていた場合には，その数値を実際に計測された値に足すことにより，シフトを補正することができる（**図28**）。ただし，最近のpressure guide wireでは，提示した症例ほど大きなドリフトを生じることは少なくなった。大きなドリフトを生じた場合には，圧センサー自体に問題を生じている可能性もあるため，Equalization/normalizationを再度行い再計測することが望ましい。

図27 50歳代男性，狭心症

a：LAD，D1の分岐部病変に対し，LAD：Cypher 3.0〜28mm，D1：Cypher 2.5〜18mmを留置した。D1ステント遠位端に解離を認めた。
b：IVUSでは，ステントの拡張・圧着は良好であったが，造影所見同様ステント遠位端に解離を認めた。
c：D1末梢で記録したFFR 0.78であり，圧引き抜き曲線より，残存する圧較差の主体はステント遠位端付近に存在することがわかる。

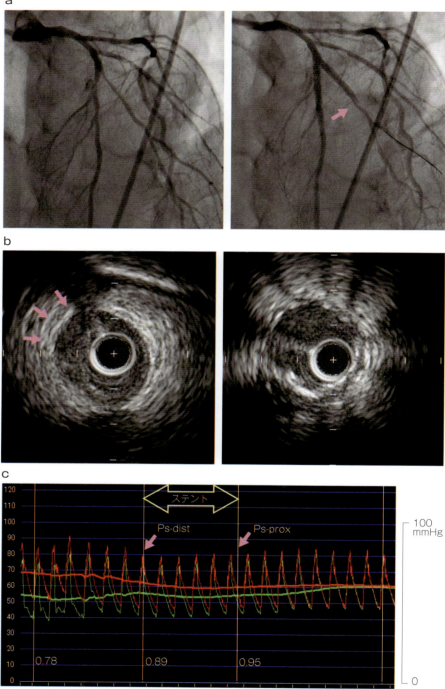

図28 圧ドリフトの補正

ステント留置後のFFRの評価。造影上は良好な拡張を得たが（**a**），PCI後のFFRは，FFR＝86/110＝0.78と拡張不十分が示唆される結果であった（**b**：左）。
Pressure guide wireを冠動脈入口部まで引き抜き，ガイディングカテーテル先端と圧センサーを同位置においても，ガイディングカテーテル先端圧（Pa）＝126mmHg，圧センサー（Pd）＝113mmHgと13mmHgの差，すなわち圧ドリフトを認めた（**b**：右）。この場合，pressure guide wireの圧が13mmHg下方にシフトしたと判断し，冠動脈遠位部で計測した値にシフト分を加えて補正する。補正後のFFR＝（86＋13）/110＝0.90となり，良好な拡張であることが示唆された。

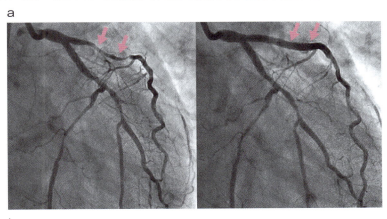

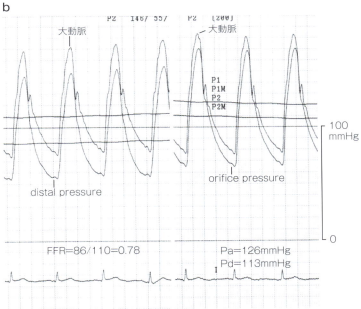

文 献

1) Lopez-Palop R, Saura D, Pinar E, et al : Adequate intracoronary adenosine doses to achieve maximum hyperaemia in coronary functional studies by pressure derived fractional flow reserve : a dose response study. Heart 90 : 95-96, 2004.
2) Jang HJ, Koo BK, Lee HS, et al : Safety and efficacy of a novel hyperaemic agent, intracoronary nicorandil, for invasive physiological assessments in the cardiac catheterization laboratory. Eur Heart J 34 : 2055-2062, 2013.
3) Pijls NHJ, Tanaka N, Fearon WF : Functional assessment of coronary stenoses : can we live without it? Eur Heart J 34 : 1335-1344, 2013.
4) Tanaka N, Pijls NHJ, Yamashita J, et al : Analysis of suboptimal stent deployment using intravascular ultrasound and coronary pressure pullback measurement. J Cardiol 69 : 613-618, 2017.

FFR/iFR測定の際のピットフォール

基礎編 | FFRを知る，わかる

田中信大（東京医科大学八王子医療センター循環器内科）

POINT

- 不正確なFFRは不確実な最大充血惹起により生じうる．不正確なiFRは安易な安静時誤判断により生じうる．
- 最大充血をきたすための薬剤の合併症として，ATP投与時には胸痛，房室ブロック（一過性），気管支喘息発作，塩酸パパベリン投与時には心室細動（Torsade de Pointes）がある．
- FFRの正しい計測がなされるためには，その数値のみでなく，圧波形に常に注目する．
- 計測時の血行動態変動は，従来影響はないと考えられていたが，血圧の著明な低下時にはFFR/iFRを偽高値に導きうる．
- アコーディオン現象に注意する．
- Reverse mismatchの存在を知る．

不正確な計測値となりうる原因

得られたFFR値が不正確となる原因を**表1**に示す．FFR計測の基本は，確実に最大充血を惹起することである．十分な最大充血が得られていなければ，圧較差を過小評価し，FFRの偽高値をきたしてしまう．薬剤の効果が不十分な場合や，血流が阻害され最大となっていない場合などにFFR偽高値をきたす．そのような誤ったFFR値に基づいて臨床判断を下してしまうことは，その後の心イベントの発生にもつながりうるので十分に注意を払う必要がある．

iFR値が不正確となる原因を**表2**に示す．iFR計測の基本は，確実に安静時血流下で計測を行うことである．安静時血流でなく，血流の増加した状態での記録は，圧較差を過大評価し，iFRの偽低値をきたしてしまう．誤った偽低値のiFR値に基づいて臨床判断を下すことは，PCIのover indicationにつながりうる．虚血を生じない中等度病変へのステント留置は，一見不利益を感じにくいが，医療経済的に損失となるばかりでなく，そのような症例が多くなれば，やはりステントに起因するイベントにつながりうるので，可能

表1 計測されたFFR値が不正確となる原因

1. 薬剤投与量不足（ATP末梢静脈投与の問題点）
2. 薬剤投与量不足（塩酸パパベリン・ATP・ニコランジル冠注時side hole付きカテーテルの使用やエンゲージ不足により生じる）
3. ATP使用時カフェイン摂取による効果の軽減
4. ガイディングカテーテルのウエッジ，セミウエッジ
5. 測定部位より末梢に存在する病変
6. 微小血管病変・心筋疾患の存在
7. 計測血管のスパスム，アコーディオン現象による偽狭窄の出現
8. 圧センサーのドリフト

な限り避けるべきである。

表2 計測されたiFR値が不正確となる原因

1. 造影剤・ISDN・生食投与直後の計測
2. PCI（バルーン拡張）直後の計測
3. 他枝でのFFR計測（最大充血）直後の計測
4. 不十分なNormalization，計測後のドリフト
5. 安静時血流を増加させる病態（容量負荷，LVH，HD症例）の存在

最大充血を惹起する薬剤に関する注意点

　ATP/アデノシンや塩酸パパベリンは抵抗血管を拡張するが，心筋外血管には直接的には作用しないと考えられている。投与前に，必ず亜硝酸薬を投与し，心筋外血管を完全に拡張させておく必要がある。特にATPには，冠攣縮を生じるとの報告もあるため，十分量の亜硝酸薬を投与したのちに，FFRを計測する。

　ATP/アデノシン，塩酸パパベリン，ニコランジルを冠内投与する際に，ガイディングカテーテルが冠動脈入口部より外れている場合や，側孔付きのカテーテルを使用すると，薬液が大動脈に漏れ出てしまい十分量の薬剤が投与されず，最大充血が得られていない可能性があり注意が必要である。

　最大充血を惹起する薬剤による合併症は熟知しておく必要がある（表3）。塩酸パパベリンは持続時間が比較的長く，効果が確実なため使用しやすい反面，ときにTorsade de Pointes（TdP），心室細動を生じるという欠点がある（図1）[1]。塩酸パパベリンによるTdPはある一定の確率で起こりうるので，除細動器の準備は必須である。しかし，cough

表3 最大充血を惹起する薬剤による合併症

塩酸パパベリン
・QT延長，Torsade de Pointes（TdP），心室細動

ATP
・完全房室ブロック
・気管支喘息（禁忌）
・血圧低下（末梢静脈投与時），ほてり，胸痛
・冠れん縮

ニコランジル
・AMI，no flow時には心室細動を生じうる

図1 塩酸パパベリン投与後に生じた心室細動
塩酸パパベリン投与後に著明なQT（QU）延長をきたし，giant negative U波に1発のPVCがR on Uとなり，Torsade de Pointes（TdP）から心室細動を生じた。

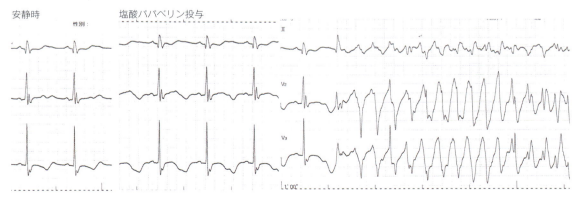

図2 塩酸パパベリン投与後心室細動の自然停止
本例では，数秒の心室細動ののち自然停止した。

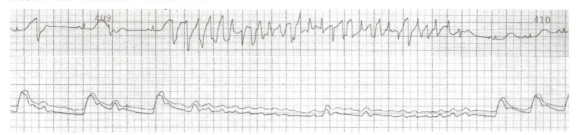

表4 ATP／アデノシン負荷検査前に摂取を禁止すべきカフェインを含む飲料

コーヒー，紅茶，
緑茶，ほうじ茶，ウーロン茶，
ココア，コーラ
＊カフェインを含まず摂取可能な飲料
　麦茶，はと麦茶，玄米茶，ハーブティー

resuscitation（咳をさせることによる血圧の上昇）により対応する間に，その多くは自然停止する（**図2**）。除細動器を準備する間に試してみる価値はある。

　ATP／アデノシンの冠内投与ではTdPの発生はみられないが，持続時間が短く，最大充血状態となるのが数心拍のみであることから最大圧較差の記録を逃してしまうおそれがあること，通常使用量の30〜50μgで最大充血が得られるのは20％程度であり，200μg以上必要な症例が約20％存在し投与量が不確定である欠点もある[2]。

　ATPの末梢静脈持続投与はそれらを解決し用いやすいが，最大充血状態が惹起されるまで末梢から投与して約90秒程度かかること，ときに房室ブロックや胸痛をきたすこと，多くの症例で虚血の存在とは無関係に胸部症状を訴えること，最大充血状態となってからその効果に変動がみられる症例が存在する点など注意が必要である。ATP薬効の変動，不十分な効果に関しては，事前のカフェイン摂取の影響の可能性が報告されている[3,4]。カフェイン摂取の影響により，十分な最大充血が得られていない可能性がある。FFR計測時には，アデノシン負荷心筋シンチグラム同様に，検査前日からのカフェイン摂取制限の指導が必要である（**表4**）。

　これらの薬剤はその施設ごとに使用に慣れたものを使用すべきである。ただし，ときに副作用にてその薬剤が用いることができない場合もあるため，代替の薬物の使用方法も把握しておく必要がある。

ガイディングカテーテルの影響

　ガイディングカテーテル径が冠動脈径に対し大きく，冠血流を阻害する場合にも，圧較差が過小評価され，FFRを偽高値に導く。ガイディングカテーテルの影響は，完全にウエッジしていなくても生じうる。計測時には常に大動脈圧波形に注目し，セミウエッジ波形を呈している場合にはガイディングカテーテルを外すようにする（**図3**）。FFR計測時にはガイディングカテーテルを外した位置においていても，その後の引き抜き曲線の記録の際に，ワイヤー引き抜きの手技に伴いカテーテルが引き込まれセミウエッジpositionとなることがある。セミウエッジとなるとその時点で圧較差が減少し，圧較差の存在部位を見誤ることになるので，引き抜きの手技を通して大動脈圧波形に注目する必要がある（**図4**）。

図3 ガイディングカテーテルの影響

LADの近位部病変の評価のためFFRを計測した。造影上はLAD入口部に高度狭窄を認めた（**a**：矢印）。
LMT入口部の狭窄は，造影時のback flowもあり，術者は認識しない程度のものであった。FFRを計測すると0.76と境界域の値であり，造影所見との乖離を認めた（**b**）。圧波形に注目すると，大動脈圧波形のdicrotic notchが消失し（**b**：矢印），カテーテルがセミウエッジしていることがわかる。
そこで，カテーテルを入口部から外した状態で再度FFRを計測したところ0.69と有意な狭窄であることが示された（**c**）。
（注：FFR＜0.75をPCI適応として用いていた時代の症例である）

a

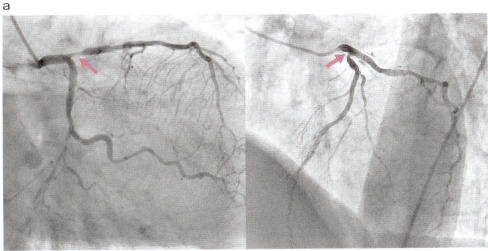

b

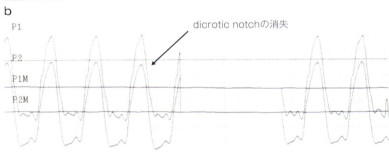

FFR＝61/80＝0.76

c

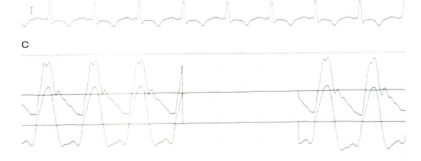

True FFR＝51/73＝0.69

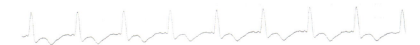

図4 冠内圧引き抜き曲線記録時のカテーテル位置の影響

70歳代男性，心筋梗塞の際に留置されたBMSの再狭窄病変（LAD♯7）に対するPCI。
再狭窄部にDESを留置し，造影上良好な拡張を得た（a）。その後に計測したFFR 0.72と改善不良であり，圧引き抜き曲線からは今回留置したステントの遠位部に局所的な高度の圧較差を認めた（b）。しかし記録された圧波形を詳細に観察すると（c），ワイヤーの引き抜き手技に伴い大動脈圧波形（赤ライン）のdicrotic notchが消失しており，ガイディングカテーテルが引き込まれセミウエッジpositionとなったことが想像される。それに伴い圧較差は消失し，局所の狭窄が存在したかのような引き抜き曲線となってしまったと考えられる。
本例では術者は気づかず，もう1つのステントを留置したが，その後ガイディングカテーテルが引き込まれないよう十分に注意しながら圧引き抜き曲線を記録したところ（d），圧較差は主にLMTに残存していることがわかる。

a

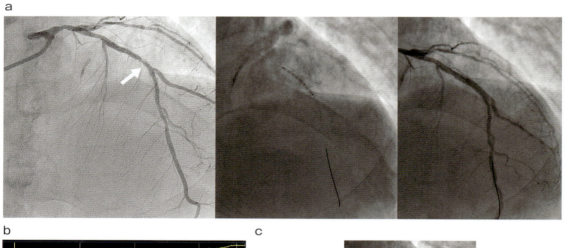

b

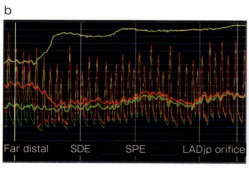

c

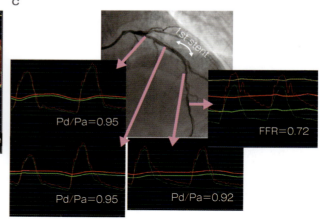

d

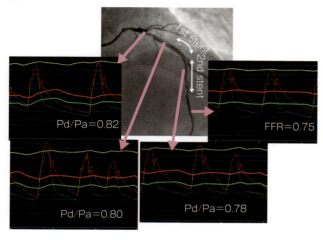

血圧変動の影響

　体血圧が高度に低下した状態でFFRを計測すると，FFR値が狭窄重症度を表さないことがある．FFRの概念はあくまで自己調節能の範囲内で成り立つため，それを超えて低下すると，狭窄遠位部圧はそれ以上低下せず，FFR値は偽高値となりうる．特にATP静脈投与にて体血圧が低下する場合には，十分な補液にて前処置することが重要である（図5）．de Bruyneらにより，計測時の血圧はFFR計測に影響しない，と報告されているが[5]，その検討における血圧は血圧低下時においても100mmHg以上が維持されており，本例のように自己調節能の範囲を超えた血圧変動（低下）では，FFRの偽高値をきたしうる．

末梢病変の影響

　Pressure guide wireは計測血管の可及的末梢まで挿入することが原則である．しかし，センサーよりも末梢に高度狭窄が存在すると，その影響を受けFFRは偽高値を示してしまう．ワイヤーが挿入困難なほど狭窄が末梢に存在する症例では，正しいFFRを計測することは不可能である．

図5　著明な体血圧低下のFFR計測に及ぼす影響
40歳代男性，下壁陳旧性心筋梗塞症例．
RCA♯1～♯2にびまん性の中等度狭窄を認めた（a）．体血圧低下時（収縮期血圧80mmHg程度）で計測したFFR値は0.83であったが（b左），体血圧上昇後に再度計測したFFR値は0.77であった（b右）．

a
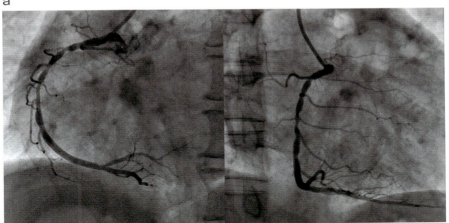

b
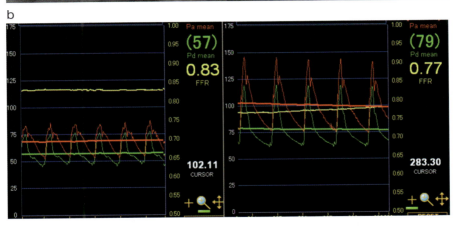

末梢病変の近位部で計測したFFRが低値であれば，その近位部の病変は有意病変であると判断できる．ただし，その場合も，近位部病変をステント治療しても，末梢の虚血を完全に解除できるかは不確実である．

　末梢病変は，いわゆる微小循環障害でも同様である．微小血管抵抗が高度に上昇すれば，その手前の冠血流は阻害され，冠動脈病変における圧較差は過小評価されてしまう．実臨床では，臨床判断に影響を及ぼすほどの微小循環障害を生じることは少ないが，心筋梗塞急性期の梗塞責任血管，大動脈弁狭窄症，透析症例における肥大心，心アミロイドーシス症例などでは注意が必要である．このような症例のなかには，心筋虚血の主体が微小循環レベルにあり，そのFFRが高値であっても心筋虚血が存在する症例が存在する．また微小循環レベルの虚血は心筋外血管の狭窄をステント治療しても解除できないものであることを認知しなければならない．

　アコーディオン現象

　最近のpressure guidewireは，その操作性を向上させるため，以前のものと比べシャフトがやや硬くなっている．そのため，屈曲血管の末梢まで進めると，屈曲部にアコーディオン現象を生じやすい．アコーディオン現象により生じた狭窄であっても，血流が阻害されれば圧較差は生じるので，その末梢で計測されたFFR/iFRは偽低値となる．屈曲血管で計測する際には，ワイヤーを進めた後，造影にて確認し，ときにはセンサー部を屈曲の手前まで引いて計測する必要がある．ワイヤーによる計測手技の限界であり，屈曲血管末梢の評価は，ほかのモダリティに任せざるをえない．

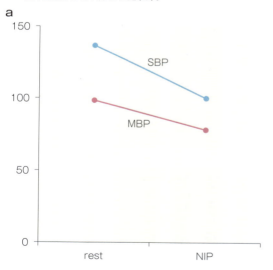

図6 計測時体血圧のFFR値に及ぼす影響
ニトロプルシド投与（NIP）により血圧低下させた際のFFR値変動を観察した．収縮期血圧100mmHg程度まで低下しているが（**a**），FFR値の変動はみられなかった（**b**）．

SBP：収縮期血圧，MBP：平均血圧

（文献5より引用）

Reverse mismatch

　FFR/iFRの最大の限界として，術者がFFR/iFRを計測しようと思わなければ，当然FFR/iFR値を知ることはできない点が挙げられる．すなわち術者が狭窄を，"中等度狭窄"と認識しなければFFR/iFRは計測されず，見逃されることになる．これはreverse mismatchとして報告されている[6]が，造影上（解剖学的には）狭窄は軽度にみえるが，機能的には有意である（FFRが低値を示す）現象をいう．LMTの狭窄，LAD，plaque rupture像がある病変，若年，IVUS上MLAが小さい，plaque量が多い病変などに生じやすいことが報告されている[7]．Reverse mismatchを生じやすい病変の特徴を熟知し，軽度病変にみえても，臨床上虚血の存在が疑われる症例では，積極的にFFR/iFR計測を考慮する必要がある．

LMT : left main trunk
LAD : left anterior descending coronary artery
MLA : minimal lumen area

文　献

1) Jang HJ, Koo BK, Lee HS, et al : Safety and efficacy of a novel hyperaemic agent, intracoronary nicorandil, for invasive physiological assessments in the cardiac catheterization laboratory. Eur Heart J 34 : 2055-2062, 2013.
2) Lopez-Palop R, Saura D, Pinar E et al : Adequate intracoronary adenosine doses to achieve maximum hyperaemia in coronary functional studies by pressure derived fractional flow reserve : a dose response study. Heart 90 : 95-96, 2004.
3) Matsumoto H, Nakatsuma K, Shimada T, et al : Effect of caffeine on intravenous adenosine-induced hyperemia in fractional flow reserve measurement. J Invasive Cardiol 26 : 580-585, 2014.
4) Nakayama M, Chikamori T, Uchiyama T, et al : Effects of caffeine on fractional flow reserve values measured using intravenous adenosine triphosphate. Cardiovasc Interv Ther 33 : 116-124, 2018.
5) De Bruyne B, Bartunek J, Sys SU, et al : Simultaneous coronary pressure and flow velocity measurements in humans. Feasibility, reproducibility, and hemodynamic dependence of coronary flow velocity reserve, hyperemic flow versus pressure slope index, and fractional flow reserve. Circulation 94 : 1842-1849, 1996.
6) Pijls NHJ, Tanaka N, Fearon WF : Functional assessment of coronary stenoses : can we live without it? Eur Heart J 34 : 1335-1344, 2013.
7) Park SJ, Kang SJ, Ahn JM, et al : Visual-functional mismatch between coronary angiography and fractional flow reserve. JACC Cardiovasc Interv 5 : 1029-1036, 2012.

基礎編 | FFRを知る，わかる

核医学検査との関係

肥田 敏（東京医科大学循環器内科），田中宏和（ゆみのハートクリニック/東京医科大学循環器内科）

POINT

- ▶ 負荷心筋血流SPECT検査では，左室心筋量に対する虚血心筋の割合を虚血心筋量として定量化することにより，虚血領域の広がりを評価可能である。
- ▶ 負荷心筋血流SPECT検査による心筋虚血量とFFRは良好な相関を認め，虚血に対するFFRのカットオフ値0.75は妥当である。
- ▶ FFR＜0.64で運動負荷心筋血流SPECTでの負荷時一過性左室壁運動低下をきたしやすい。
- ▶ 冠動脈多枝病変例では，負荷心筋血流SPECTは心筋虚血を過小評価することがあるが，FFR測定により責任冠動脈の正確な同定が可能になる。

はじめに

2018年度4月の診療報酬改定において，安定狭心症に対する待機的な経皮的冠動脈インターベンション治療（PCI）に関して，冠動脈造影上50〜75％の中等度狭窄病変に対してPCIを行う場合は機能的な虚血の確認を求める算定要件が新設されたことから，わが国においても冠動脈の形態評価だけでなく生理的な虚血評価への関心が高まっている。負荷心筋血流 single photon emission computed tomography（SPECT）は運動負荷，薬物負荷どちらも可能であり，また冠動脈CT検査が困難な慢性腎臓病や不整脈例にも対応できるため，非侵襲的心筋虚血の診断法として今後いっそう，中心的な役割を担うと考えられる。

負荷心筋血流SPECT

冠動脈疾患の重要な予後規定因子は，梗塞合併の有無，心筋梗塞量，可逆的虚血心筋量と虚血重症度，そして左室収縮障害である。これらはいずれも心臓核医学検査，ことに負荷心筋血流SPECTによって定量的に評価が可能である。

2003年 ACC/AHA/ASNCの心臓核医学ガイドラインでは，負荷心筋血流SPECTは年齢，性別，症状，リスクファクターおよび負荷検査の結果に基づき，冠動脈造影（CAG）上の有意な冠動脈疾患の可能性が中等度の患者で最も有用であるとされている[1]。主に心筋虚血の存在診断，心筋梗塞の診断，予後評価・リスク層別化，心筋バイアビリティ評価，血行再建術後の治療効果判定などに用いられている。

CAG : coronary angiography

心筋虚血の検出の診断精度

ACC/AHA/ASNCの心臓核医学ガイドラインではCAG上50％狭窄以上の冠動脈疾患の診断精度は，運動負荷心筋血流SPECTの感度は87％，特異度は73％，ジピリダモール，アデノシンを用いた血管拡張薬負荷心筋血流SPECTの感度は89％，特異度は76％と高い診断精度を有している。また^{201}Tlと^{99m}Tc製剤の診断精度は同等であると報告されている[1]。

SPECT像の診断法

　左冠動脈前下行枝(LAD)は前壁中隔から心尖部，右冠動脈(RCA)は下壁から下壁中隔，左冠動脈回旋枝(LCX)は側壁を支配している．極座標表示と冠動脈支配との関係と前壁中隔心筋梗塞例を図1に示す．

　心筋SPECT像の評価は負荷時像と安静時像の比較により再分布(fill-in)，すなわち心筋虚血の有無が評価できる．近年汎用されている心筋SPECT像の評価方法は，左室心筋を17領域に分割し，各領域の集積を5段階(0：正常，1：軽度低下，2：中等度低下，3：高度低下，4：欠損)に視覚的に半定量的にスコア化し，負荷時のスコアの総和(SSS)から安静時のスコアの総和(SRS)を引いたものを心筋虚血のスコアの総和(SDS)とし，重症度評価に使用している(図2)[2]．

LAD : left anterior descending coronary artery
RCA : right coronary artery
LCX : left circumflex artery

SSS : summed stress score
SRS : summed rest score
SDS : summed difference score

図1　極座標表示と冠動脈支配との関係(a)と前壁中隔心筋梗塞例の極座標表示(b)

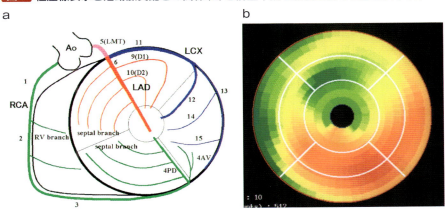

図2　心筋SPECT画像による血流の評価

17セグメントモデルを用いて視覚的に5段階評価を行い，全17セグメントのスコアの合計を算出し，半定量的指標として用いる．これらの指標から，心筋虚血の程度，範囲を評価し，治療効果判定，予後予測が可能である．

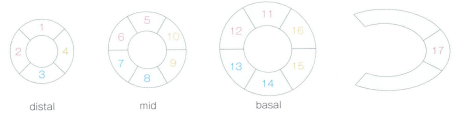

- 視覚的に各々のセグメントを評価
  0＝正常　　1＝軽度集積低下　　2＝中程度集積低下　　3＝高度集積低下　　4＝欠損
- 全17セグメントのスコア合計
  ⇒負荷時灌流欠損スコア＝Summed Stress Score(SSS)
  ⇒安静時灌流欠損スコア＝Summed Rest Score(SRS)
- 心筋虚血スコア＝SSS－SRS＝Summed Difference Score(SDS)
- SSSによる重症度分類
  正常　3以下，軽症　4～7，中等症　8～11，高度　12以上

負荷心筋SPECT検査と予後との関連

Hachamovitcュら[2]は5,183例の患者に負荷心筋SPECT検査を施行し，負荷時像の心筋集積低下の程度と予後との関連を検討している。負荷時の心筋血流SPECT像が正常な場合は，心臓死または心筋梗塞の年間発症リスクは1％未満と予後良好であった。一方，負荷時像の集積低下が大きくなるほど，心臓死や心筋梗塞の年間発生率が増加し，高度異常群では，心事故発生率はいずれもほかの群と比較し有意に高値であった（図3）。

心筋血流異常範囲と治療法の選択

FFRは冠動脈狭窄病変による虚血の重症度を反映するが，その狭窄により虚血にさらされている心筋灌流領域の広がりに関する情報は反映しない。一方，負荷心筋SPECT検査では，左室心筋量に対する虚血心筋の割合を，虚血心筋量として相対的評価であるが半定量化することが可能であり，虚血領域の広がりを評価可能である。血行再建，内科的療法の治療法選択においては虚血心筋量の大小が重要であり，例えばFFRで虚血が証明されても，末梢病変で虚血心筋量が小さい場合，内科的薬物治療の予後が良好である。Hachamovitchらは虚血性心疾患疑いの症例に負荷心筋血流SPECTを行い，心筋全体に占める心筋虚血の比率が10％を超えると，内科的治療群では冠血行再建術群と比べ死亡率が高いが，虚血がない場合は冠血行再建術を行うほうが内科的治療と比べて死亡率が高いことを報告している[3]（図4）。

図3 心筋SPECT結果別の心臓死，心筋梗塞の年間発生率

負荷時の心筋血流SPECT像が正常な場合（SSS：0〜3），心臓死または心筋梗塞の年間発生リスクは1％未満であった。重度の異常スキャン群（SSS＞13）では，心臓死（2.9％）および心筋梗塞（4.2％）の発生率は，いずれもほかの群と比較し有意に高値であった（$p<0.001$）。また，軽度異常群において，心筋梗塞の年間発生率（2.7％）は，心臓死の発生率（0.8％）と比較し有意に高値であった（$p<0.05$）。
SSS：summed stress score
*$p<0.001$，**$p<0.05$

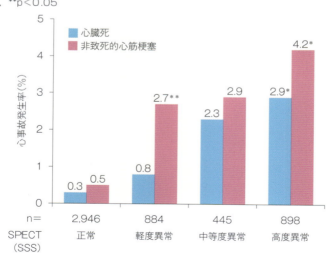

（文献2より引用）

図4 心筋虚血量と治療法の選択

虚血心筋量が10%以下では内科的治療，10%を超えると早期冠血行再建に予後改善効果があることが示された．

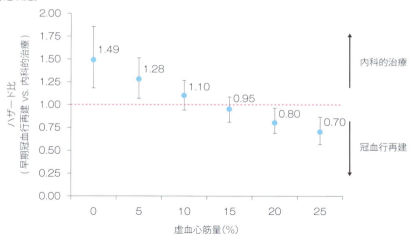

（文献3より改変引用）

心電図同期心筋SPECT：QGS

^{99m}Tc（テクネチウム）製剤を用いた心電図同期心筋SPECT画像のQGS（quantitative gated SPECT）解析を用いれば，血流情報に加え心機能情報を非侵襲的に評価することができ，さらなるリスク層別化が可能と報告されている[4]．運動負荷心電図同期SPECTの負荷後像で一過性に局所壁運動が低下し，心機能異常を生じるpost-stress dysfunctionは，一種の気絶心筋の状態と考えられ，重症虚血を表し，予後不良の一指標である．症例1は運動負荷心筋SPECTにて前壁領域に可逆性血流欠損を認め，QGSでは負荷時の血流低下部位に一致して壁運動異常を呈し，安静時には同部位の壁運動は改善している（図5a）．CAGにて左前下行枝♯6～♯7に90%の高度狭窄を認め，FFRは0.57であった（図5b,c）．このような現象はFFRがより低値な症例（FFR<0.64）に生じやすいと考えられている[5]．

心臓核医学検査とFFR

心筋虚血の診断とFFRとの関係において，負荷誘発性心筋虚血のカットオフ値は一般的に0.75とされている．しかしながら，心筋虚血の診断方法に関しては，運動負荷心電図や負荷心筋SPECT，ドブタミン負荷エコー検査のいずれかによる判定であり，一定していなかった．また，心筋虚血に対する判定も陽性と陰性の二者択一によるものであった．心臓核医学検査ではSPECT画像を視覚的に半定量的評価し，SSSやSDSを計算することにより，心筋虚血の程度，範囲を評価することが可能である（図2）．症例2はLAD 1枝病変例である．負荷心筋SPECTで前壁中隔から心尖部に中等度の可逆性集積低下を認め，SSS 13，SRS 0，SDS 13と高度の負荷時集積異常と重症虚血を認めた（図6a）．冠動脈造影検査にて左前下行枝近位部に♯6および♯7に90%狭窄を認めた．同時に計測したFFRは0.49と低下しており，機能的にも重度の狭窄病変と考えられた（図6b）．

これまで心臓核医学検査で評価された心筋虚血とFFRとの関連は，陳旧性心筋梗塞のない，一枝病変例を中心とした，限られた対象例においてその有用性が示されてきた．しかしながら，日常臨床で遭遇する症例の多くは多枝病変や陳旧性心筋梗塞例を含んで

図5 症例1：Post-stress dysfunctionを認めた左前下行枝狭窄症例

冠危険因子として高血圧，糖尿病のある60歳代男性。労作時胸部圧迫感を主訴に来院し，運動負荷による^{99m}Tc-sestamibi心電図同期SPECT検査が施行された。

a：SPECT画像：前壁領域に可逆性血流欠損を認め，QGSでは，負荷時の血流低下部位に一致して壁運動異常が出現し，心機能の低下を認めている（EDV 99mL，ESV 49mL，LVEF 51%）。安静時には，同部位の壁運動および心機能は改善している（EDV 84mL，ESV 29mL，LVEF 65%）。
b：冠動脈造影：左前下行枝♯6〜♯7に90%の高度狭窄を認めた。
c：本症例でのFFRは0.57であった。
EDV：拡張末期容量，ESV：収縮末期容量，LVEF：左室駆出率

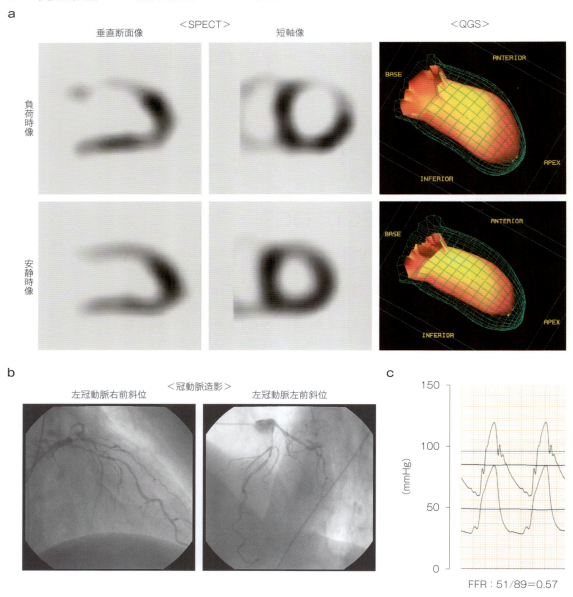

おり，そのような症例群においても，FFRが心筋虚血の指標である心筋SPECTのSDSと良好な相関を示すことが必要である。

　Yanagisawaらは，虚血性心疾患の診断で冠動脈造影検査を施行し，同時にFFRを計測した連続165名194病変を対象に，冠動脈支配領域ごとのSDSとFFRの回帰曲線を作成することにより，FFR＜0.75の妥当性を検討している[6]。その結果，多枝病変症例や心筋梗塞症例においても，両者間にはr＝－0.62（p＜0.0001）と良好な相関を認め（**図7**），

図6 症例2：60歳代男性。労作性狭心症

a：運動負荷^{201}Tl心筋SPECT：前壁中隔から心尖部にかけて可逆性集積低下を認める。
b：冠動脈造影：左前下行枝近位部に高度狭窄病変を認め，同時に計測したFFRは0.49と低下していた。

a

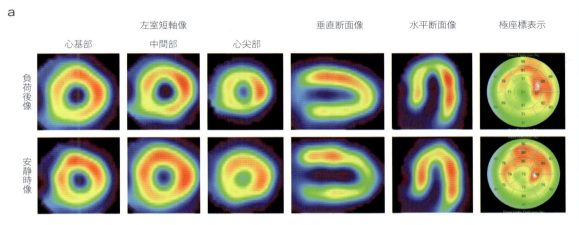

b

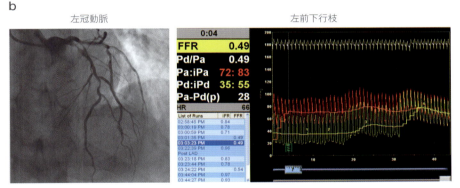

図7 可逆性欠損スコアとFFRとの関係

可逆性欠損スコアとFFRの値による回帰曲線でr＝−0.62と良好な負の相関を呈した（p＜0.0001）。

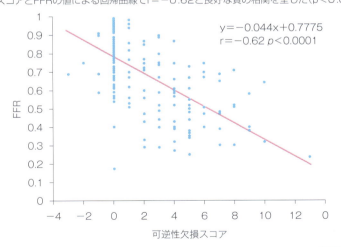

（文献6より引用）

SDS 0 と1でのFFRの値から，虚血に対するFFRのカットオフ値は0.733と0.778の間にあると推定した。この結果からも，これまでの研究で負荷誘発性心筋虚血のカットオフとしているFFR値0.75は妥当であると考えられた。また，心筋SPECTにて診断された心筋虚

血に対するFFR＜0.75の感度，特異度，正診率は，それぞれ79％，73％，76％と報告した。

　冠動脈支配領域別の検討では，右冠動脈領域において，心筋SPECTでは横隔膜などの軟部組織によるγ線の減弱のために下後壁に集積低下を呈することが多い。また運動負荷直後に撮像する^{201}Tl（タリウム）は呼吸による心臓の位置の変動から下後壁の可逆性集積低下を認めやすいため，偽陽性（冠動脈有意狭窄病変はないが心筋SPECTで虚血を認める）をきたしやすい。症例3は胸痛精査にて検査した60歳代女性である。負荷心筋SPECTでは心尖部および下後側壁に可逆性集積低下を認め，LADおよびRCA領域の虚血が疑われた（図8a）。その後施行したCAGではLAD＃7に75％狭窄，RCA＃2に50％狭窄を認めた。FFRはLAD 0.65と有意に低下していたが，RCAは0.86と保たれていた（図8b）。RCA病変においてもFFRの診断精度は高く，核医学検査固有の弱点に左右されないとも考えられる。

図8 症例3：胸痛精査にて検査した60歳代女性
a：負荷心筋SPECT：心尖部および下後側壁に可逆性集積低下を認め，LADおよびRCA領域の虚血が疑われた。
b：冠動脈造影：LAD＃7に75％狭窄，RCA＃2に50％狭窄を認めた。FFRはLAD 0.65と有意に低下していたが，RCAは0.86と保たれていた。

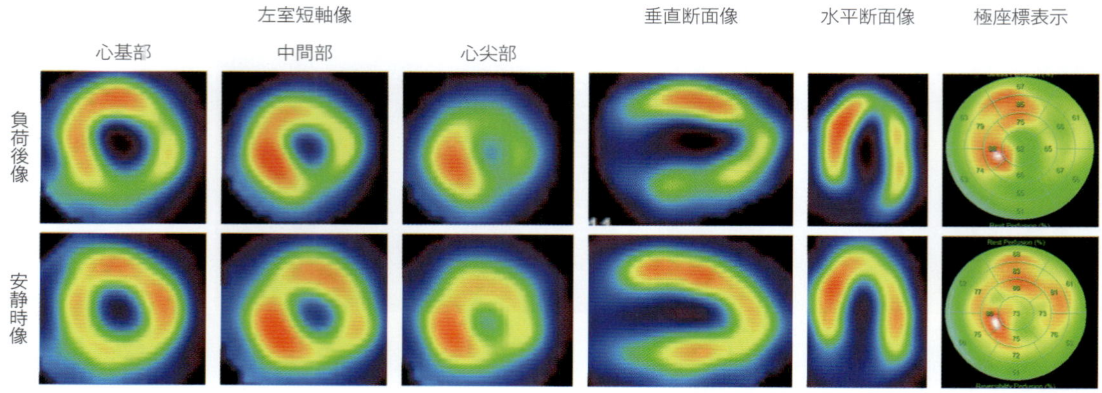

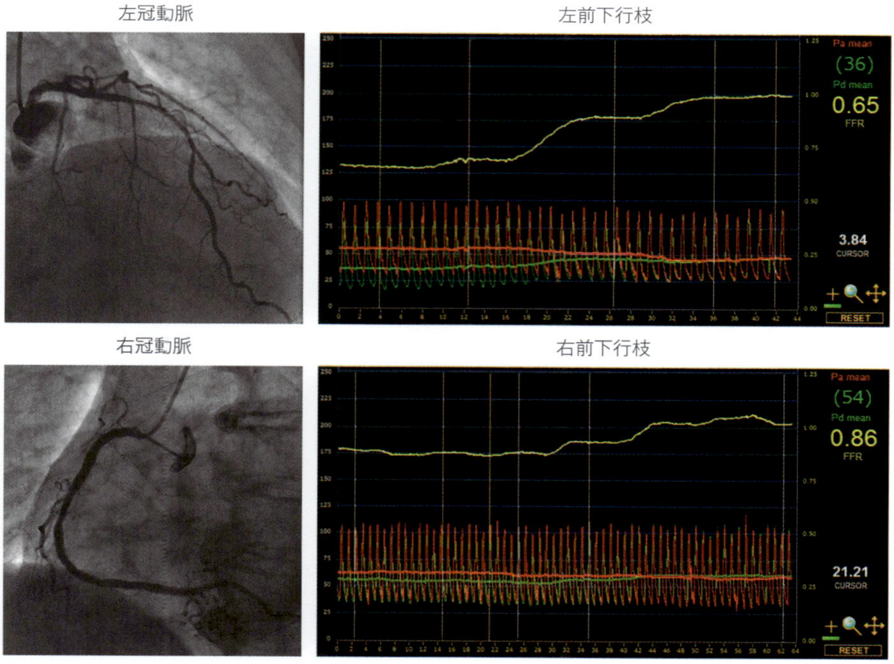

冠動脈多枝病変例における虚血診断

　冠動脈多枝病変例では負荷心筋SPECTは相対的な血流評価のため，冠動脈狭窄が最も高度な領域のみしか心筋虚血を認めないことも多く，また3枝病変や左主幹部病変のような全体的に血流が低下している症例では冠動脈支配領域に一致した血流低下を認めないことがある[7]。症例4は70代男性，陳旧性下後壁心筋梗塞例である。冠動脈造影ではRCA♯1に完全閉塞，LAD♯6，7に75％狭窄，LADからRCAへRentropⅡ度の側副血行路を認めた。FFRはLAD末梢で0.56と有意に低下していた。CAG前の負荷心筋SPECTでは下後側壁に可逆性集積低下，不完全再分布を認め，RCA領域の心筋梗塞および残存虚血の同定は可能であったが，LAD領域に虚血所見は認めなかった(図9)。このような場合，CAG施行時にFFRを計測することにより，1つあるいは複数の責任冠動脈の正確な同定が可能である。Chamuleauら[8]は，中等度狭窄病変をもつ多枝病変患者において，FFRは心臓核医学検査に比べて，冠インターベンションなどの治療方針決定やリスク層別化により有用であると報告している。

図9　症例4：70歳代男性，陳旧性下後壁心筋梗塞例
a：冠動脈造影：RCA♯1に完全閉塞，LAD♯6，7に75％狭窄，LADからRCAへRentropⅡ度の側副血行路を認めた。FFRはLAD末梢で0.56と有意に低下していた。
b：CAG前の負荷心筋SPECT：下後側壁に可逆性集積低下，不完全再分布を認めたが，LAD領域に虚血所見は認めなかった。

a

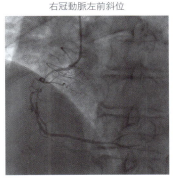
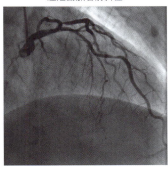

b

まとめ

　負荷心筋SPECTは，非侵襲的虚血評価法として，虚血性心疾患の診断，治療，予後予測に有用であるため日常診療において広く行われている．一方，冠動脈造影検査施行時にえられたFFRは，虚血性心疾患の診断において，機能的冠動脈狭窄を評価する侵襲的かつ病変特異的な指標である．

　虚血性心疾患が疑われる患者に対する非侵襲的検査のファーストステップとして核医学検査は位置付けられ，包括的な診断とリスク層別化の役割を果たす．これに対して，FFRは中等度以上のリスク群に対するより精度の高い指標として，冠インターベンション治療決定を左右する重要な侵襲的検査法である．

文　献

1) Klocke FJ, Baird MG, Lorell BH, et al : American College of Cardiology ; American Heart Association ; American Society for Nuclear Cardiology : ACC/AHA/ASNC Guidelines for the clinical use of cardiac radionuclide imaging-executive summary : a report of the American College of Cardiology/American Heart Association Task Force on Practice Guidelines (ACC/AHA/ASNC Committee to Revise the 1995 Guidelines for the Clinical Use of Cardiac Radionuclide Imaging). J Am Coll Cardiol 42 : 1318-1333, 2003.
2) Hachamovitch R, Berman DS, Shaw LJ, et al : Incremental prognostic value of myocardial perfusion single photon emission computed tomography for the prediction of cardiac death: differential stratification for risk of cardiac death and myocardial infarction. Circulation 97 : 535-543, 1998.
3) Hachamovitch R, Rozanski A, Shaw LJ, et al : Impact of ischaemia and scar on the therapeutic benefit derived from myocardial revascularization vs. medical therapy among patients undergoing stress-rest myocardial perfusion scintigraphy. Eur Heart J 32 : 1012-1024, 2011.
4) Sharir T, Germano G, Kavanagh PB, et al : Incremental prognostic value of post-stress left ventricular ejection fraction and volume by gated myocardial perfusion single photon emission computed tomography. Circulation 100 : 1035-1042, 1999.
5) Tanaka H, Chikamori T, Tanaka N, et al: A flow-limiting stenosis is the major determinant of exercise-induced myocardial stunning in patients with coronary artery disease. J Cardiol 55: 337-344, 2010.
6) Yanagisawa H, Chikamori T, Tanaka N, et al : Correlation between thallium-201 myocardial perfusion defects and the functional severity of coronary artery stenosis as assessed by pressure-derived myocardial fractional flow reserve. Circ J 66 : 1105-1109, 2002.
7) Lima RS, Watson DD, Goode AR, et al : Incremental value of combined perfusion and function over perfusion alone by gated SPECT myocardial perfusion imaging for detection of severe three-vessel coronary artery disease. J Am Coll Cardiol 42 : 64-70, 2003.
8) Chamuleau SA, Meuwissen M, Koch KT, et al : Usefulness of fractional flow reserve for risk stratification of patients with multivessel coronary artery disease and an intermediate stenosis. Am J Cardiol 89 : 377-380, 2002.

基礎編 | FFRを知る，わかる
IVUS・OCTとの関係

園田信成（産業医科大学第2内科）

POINT

- IVUS・OCTとFFRの関係は相補的であり，有意狭窄診断の代替指標としては限界がある。
- 最近，いくつかの複合指標や流体力学情報，超音波後方散乱信号計測を応用した新しい指標の有用性が報告されている。
- 冠動脈プラーク性状とFFRとの関連も示唆されている。

IVUS・OCTの役割

現在わが国において，IVUSやOCTなどの冠動脈イメージングツールはPCIガイドとしてほぼルーティンに用いられており，血管径，内腔径，プラーク性状の判定やステント留置後の至適拡張，慢性期ステント不全（再狭窄，ステント血栓症）の原因鑑別などその役割は大きい。FFRとの関係を知るうえで最も大切なことは，IVUS・OCTは冠動脈の形態を描出する画像診断デバイスであり，FFRは冠動脈生理学的な情報から虚血を診断するデバイスであるため，PCIを行ううえでその関係は相補的であるという点である[1]。以下に，PCI治療の各ステージと推奨されるデバイスについてまとめた（表1）。2018年のヨーロッパ心臓病学会におけるガイドライン改定では，冠動脈中等度病変における機能評価として，FFRもしくは瞬時冠内圧比（iFR）がClass Iで推奨されており，非保護左冠

IVUS：intravascular ultrasound

OCT：optical coherence tomography

iFR：instantanous wave-free ratio

表1 PCI治療の各ステージと推奨されるデバイス

	FFR	IVUS	OCT
PCI前評価			
重症度（虚血）評価：非冠動脈主幹部病変	◎	△	△
重症度（虚血）評価：冠動脈主幹部病変	○	○	△（一部）
責任病変の同定	△（プルバック）	○	◎
vulnerable plaqueの同定	—	○	◎
PCI手技合併症の予測	—	○	○
PCI術中評価			
至適ステント拡張	△	◎	◎
側枝（jailed branch）虚血評価	◎	△	△
フォローアップ評価			
ステント不全（再狭窄/血栓症）	△	○	◎

◎：非常に有用，○：有用，△：代替可，—：適応外

動脈主幹部の重症度評価におけるIVUS使用はClassⅡaで推奨されるが，それ以外の病変におけるIVUS・OCTの推奨はなく，あくまでも代替手段の位置づけである（**表2**）[2]．

FFRとIVUS・OCTとの関係

これまでにIVUSやOCTで求められる指標とFFRとの関連について多くの研究が報告されており，主に最小血管内腔径（MLD）や最小血管内腔面積（MLA）が狭窄の重症度を示す指標として用いられている．1990年代の報告では，冠血流予備能（CFR）や心筋シンチグラムとの比較検討からMLAのカットオフ値は4.0mm^{2}とされ，PCIをdeferする基準としてFFRのカットオフ値0.75と同様に有用であることが示された．またFFRとの比較からFFR＜0.75を予測するIVUSにおけるMLAは3.0mm^2，％内腔面積狭窄率60％であった[1]．2010年代以降FFRが臨床的に再評価され，これらの関係が見直されるようになった．FFRのカットオフ値は虚血のカットオフ値である0.75から，薬剤溶出性ステント（DES）によるPCI治療適応のカットオフ値として0.80が用いられるようになり，それに見合うIVUS上のMLAのカットオフ値が検討されてきた．すべての病変（血管径）を含めた解析では，MLAのカットオフ値は2.9（2.7〜3.1）mm^2，3mm以上の血管では2.8（2.7〜2.9）mm^2，3mm未満の血管では2.4（2.4〜2.5）mm^{2}であり，比較的大きなばらつきが認められた．また，これらのMLAのカットオフ値がFFRを予測する感度・特異度はおおむね60〜70％であり，AUCは0.78〜0.79と臨床的に満足いくものではなかった（**表3，4**）[3]．これらの研究の限界として知っておくべき点としては，ほとんどの症例数が約50〜300人の少人数における安定狭心症を対象としたレトロスペクティブな解析である点，病変長や側副血行路，灌流領域等の評価が不十分である点，FFR計測時の最大充血獲得手法のばらつきなどが考えられる点，などさまざま挙げられる．

IVUSによる冠動脈生理機能評価の限界と考えられるが，一方，対象血管径，病変長，灌流領域がある程度規定されている左冠動脈主幹部（LMT）に限局すれば，IVUS上のMLA〔カットオフ値5.4（5.1〜5.6）mm^2〕が有意なFFR値を予測する感度，特異度は80〜90％，AUCは0.97（0.93〜1）まで上昇する．LITRO試験では，LMTのMLA＞6mm^{2}をカットオフとして，血行再建を施行しなかった群と施行した群とで2年予後は同等であり（87.3％ vs 80.6％，p＝0.3），MLA＞6mm^{2}は血行再建をdeferする基準と考えられた（**図1**）[4]．韓国の報告ではIVUS-MLA 4.5mm^{2}がFFR≦0.80を予測するカットオフであり（感度77％，特異度82％），IVUS上のプラーク破綻像，体格指数，左室心筋量が機能的有意狭窄の予測因子であった[5]．体格や心筋量が影響することから，IVUS-MLAのみによる

MLD : minimum lumen diameter
MLA : minimal lumen area
CFR : coronary flow reserve

DES : drug eluting stent

AUC : area under the curve

LMT : left main trunk

表2 ヨーロッパ心臓病学会ガイドライン（2018年）：IVUS・OCT・FFRの適応について

推奨	Class	Level
中等度狭窄病変に対して虚血の証明がなされていない場合のFFRもしくはinstantaneous wave free ratio（iFR）計測	Ⅰ	A
多枝疾患に対するFFRガイドPCI	Ⅱa	B
ステント至適留置のために複雑病変等の症例に対してIVUSもしくはOCTの使用	Ⅱa	B
非保護左冠動脈主幹部病変に対する重症度評価や至適治療のためのIVUSの使用	Ⅱa	B
ステント不全のメカニズム解明のためのIVUSやOCTの使用	Ⅱa	C

（文献2より引用）

表3 IVUS・OCT計測値とFFRとの関係

study	N	FFR	モダリティ	MLA(mm²)	AUC
Takagi	51	0.75	IVUS	3	—
Briguori	53	0.75	IVUS	4	—
Ben-Dor	92	0.8	IVUS	3.2	0.73
Kang	236	0.8	IVUS	2.4	0.8
Kang	784	0.8	IVUS	2.4	0.77
Koo	267	0.8	IVUS	2.75	0.81
Gonzalo	47	0.8	IVUS	2.36	0.63
Gonzalo	61	0.8	OCT	1.95	0.7
Shiono	62	0.75	OCT	1.91	0.9
Reith	142	0.8	OCT	1.64	0.84

MLA:最小血管内腔面積，AUC:曲線下面積

表4 IVUS/OCT-MLAによるFFR<0.80の診断精度のメタアナリシス

	IVUS-MLA	IVUS-MLA vessel>3mm	IVUS-MLA vessel<3mm	OCT-MLA
MLAカットオフ値(mm²)	2.36〜4.0	2.4〜3.2	2.4〜2.59	1.59〜2.54
感度(プール解析)	0.68[0.65〜0.71]	0.78[0.72〜0.83]	0.68[0.62〜0.74]	0.81[0.74〜0.87]
特異度(プール解析)	0.68[0.66〜0.70]	0.66[0.62〜0.70]	0.73[0.69〜0.77]	0.77[0.71〜0.83]
陽性尤度比(サマリー)	2.40[1.90〜3.10]	2.70[2.30〜3.10]	2.65[2.45〜4.30]	3.10[2.20〜4.40]
陰性尤度比(サマリー)	0.30[0.20〜0.50]	0.26[0.20〜0.35]	0.27[0.24〜0.31]	0.26[0.16〜0.44]
診断オッズ比(サマリー)	7.10[4.00〜12.0]	8.10[5.60〜7.70]	5.60[4.10〜7.10]	13.20[6.44〜27.22]

図1 左冠動脈主幹部病変部のMLA>6mm²に基づく血行再建deferの予後

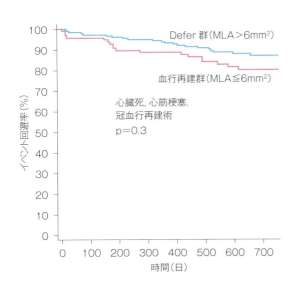
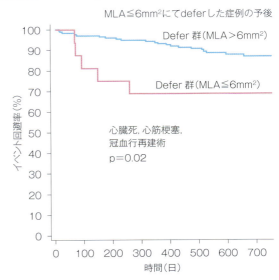

治療方針の決定は推奨されない．しかし，LMT中等度病変に加え，下流の左冠動脈前下行枝や回旋枝に有意狭窄があれば，LMT自体の機能的重症度の判断は困難となるため，補助的なIVUS-MLA評価は考慮される．

LMT病変と下流の病変間で測定されたFFR＞0.85ではLMT病変が機能的有意狭窄である可能性は低いが，0.80～0.85の場合はIVUS-MLAもPCIかdeferかの判断材料となる[6]．欧米で施行された唯一の多施設前向きレジストリーであるfirst registryでは，対象血管径により分類してカットオフ値が分けられており，病変全体ではMLAが3.07mm^2，3.0mm未満では2.4mm^2，3～3.5mmでは2.7mm^2，3.5mm以上では3.6mm^{2}であった[7]．

OCTによるMLAのカットオフ値も同様に検討されており，IVUSよりも約10倍高い空間分解能を有しているため，内腔面積をより正確に計測できることから，より高い精度でFFR＜0.80を予測する診断有用性が報告されている．全病変での解析では，MLAのカットオフ値は1.96（1.85～1.98）mm^{2}とIVUSよりも小さく，感度・特異度は70～80%，AUCは0.85と比較的高い値でありIVUSに比べて優位性が示されたが，満足いくものではなかった[3]．しかしながら，OCTを用いて血管内腔の3D画像構築が簡便に行え，病変長も考慮したOCT指標であれば，FFR値をより正確に予測できる可能性があり，最近はさまざまな複合指標や代替指標が検討されてきている．

新たな代替指標の試み

Choらは国際多施設共同研究の結果から，IVUSとFFRを同時計測した945病変について解析を行い，IVUSで算出される3つの指標（MLA，% plaque burden，2つのコンビネーション）をFFR≦0.80と比較検討した．その結果，MLA，% plaque burdenのそれぞれのベストカットオフ値は，≦3.0mm^2，＞75%であり，各診断能はAUCで，0.618，0.511，0.516と低値であり，ほかの独立した予測因子として，男性（OR[8]：1.76），左心機能（LVEF）（OR：0.98），LAD病変（OR：2.52），対象血管径（OR：0.60），病変長（OR：1.04）が挙げられ，IVUSの複合指標はFFR値の正確な予測において有用ではなかった．偽陽性病変（ミスマッチ：MLA≦3.0mm^{2}かつ% plaque burden＞75%かつFFR＞0.80）の予測因子としては，非LAD病変（OR：2.44）が挙げられ，偽陰性病変（リバースミスマッチ：MLA＞3.0mm^{2}もしくは% plaque burden≦75%でFFR≦0.80）の予測因子としては，人種（アジア人）（OR：0.39），LAD病変（OR：2.68），LVEF（OR：0.98）が挙げられた（**表5**）[9]．

LVEF：left ventricular ejection fraction

LAD：left anterior descending artery

表5 IVUS指標とFFR所見が不一致となる要因

	オッズ比（OR）	95%信頼区間（CI）	p値
ミスマッチの予測因子			
非LAD病変	2.44	1.62～3.69	＜0.001
リバースミスマッチの予測因子			
人種（アジア人）	0.39	0.22～0.70	0.001
LAD病変	2.68	1.71～4.19	＜0.001
LVEF	0.98	0.96～0.99	0.023

CI：confidence interval

Usuiらは，新規冠動脈中等度狭窄203病変に対して同時にOCT，IVUS，FFRを施行し，FFR予測におけるOCTとIVUSの有用性を比較検討した。FFR値のカットオフを＜0.75と≦0.80の2つを用いて比較した結果，前者ではIVUS-MLAのカットオフ値は2.57mm^{2}でAUCは0.61，OCT-MLAのカットオフ値は1.39mm^{2}でAUCは0.73とOCT-MLAが優れていたが，後者では両者に有意差はなく同等の診断能であった[10]。いずれにせよ，IVUS/OCTによるFFR予測には限界が認められ，OCTによる評価が偽陽性となる（OCT-MLAがカットオフ値以下でもFFRでは虚血陰性）因子には，年齢（高齢），非LAD病変，小血管の3つ，偽陰性（OCT-MLAがカットオフ値以上でもFFRでは虚血陽性）となる因子には，年齢（若年），低左心機能が挙げられた。OCTを用いた複合指標としては，OCT-MLA＜1.39mm^{2}に脂質ボリューム（lipid volume index：平均脂質角度×脂質長）＞733やLAD病変を加味することでAUCが0.75から0.81まで上昇した[11]。

　Seikeらは，流体力学の簡易式にOCTから得られる対象血管の内腔断面積自動計測データ（100μmスライス幅），近位および遠位対象血管面積，責任病変のMLAの値を挿入し，狭窄部血流予備能を算出してOCT由来のFFR値と実測のFFR値を比較検討した。その結果，OCT由来のFFRが実測のFFR値と非常に強い相関を認めた（r＝0.89，p＜0.001）[12]。また，この方法を代用してIVUS由来のFFRも同様に算出し，実測のFFR値と強い相関があり，既報のIVUS-MLAよりも有用である可能性が示唆された（r＝0.78，p＜0.001）[13]。Tanno，Takamiらは，integrated backscatter IVUS（IB-IVUS）を用いて血管内腔の血流シグナルのIB値を狭窄前後で計測し，そのΔIB値を計測することでIVUS-MLAよりも正確にFFR＜0.75を予測可能であることを示した[14, 15]。これらの方法も，あくまでもFFRの代替手段であり，FFRが使用できない状況下において考慮することが可能である。

　Nakamuraらは，ILUMIEN Iのサブスタディにおいてステント留置後のPost FFRとOCTを用いた新しいステント拡張ボリューム解析法の相関を検討した。その結果，従来のステント拡張ボリューム解析では近位対象血管面積と遠位対象血管面積の2断面から平均対象血管面積を単純に算出して解析を行っていたが，新しく血管のテーパリングや枝による血管径の段差まで組み込んだより正確なステント拡張ボリューム解析法を提唱し，これによりminimum expansion index＜80％のフレームの割合とFFRとの相関がr＝0.165（p＝0.044）からr＝0.690（p＜0.001）まで上昇し，その後の心事故発症予測に有用であった[16]。

冠動脈プラークとFFRとの関係

　IVUS・OCTでは冠動脈プラークボリューム計測だけでなく，冠動脈プラーク組織性状診断を行うことが可能であり，これまでにFFRとの関連がいくつか報告されている。First registryではプラークバーデンとの弱い負の相関（r＝－0.22）が示され，virtual histology（VH）IVUSによる冠動脈組織とFFRとの間には関連は認められなかった[7]。一方，IB-IVUSによる解析では脂質プラーク量とFFRとの負の相関（r＝－0.40）が示された[17]。OCTによる解析では，プラーク潰瘍形成や血栓の存在がFFRと関連している（r＝－0.37）という報告があるが（**表6**）[8]，一方OCTによる組織性状（脂質，マクロファージ，コレステロールクリスタル）とは関連がなかったとの報告もある[18]。いずれも対象症例が少なく，さらなる検討が待たれる。最近CTでもプラーク性状とFFRとの比較検討がなされ，陽性リモデリングの存在，非石灰化プラーク量，spotty calcification，低輝度プラークとFFRとの関連が示唆されており[19]，診断モダリティによる組織性状評価の相違が影響した可能性が考えられる。

表6 OCTから得られた複合指標によるFFR＜0.80の予測

OCT所見	感度(%)	特異度(%)	正診率(%)
MLA≦2.5mm²	64	93	85
AS≧70%	45	97	83
AS≧70%もしくは50%＜AS＜70%かつMLA≦2.5mm²かプラーク潰瘍形成	91	90	90

AS：パーセント内腔狭窄率

IVUSガイドPCI vs FFRガイドPCI

　前述のとおり，IVUSやOCTは冠動脈の形態を描出する画像診断デバイスであり，FFRは冠動脈生理学的な情報から虚血を診断するデバイスであるため，PCIを行ううえでその関係は相補的であり，FFRで中等度病変の虚血判定を行い，IVUS・OCTガイドにPCIを行うのが理想的である。しかしながら，検査時間や医療コストの問題から両デバイスを中等度狭窄病変に対して同時使用することは困難な場合も多い。これまでにFFR≦0.80をカットオフ値としてAngioガイド下にPCIを行うFFRガイドPCI群と，IVUS-MLA≦4.0mm²をカットオフ値としてIVUSガイドにPCIを行うIVUSガイドPCI群を比較して1年までの短期予後をみた報告があるが，IVUSガイドPCI群ではPCI治療となる症例は多かったが，2群とも予後は良好であり有意差はなかった。現在，FFR≦0.80をカットオフ値としてAngioガイド下にPCIを行うFFRガイドPCI群と，IVUS-MLA≦3.0mm²，もしくは3.0mm²＜MLA≦4.0mm²かつプラークバーデン≧70%をカットオフ値としてIVUSガイドにPCIを行うIVUSガイドPCI群の2年予後を比較する多施設前向きオープンラベル無作為化試験が行われており（中等度狭窄病変をもつ1,700例が対象），同様の結論が導かれるのかどうか，その結果が待たれる[20]。

おわりに

　IVUS，OCTとFFRとの関係について概説した。IVUSやOCTから得られたMLAのカットオフ値のみでは，冠動脈機能的狭窄の重症度評価を行うには限界があるが，さまざまな複合指標や新たな手法が検討され，報告されている。IVUS，OCTとFFRは相補的なデバイスではあるが，PCIにおいて同時使用することは保険適応上困難なことも多く，今後実臨床でリアルタイムに計測可能な簡易的指標の開発が望まれる。

文 献

1) Mintz GS : Clinical utility of intravascular imaging and physiology in coronary artery disease. J Am Coll Cardiol 64 : 207-222, 2014.
2) Neumann FJ, Sousa-Uva M, Ahlsson A, et al : 2018 ESC/EACTS Guidelines on myocardial revascularization. Eur Heart J 2018.
3) D'Ascenzo F, Barbero U, Cerrato E, et al : Accuracy of intravascular ultrasound and optical coherence tomography in identifying functionally significant coronary stenosis according to vessel diameter : A meta-analysis of 2,581 patients and 2,807 lesions. Am Heart J 169 : 663-673, 2015.
4) de la Torre Hernandez JM, Hernandez Hernandez F, Alfonso F, et al : Prospective application of pre-defined intravascular ultrasound criteria for assessment of intermediate left main coronary artery lesions results from the multicenter LITRO study. J Am Coll Cardiol 58 : 351-358, 2011.
5) Park SJ, Ahn JM, Kang SJ, et al : Intravascular ultrasound-derived minimal lumen area criteria for functionally significant left main coronary artery stenosis. JACC Cardiovasc Interv 7 : 868-874, 2014.
6) Fearon WF, Yong AS, Lenders G, et al : The impact of downstream coronary stenosis on fractional flow reserve assessment of intermediate left main coronary artery disease : human validation. JACC Cardiovasc Interv 8 : 398-403, 2015.
7) Waksman R, Legutko J, Singh J, et al : FIRST : Fractional Flow Reserve and Intravascular Ultrasound Relationship Study. J Am Coll Cardiol 61 : 917-923, 2013.
8) Burzotta F, Nerla R, Hill J, et al : Correlation between frequency-domain optical coherence tomography and fractional flow reserve in angiographically-intermediate coronary lesions. Int J Cardiol 253 : 55-60, 2018.
9) Cho YK, Nam CW, Han JK, et al : Usefulness of combined intravascular ultrasound parameters to predict functional significance of coronary artery stenosis and determinants of mismatch. EuroIntervention 11 : 163-170, 2015.
10) Usui E, Yonetsu T, Kanaji Y, et al : Efficacy of Optical Coherence Tomography-derived Morphometric Assessment in Predicting the Physiological Significance of Coronary Stenosis : Head-to-Head Comparison with Intravascular Ultrasound. EuroIntervention 13 : e2210-e2218, 2018.
11) Usui E, Yonetsu T, Kanaji Y, et al : Relationship between optical coherence tomography-derived morphological criteria and functional relevance as determined by fractional flow reserve. J Cardiol 71 : 359-366, 2018.
12) Seike F, Uetani T, Nishimura K, et al : Intracoronary Optical Coherence Tomography-Derived Virtual Fractional Flow Reserve for the Assessment of Coronary Artery Disease. Am J Cardiol 120 : 1772-1779, 2017.
13) Seike F, Uetani T, Nishimura K, et al : Intravascular Ultrasound-Derived Virtual Fractional Flow Reserve for the Assessment of Myocardial Ischemia. Circ J 82 : 815-823, 2018.
14) Tanno J, Nakano S, Kasai T, et al : Increase in ultrasonic intensity of blood speckle across moderate coronary artery stenosis is an independent predictor of functional coronary artery stenosis measured by fractional flow reserve : pilot study. PLoS One 10 : e0116727, 2015.
15) Takami H, Sonoda S, Muraoka Y, et al : Comparison between minimum lumen cross-sectional area and intraluminal ultrasonic intensity analysis using integrated backscatter intravascular ultrasound for prediction of functionally significant coronary artery stenosis. Heart Vessels 2018.
16) Nakamura D, Wijns W, Price MJ, et al : New Volumetric Analysis Method for Stent Expansion and its Correlation With Final Fractional Flow Reserve and Clinical Outcome : An ILUMIEN I Substudy. JACC Cardiovasc Interv 11 : 1467-1478, 2018.
17) Sakurai S, Takashima H, Waseda K, et al : Influence of plaque characteristics on fractional flow reserve for coronary lesions with intermediate to obstructive stenosis : insights from integrated-backscatter intravascular ultrasound analysis. Int J Cardiovasc Imaging 31 : 1295-1301, 2015.
18) Lee SY, Shin DH, Shehata I, et al : Association between fractional flow reserve and coronary plaque characteristics assessed by optical coherence tomography. J Cardiol 68 : 342-345, 2016.
19) Driessen RS, Stuijfzand WJ, Raijmakers PG, et al : Effect of Plaque Burden and Morphology on Myocardial Blood Flow and Fractional Flow Reserve. J Am Coll Cardiol 71 : 499-509, 2018.
20) Kang J, Koo BK, Hu X, et al : Comparison of Fractional FLow Reserve And Intravascular ultrasound-guided Intervention Strategy for Clinical OUtcomes in Patients with InteRmediate Stenosis (FLAVOUR) : Rationale and design of a randomized clinical trial. Am Heart J 199 : 7-12, 2018.

基礎編 | FFRを知る，わかる
FFRのエビデンス

田中信大（東京医科大学八王子医療センター循環器内科）

POINT

- ▶ FFR＜0.75は良好な特異度，陽性適中率をもって負荷試験の陽性を表し，FFR＞0.80は良好な陰性適中率をもって負荷試験の陰性を表す。
- ▶ DEFER study：中等度狭窄であっても，FFR≧0.75に基づきdeferした群の予後は良好である。
- ▶ FAME study：多枝疾患をFFRガイドにより治療することにより，通常のAngioガイドよりも患者の予後を改善し，医療経済的にもメリットがある。
- ▶ FAME II study：安定狭心症では，FFR≦0.80の病変にステント治療を加えることにより至適薬物療法（OMT）単独よりも予後を改善しうる。

虚血閾値をあらわすFFR値

FFRの虚血検出の閾値に関しては，当初多くの検討がなされた。まず運動負荷心電図陽性の症例では全例FFR＜0.72であり，負荷試験が陰性でありうるFFRの下限値は0.72であること（運動負荷陽性を感度100％で示す閾値はFFR 0.72となる）をベルギーのDe Bruyneらが報告した[1]。

次にPijlsらはPCI前後に運動負荷試験を行い，結果が陽性から陰性に改善することにより確実に虚血の存在が確認された症例におけるFFRを検討した。PCI前のFFRは全例において0.74以下であり，PCI後にはFFR＞0.74に改善した。すなわち可逆性虚血が誘発されうるFFRの上限値は0.74であることを示した[2]。さらに，胸痛の訴えの精査のために冠動脈造影を施行し，中等度狭窄を有した狭心症例において，全例にドブタミン負荷心エコー図検査，負荷心筋シンチグラム，運動負荷心電図を行い，いずれかの試験が陽性であるものを虚血陽性とし，非侵襲的検査の偽陽性・偽陰性を極力排除するように配慮された対象群における検討がなされた。その結果，負荷試験により虚血が誘発される病変検出において，FFR＜0.75が特異度100％，感度88％，正診率93％であり，これにより虚血の閾値としてFFR 0.75を用いることが提唱された（図1）[3]。

その後も多施設において数多くの検討がなされ[4]，FFR＜0.75は非常に良好な特異度，陽性適中率をもって負荷試験の陽性を表し，FFR＞0.80であれば良好な陰性適中率をもって負荷試験が陰性であることが報告された。

DEFER study：PCI適応決定におけるFFR

FFRによる虚血閾値を用いてPCIの適応を決定することの妥当性を検討した報告がDEFER studyである[5]。中等度狭窄が存在しても機能的に有意でなければ，ベアメタルステント（BMS）を留置せずに内科療法にて経過観察することが妥当であるか前向きに検討された。冠動脈造影上，中等度狭窄を有する症例を，あらかじめPCIを施行する群（perform群）としない群（defer群）にランダム割り付けし，その後カテーテル検査時に

FFR : fractional flow reserve
OMT : optimal medical therapy

BMS : bare metal stent

図1 FFR値と非侵襲的負荷検査

FFR＜0.75は，ドブタミン負荷心エコー図検査，負荷心筋シンチグラム，運動負荷心電図のいずれかが陽性であることを特異度100％，感度88％，正診率93％で検出した。FFR＜0.75の病変は，PCIあるいは冠動脈バイパス術（CABG）が行われ，術後に負荷検査の結果が正常化していることが確認されている。またFFR 0.75以上の病変は血行再建せずに14カ月経過観察され，問題がなかったことを確認された。

CABG：coronary artery bypass grafting

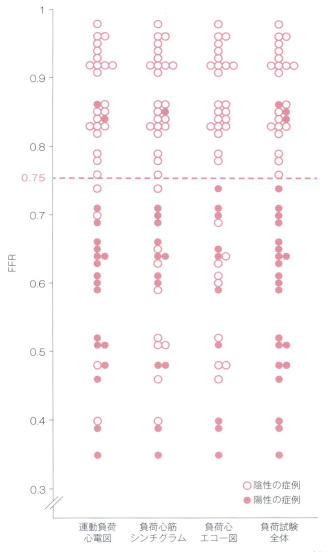

（文献3より引用）

　FFRを計測，FFR＜0.75であればどちらの群であってもPCIを施行（reference群），FFR≧0.75の症例は割り付けに従い治療方針を決定した。

　5年間のイベント回避生存率は，defer群とperform群間では有意差なく，reference群では有意に低かった。経過中の胸部症状の自覚は，defer群とperform群間で差がなかった。すなわちdefer群の予後は良好で，心臓死や心筋梗塞の発生率は年間1％に満たず，ステント治療を行っても（perform群）それ以上改善することはなかった（図2）。

　DEFER studyでは，その後15年の予後が報告された[6]。経過中，死亡に関してはdefer群，perform群で自然予後と同程度にみられたが，関心病変における心筋梗塞の発生は有意にdefer群で低率であった（target lesionから生じた心筋梗塞はゼロ）。中等度狭窄病変を認めても，FFRが保たれていれば（虚血が存在しなければ），ステント留置によ

図2 DEFER studyにおける5年イベント発生率

全イベント（死亡，心筋梗塞，CABGまたはPCI），死亡・心筋梗塞とも，reference群で有意に高率に発生したが，defer群，perform群の間では有意差を認めなかった。中等度狭窄であってもFFRが保たれていればステント留置せずdeferすることにより，その後5年間の死亡・心筋梗塞の発生は3.3％（年率0.6％）と非常に予後がよいことが示された。

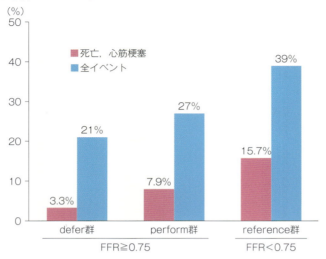

（文献5より引用）

り得られるメリットはなく，"deferする"という治療戦略は長期予後の観点においても妥当であることが示された。

FFRによる虚血判定は，非侵襲的な負荷試験と同様に，予後改善を目的とした治療方針決定に有用であることが示された。

不安定狭心症の症例においても，FFR値をガイドとして治療方針を決定することの妥当性が検討されている[7]。不安定狭心症あるいは非Q波心筋梗塞にて冠動脈造影を施行し，その際に中等度狭窄であった場合にFFRを計測し治療方針を決定する方法と，いったん造影検査を終了し薬剤負荷心筋シンチグラムを施行，その結果にて治療方針を決定する方法が比較検討された。この検討では，PCI適応の閾値としてFFR 0.75が用いられたが，その後1年間の心事故発生に有意差はなく，さらにFFR使用により総医療費を削減することが可能であった。

FAME study：多枝疾患患者のPCI適応決定におけるFFR

多枝疾患患者にPCIを行う際に，冠動脈造影にFFRの結果を加えて判断することにより，予後を改善しうるかを検討したのがFAME studyである[8, 9]。FAME studyでは，PCI適応を決定するFFRの閾値として0.80が採用された。これはFFR 0.75〜0.80のgray zoneのなかには虚血を有する症例が含まれる可能性があり，特に多枝疾患症例を対象とした場合，虚血を有する病変を残す危険性を極力避けたいという判断からである。また，本研究では薬剤溶出性ステント（DES）を使用しており（DEFER studyはBMSを使用），DESの成績が良好であったことから，虚血を残しうるリスクよりも，虚血の存在しない中等度狭窄にDESを入れることのリスクのほうが低いであろう，という目論見もあったものと思われる。

冠動脈造影上50％以上の狭窄を2枝以上に認める症例を，Angioガイド群とFFRガイド群に割り付けし，Angioガイド群ではすべての病変にDESを留置，一方FFRガイド群ではすべての病変をFFRにて評価し，FFR 0.80以下の病変のみにDES留置を行った。

DES：drug eluting stent

FFRを用いることにより，関心病変の37%に対するDES留置が回避され，その結果有意に医療費が削減された。1年間のイベント発生(MACE)は，FFRガイド群で有意に低く(13.2% vs 18.3%, p = 0.02)，1年間の胸部症状の自覚は，2群間で差がなかった(**図3**)。

本研究のFFRガイド群では，冠動脈造影において3枝病変と判断された症例のうち，機能的にも3枝病変であった症例は14%のみであった[10]。機能的な有意病変枝を判断し治療を行う"機能的完全血行再建"が有用な方法であることが証明された。

その後FAME studyでは5年間の観察結果が報告されている[11]。2年までの解析では，MACE，死亡・心筋梗塞の発症において，FFRガイド群が有意にAngioガイド群の成績を上回っていたが，2年以降5年にかけては，両群とも同等にイベントが発生し，5年までの解析では2群間の統計的な差は消失した(**図4**)。5年間のMACEの発生は，FFRガ

MACE : major adverse cardiac events

図3 FAME studyにおける1年・2年イベント発生率

FFRガイドのPCIは，Angioガイドに比し，イベント発生(死亡，心筋梗塞，CABGまたは再PCI)のリスクを，1年時で28%，2年時で20%低下させた。

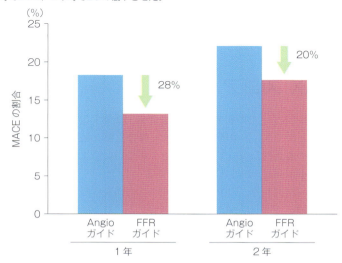

(文献8, 9より引用)

図4 FAME studyにおける5年間の観察結果

2年以降5年にかけて，両群とも同等にイベントが発生した。FFRガイド群 vs Angioガイド群の5年のイベント発生率は，MACE (28% vs 31%)，死亡・心筋梗塞(17% vs 20%)と，2群間の統計的な差は消失した。

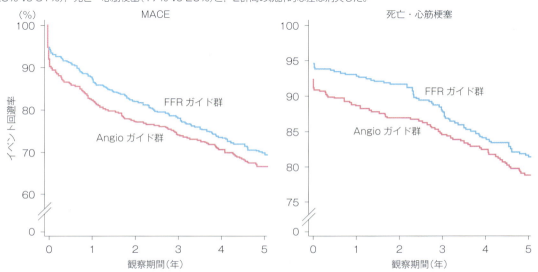

イドガイド群28% vs Angioガイド群31%，死亡・心筋梗塞の発生は，FFRガイド群17% vs Angioガイド群20%と，いずれも有意差がなかった。当初の2年間の差が維持された形であり，deferした中等度狭窄のcatch upが多い，というわけではなかった。使用したステント数の有意差は最後まで保たれ（1.9 vs 2.7, p＜0.0001），FFRガイドの安全性が確認された，と結論づけられた。しかし死亡・心筋梗塞が年率3.4%生じている現状は看過できない。本研究の結果が不良であった，とうことではなく，その現実を認識すべき，という点である。FAME studyにおけるFFRガイド群には，Angio上3VDであっても機能的に0VDであったものが9%，Angio上2VDであった症例のなかで機能的0VDは12%，全体では11%の症例が0VDであった。すなわち残りの89%は少なくとも1枝以上に有意狭窄を有し，ステント治療を受けている，ということになる。

　機能的有意狭窄病変を1枝以上に有している症例の予後は，ステント治療後であっても良好とはいえず，DEFER studyのreference群（FFR＜0.75以下であり，ステント治療を受けた群）においても5年間のMACE 39%，心臓死・心筋梗塞 15.7%とイベントのハイリスクであることが報告されている。すなわち，ひとたび機能的有意狭窄病変が出現すると，局所的な介入（ステント治療）ではイベント抑制効果が十分とはいえず，薬物治療など全身的な積極的介入が必要となることが示唆される。

Functional SYNTAX スコア

　SYNTAXスコアは，多枝病変症例におけるすべての病変のリスクを評価・合算することにより，治療後のリスクを推定することができ，治療戦略を決定する際の重要な根拠として扱われている。しかし個々の病変の有意性については評価されていない。そこでFFRによる機能的評価を加味したのがFunctional SYNTAXスコアである[12]。

　FAME studyのFFRガイド群の対象症例497例を，FFR値が有意であった病変に関してのみスコア化しSYNTAXスコアを再計算，Functional SYNTAXスコアとした。従来のSYNTAXスコアと比し，Functional SYNTAXスコアでは32%の症例がより低いリスク層別群に分類され，1年間の心血管イベントをより識別することが可能であった（図5）。FFRを用いることにより個々の病変の機能的評価のみならず，個々の患者の機能的疾患重症度評価が可能となり，臨床的な判断を行う際に有用であることが示唆された。

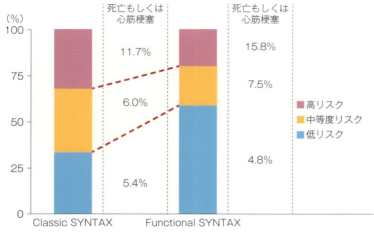

図5 Functional SYNTAXスコアによるリスク群分布および各群リスクの変化
機能的に有意な枝のみをスコア化したFunctional SYNTAXスコアでは，32%の症例がより低リスクに層別されたが，Functional SYNTAXスコアはよりイベント発生リスクの識別に有用であった。

（文献12より引用）

FAME II study：FFRガイドPCI vs OMT（至適薬物療法）

　安定狭心症の初期治療において，FFR計測によって機能的に有意な冠動脈狭窄を判別しPCIを加える治療戦略は，至適薬物療法（OMT）単独で加療するよりも予後を改善しうるか検討したのがFAME II studyである[13]。

　安定狭心症でPCIを予定された症例の標的血管すべてにFFRを計測，FFR値が0.80以下である病変を少なくとも1つ以上有する症例をPCI群（PCIプラスOMT）とOMT単独群にランダム割り付けした。また，すべての病変のFFR＞0.80であれば，OMTによって経過観察されregistry群とした。当初の登録予定は1,800例であったが，OMT単独群において有意にイベント発生が多かったため，Data and safety monitoring boardの勧告により登録は早期終了となり，結果1,220例の登録となった（ランダム群888例，Registry群332例）。

　Primary end point（死亡・心筋梗塞・緊急血行再建術施行）は，PCI群4.3％，OMT群12.7％（PCI群のハザード比0.32，$p<0.001$）であった。この差を生じる原因となったのは，緊急血行再建術の施行であったが，そのうち48％は急性心筋梗塞あるいはST変化を伴う不安定狭心症の発症であった。Registry群におけるprimary end pointの発生は3.0％であった。

　安定狭心症に機能的な有意狭窄を有する場合は，OMTにFFRガイドPCIを加えることにより，OMT単独よりもその後の緊急血行再建施行のリスクを減少させた。また虚血を有さない症例では，OMT単独で予後は良好であった。

　FAME II studyにおける医療経済評価に関しては，3年時点の解析が報告された[14]。1年時点ではFFRガイドPCI群のほうが，PCIにかかるコストの分だけ高額となるが，OMT群はその後のイベント発生が有意に多く，イベント発生時にかかるコストが増えていくため，3年時点ではほぼ同程度のコストとなることが示された。

　3年までの解析では，PCIはMACE発生を抑制したが，その主体は冠血行再建術施行の抑制であり，死亡，心筋梗塞など大きなイベントに関しての抑制効果は認めていなかった。しかし，5年時点の報告では，8日〜3年，3〜5年のLandmark解析により，FFRガイドPCIはOMT単独よりも死亡イベントの発生を抑制することが示された[15]。FFRをガイドとし有意狭窄と判断された病変に対してPCIを行うことは，イベントの発生抑制，また医療コスト抑制においてメリットがあると考えられた。

CVIT-DEFERレジストリー：日本人におけるFFRガイドPCI

　日本心血管インターベンション治療学会（CVIT）は，FFRを用いて中等度狭窄評価を行った症例の治療実態や予後を解析するCVIT-DEFERレジストリーを2012年に行った[16, 17]。従来の報告と同様，血管造影所見とFFR結果が一致しない場合は少なくなく，右冠動脈（RCA）と左回旋枝（LCX）では血管造影上で75％狭窄と判断された病変のうち67％がFFR＞0.8（ミスマッチ）であり，左前下行枝（LAD）では血管造影上で50％狭窄と判断された病変の33％がFFR≦0.8であった（リバースミスマッチ）（図6）。

　またFFR計測の前後に，術者に「薬物治療，PCI，冠動脈バイパス術（CABG）のうちどれを選択するか？」の質問を行った。その結果，血管造影後に薬物治療が選択されていた患者のうち12％がFFR計測後PCIまたはCABGに移行し，PCIが選択されていた患者のうち26％が薬物治療に変更された（図7）。PCI数は22％減少，薬物治療は41％増加，登録患者全体では39％がFFR計測結果により治療戦略が変更され，FFR計測が患者の

RCA：right coronary artery
LCX：left circumflex artery
LAD：left anterior descending artery

治療方針決定に大きな影響を与えたことが明らかになった。

　一方，こうしたdefer症例のその後の安全性が担保されているかが最も重要であり，CVIT-DEFERレジストリーでは3,272症例/3,857血管を1年間追跡した[18]。3,857血管のうち2,498血管（65％）がdeferとなり，1年間の経過観察中，イベント発生は87件（3.5％，標的病変再血行再建術施行86件，心筋梗塞1件）であった。一方，PCI施行群1,359血管（35％）のイベント発生は90件（6.6％，標的病変再血行再建術施行88件，心筋梗塞2件）であり，FFR計測によりdeferを選択した症例でイベント発生が有意に抑制されていた。FFR＞0.8であった2,222血管（58％）のうち1,992血管（90％）がdeferされた半面，230血管（10％）にPCIが施行されていた。また，FFR≦0.8であった1,635血管（42％）のうち506血管（31％）がdeferされていた（図8）。

　このように全3,857血管のうち19％がFFR計測結果とは異なる治療選択が行われており，術者がFFR値だけでなく，病変の位置や症状なども考慮して治療戦略を決定していることがうかがわれた。FFR＞0.8のdefer例とPCI施行例，FFR≦0.8のdefer例とPCI施行例では経過観察中のイベント発生率に有意差は認められなかった。しかし，FFR≦0.8でdeferされた症例では，FFR値が低いほどイベント発生率がやや高く，FFR≦0.8例でdeferを選択する際は，こうしたリスクを理解したうえで総合的に判断する必要がある。

図6　CVIT-DEFER レジストリーにおけるミスマッチ・リバースミスマッチ

右冠動脈（RCA）・左回旋枝（LCX）では血管造影上75％狭窄病変のうち67％がFFR＞0.8（ミスマッチ）であり，左前下行枝（LAD）では血管造影上50％狭窄病変の33％がFFR≦0.8（リバースミスマッチ）であった。

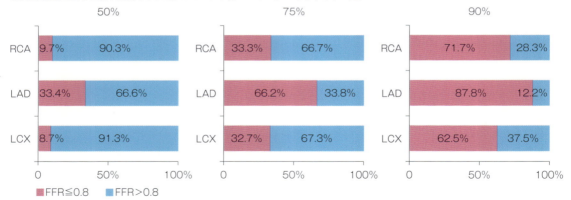

図7　FFR計測結果による治療戦略の変更

FFR計測結果に基づき，全体で39％の患者において治療戦略が変更された。PCI数は22％減少，薬物治療は41％増加した。

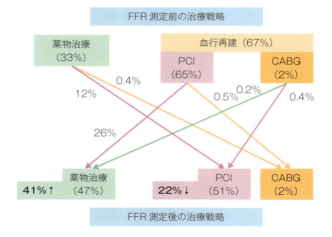

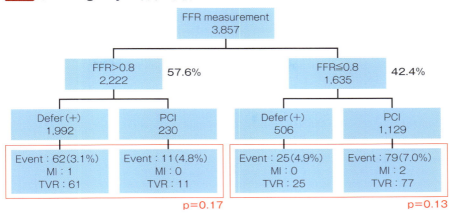

図8 CVIT registry 1年間の予後

FFRの閾値：0.75 or 0.80，それとも0.64？

　PCI適応のFFR閾値として，DEFER studyでは0.75，FAME study以降0.80が用いられている。どちらの値を用いるべきか？

　虚血閾値を良好な特異度をもって表すFFR値はあくまで0.75である。DESの治療適応の閾値としてFFR 0.80が使用されている理由は，非常に客観的・定量的指標であるFFRといえどもgray zoneが存在し，そのなかで虚血を有する症例を見逃さないようにするために，DESの成績を鑑みてFFR 0.80まで治療対象とする，ということである。すなわちFFR 0.75〜0.80の間の症例には，over diagnosisによるステント留置も含まれる。このgray zoneの症例における治療適応は，治療成績を照らし合わせて判断する必要がある。胸部症状を有し，病変長が短く，問題となる側枝をもたず良好なステント成績が期待される病変であれば，FFR 0.77を治療対象とすることは妥当と考えられるが，病変長が長く2つ以上のステントが必要で，大きな側枝の閉塞が問題となりうる病変，特に明らかな虚血症状を有さない場合のFFR 0.77であれば，積極的にdeferして内科的治療を行うという選択が有効であると考えられる。

　薬物療法も進歩し，その予後改善効果が期待されるなか，PCIが薬物療法よりも生命予後を改善するというデータは少ない（ほぼない）。上記，FFR 0.77の病変は，かなりのプラーク量が存在することは事実であるが，そのプラークの予後（プラーク破綻）をPCIが薬物療法以上に改善できるかは不確実である。メタ解析，および韓国の多数症例の報告[19, 20]では，冠血行再建を含むMACEの発生を予測するFFR閾値はおおむね0.80であるが，死亡・心筋梗塞という大きなイベント発症を予測するFFR閾値は，0.64近辺と低い値であることが示されている。すなわち，FFR 0.80閾値付近の病変は，すぐにPCIでなくても，薬物療法により経過を観察し，その後の経過によりPCIの適応を考慮する，という戦略も成り立つことになる。前述したごとく，PCIにより得られるメリットのみでなく，それに伴いうる合併症も鑑みて，判断することが重要である。また，FFRをPCIの適応あり・なし，というbinary indexとして捉えるのではなく，連続的なリスク値として考えるべきである。

　治療適応は時代により変化しうることにも注意が必要である。例えば将来的に，DESの薬剤が留置した冠動脈全体の動脈硬化を退縮させる効果を有し，留置後の心事故発生を有意に抑制するものであれば，FFR＞0.80でも治療対象となる時代がくるかもしれない。

　このように，"FFRの閾値"を考える際には，"虚血の閾値"と"治療適応の閾値"を区別して考える必要がある。

文 献

1) De Bruyne B, Bartunek J, Sys SU, Heyndrickx GR : Relation between myocardial fractional flow reserve calculated from coronary pressure measurements and exercise-induced myocardial ischemia. Circulation 92 : 39-46, 1995.
2) Pijls NH, Van Gelder B, Van der Voort P, et al : Fractional flow reserve. A useful index to evalutate the influence of an epicardial coronary stenosis on myocardial blood flow. Circulation 92 : 3183-3193, 1995.
3) Pijls NH, De Bruyne B, Peels K, et al : Measurement of fractional flow reserve to assess the functional severity of coronary artery stenoses. N Engl J Med 334 : 1703-1708, 1996.
4) Kern MJ, Lerman A, Bech JW, et al ; American Heart Association Committee on Diagnostic and Interventional Cardiac Catheterization, Council on Clinical Cardiology : Physiological assessment of coronary artery disease in the cardiac catheterization laboratory : a scientific statement from the American Heart Association Committee on Diagnostic and Interventional Cardiac Catheterization, Council on Clinical Cardiology. Circulation 114 : 1321-1341, 2006.
5) Pijls NHJ, van Schaardenburgh P, Manoharan G, et al : Percutaneous coronary intervention of functional nonsignificant stenosis : 5-year follow-up of the DEFER Study. J Am Coll Cardiol 49 : 2105-2111, 2007.
6) Zimmermann FM, Ferrara A, Johnson NP, et al : Deferral vs. performance of percutaneous coronary intervention of functionally non-significant coronary stenosis : 15-year follow-up of the DEFER trial. Eur Heart J 36 : 3182-3188, 2015.
7) Leesar MA, Abdul-Baki T, Akkus NI, et al : Use of fractional flow reserve versus stress perfusion scintigraphy after unstable angina effect on duration of hospitalization, cost, procedural characteristics, and clinical outcome. J Am Coll Cardiol 41 : 1115-1121, 2003.
8) Tonino PA, De Bruyne B, Pijls NH, et al : Fractional flow reserve versus angiography for guiding percutaneous coronary intervention. N Engl J Med 360 : 213-224, 2009.
9) Pijls NH, Fearon WF, Tonino PA, et al ; FAME Study Investigators : Fractional flow reserve versus angiography for guiding percutaneous coronary intervention in patients with multivessel coronary artery disease. 2-year follow-up of the FAME (fractional flow reserve versus angiography for multivessel evaluation) study. J Am Coll Cardiol 56 : 177-184, 2010.
10) Tonino PA, Fearon WF, De Bruyne B, et al : Angiographic versus functional severity of coronary artery stenoses in the FAME study fractional flow reserve versus angiography in multivessel evaluation. J Am Coll Cardiol 55 : 2816-2821, 2010.
11) van Nunen LX, Zimmermann FM, Tonino PA, et al ; FAME Study Investigators : Fractional flow reserve versus angiography for guidance of PCI in patients with multivessel coronary artery disease (FAME) : 5-year follow-up of a randomised controlled trial. Lancet 386 : 1853-1860, 2015.
12) Nam CW, Mangiacapra F, Entjes R, et al ; FAME Study Investigators : Functional SYNTAX score for risk assessment in multivessel coronary artery disease. J Am Coll Cardiol 58 : 1211-1218, 2011.
13) De Bruyne B, Pijls NH, Kalesan B, et al ; FAME 2 Trial Investigators : Fractional flow reserve-guided PCI versus medial therapy in stable coronary disease. N Engl J Med 367 : 991-1001, 2012.
14) Fearon WF, Nishi T, De Bruyne B, et al ; FAME 2 Trial Investigators : Clinical Outcomes and Cost-Effectiveness of Fractional Flow Reserve-Guided Percutaneous Coronary Intervention in Patients With Stable Coronary Artery Disease: Three-Year Follow-Up of the FAME 2 Trial (Fractional Flow Reserve Versus Angiography for Multivessel Evaluation). Circulation 137 : 480-487, 2018.
15) Xaplanteris P, Fournier S1, Pijls NHJ, et al ; FAME 2 Investigators : Five-Year Outcomes with PCI Guided by Fractional Flow Reserve. N Engl J Med 379 : 250-259, 2018.
16) Nakamura M, Yamagishi M, Ueno T, et al : Prevalence of visual-functional mismatch regarding coronary artery stenosis in the CVIT-DEFER registry. Cardiovasc Interv Ther 29 : 300-308, 2014
17) Nakamura M, Yamagishi M, Ueno T, et al : Modification of treatment strategy after FFR measurement : CVIT-DEFER registry. Cardiovasc Interv Ther 30 : 12-21, 2015.
18) Tanaka N, Nakamura M, Akasaka T, et al : One-year Outcome of Fractional Flow Reserve-Based Coronary Intervention in Japanese Daily Practice - CVIT-DEFER Registry. Circ J 81 : 1301-1306, 2017.
19) Johnson NP, Tóth GG, Lai D, et al : Prognostic value of fractional flow reserve : linking physiologic severity to clinical outcomes. J Am Coll Cardiol 64 : 1641-1654, 2014.
20) Ahn JM, Park DW, Shin ES, et al ; IRIS-FFR Investigators : Fractional Flow Reserve and Cardiac Events in Coronary Artery Disease : Data From a Prospective IRIS-FFR Registry (Interventional Cardiology Research Incooperation Society Fractional Flow Reserve). Circulation 135 : 2241-2251, 2017.

iFRのエビデンス

基礎編 | FFRを知る，わかる

塩野泰紹，赤阪隆史（和歌山県立医科大学循環器内科）

POINT

▶ 心筋虚血を誘発する病変の同定においてiFRはFFRと同等の診断性能を有するとされている。
▶ iFRとFFRは診断性能がほぼ同じとされている一方，それぞれの結果が不一致になることがある。
▶ iFRに基づく冠血行再建の臨床転機におけるエビデンスとして，iFRのFFRに対する非劣性を証明した2つの前向き臨床試験のDEFINE-FLAIR，iFR SWEDEHEART，また，iFR-FFRハイブリッドストラテジーが用いられたSYNTAX II試験がある。
▶ 2018年のESC／EACTSの冠血行再建に関するガイドラインをはじめとして，iFRはFFRと並列で強く推奨されるようになっている。

iFRの診断性能に関するエビデンス

iFRの診断性能の検証は，当初はiFRとFFRの直接比較により行われた。この代表的な研究として，ADVISE，ADVISE registry，ADVISE IIが挙げられる。

ADVISEは最初にiFRが提唱された試験で，少数例でのiFRとFFRの比較である。ADVISE registryは症例数を増やし，またiFRやFFRの主な測定対象となる中等度狭窄でiFRとFFRを比較している。ADVISE IIはさらに症例数を増やし，前向き研究，コアラボ解析を実施することで，より高いエビデンスレベルでiFRの診断性能を検証している。これらの研究は総じてiFRとFFRの良好な相関関係，高い一致率を報告している。

一方で，これらの研究に対して異論を唱える研究があり，その代表がVERIFYである。iFRとFFRの一致は必ずしも高くなく，またiFRの基本概念となるwave-free periodにも異論を唱えている。このように，iFRに関して結果，主張の異なる研究報告が複数報告されたことを背景に，この論争を解決するためにRESOLVEが実施された。これでは主張を異とする両方のグループからデータを収集し，コアラボ解析している。結果，FFRをリファレンススタンダードとした場合にiFRの正診率はおおむね80％程度であると示された。

しかし，これまでの研究で取られたようにFFRをリファレンススタンダードとしてiFRの診断性能を検証する手法では，決してiFRの診断精度がFFRを上回ることはないため平等な評価ができない。そこで研究の方法論の問題を解決するために，FFR，iFR以外の生理学的心筋虚血指標をリファレンススタンダードに用いてiFRとFFRを比較する研究が複数実施されている。これらによると，基本的にiFRとFFRの診断性能はほぼ同等と報告されている。

そして，これらのiFRとFFRの直接比較，第三者の生理学的心筋虚血指標をリファレンススタンダードに用いた比較研究のメタアナリシスが実施され，その結果，iFRとFFRの診断性能は同等であるという結論に至っている。以下に，これらの研究報告の詳細を示し考察する。

iFR：instantaneous wave-free ratio

(1) ADVISE[1]

　ADVISEはiFRが最初に提唱された臨床研究である。この研究は2部構成で，前半はiFRの基本論理に関するデータを示している。後半ではiFRとFFRを直接比較し，iFRを冠動脈狭窄の生理学的診断法として用いることができるかに関する検証がなされている。

　前半では39病変を対象に冠内圧と冠血流速度を同時測定し，wave intensity analysis，冠微小血管抵抗の測定などが行われている。Wave intensity analysisにより冠血流に力の加わらないwave-free periodを同定し，この時相において冠微小血管抵抗がほかの時相に比較して最小かつ一定になることを示している（図1）。後の研究により反駁されることになるが，ADVISEでは安静時のwave-free periodにおける冠微小血管抵抗は心筋充血時の全心周期における平均冠微小血管抵抗と差がないことを報告している。これを基にしてwave-free periodにおける近位部圧（Pa wave-free period）と遠位部圧（Pd wave-free period）の比，すなわちiFRはFFRと同じように冠動脈狭窄による冠血流障害の程度を推定可能であると報告している。

図1 iFRの基本論理

Wave intensity analysisでは拡張期の後半75%の部分に冠血流に力の加わらないwave-free periodとよばれる時相がある。この時相の冠微小血管抵抗は他の時相に比較して最小かつ一定である。そして，この時相における冠内圧は冠血流と直線相関するため，wave-free periodでは冠内圧から冠血流の推定が可能である。

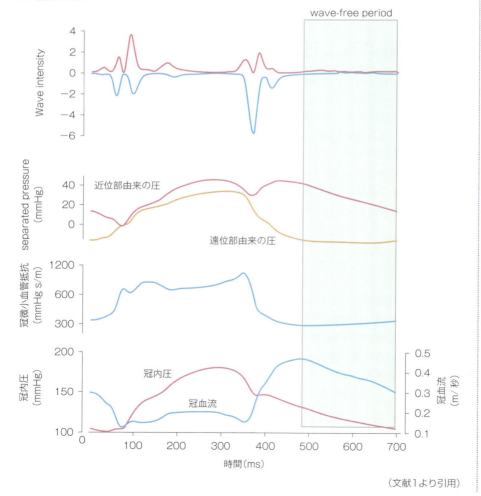

（文献1より引用）

後半では157病変でiFRとFFRを計測し比較検証している。結果、iFRとFFRの相関係数は0.9（p＜0.001），ROC解析によりFFR＜0.80を用いた際のiFRのカットオフ値は0.83，感度，特異度，陽性的中率，陰性適中率がそれぞれ85％，91％，91％，85％と報告している。またiFRの再現性も検討されている。149病変でiFRを2回計測し1回目と2回目のiFRの相関係数が0.996（p＜0.001），平均差が－0.0005±0.002と高い再現性を示している。さらに，この研究の特徴は冠内圧測定の一般的な対象となる中等度狭窄病変のみでなく，高度狭窄から軽度狭窄を含む幅広い病変が含まれている点である。

ROC : receiver operating characteristics

(2) ADVISE registry[2]

ADVISE registryはADVISEよりも多い312患者339病変でiFRとFFRを比較している。また，ADVISEと異なり対象病変を中等度狭窄（平均狭窄率＝48±13％，平均FFR＝0.81±0.09）に限定している。

ROC解析によるFFR＜0.80に対するiFRのカットオフ値は0.89と報告している（FFR＜0.75に対しては0.83）。そして，このiFRのカットオフ値を用いた場合にiFRとFFRの結果の一致率は80％と報告している。

さらにこの研究では，単にiFRとFFRを比較するのみでなく対象とするiFRやFFRの分布によって診断精度が変化することを示している。すなわち，iFRやFFRが極端に低い，もしくは極端に高い病変が多く含まれればiFRとFFRの一致率は高くなる，一方でカットオフ値付近の病変が多く含まれればiFRとFFRの診断結果の一致率は低くなる（図2）。本研究は中等度狭窄が対象となっており，診断精度が高くなりにくい病変を対象にした結果であることに留意が必要である。従って，この点を考慮しFFR，iFRの内因的なばらつきによる不一致の影響を考慮すると，iFRとFFRの診断一致率は94％に向上するとしている。

図2 iFRとFFRの相関関係

iFRとFFRはおおむね良好な相関関係を示す。ただしiFRとFFRなど2つの指標の比較において，値がカットオフ値から遠く離れた場合には（強度狭窄もしくは軽度狭窄）よく一致する，一方でカットオフ値周辺の場合には不一致になりやすいことに注意が必要である。

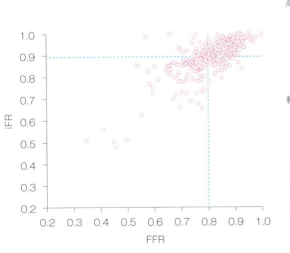
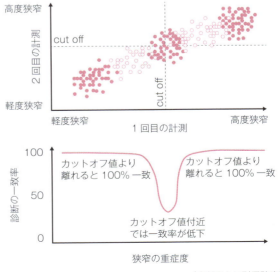

（文献2より引用改変）

(3) ADVISE Ⅱ[3]

ADVISE Ⅱは，国際的多施設共同前向き研究で，データ解析をコアラボで行い，登録症例数も797症例919病変と多くすることで，これまでの研究よりも高いエビデンスレベルでiFRとFFRを比較した研究である。コアラボにおいてデータチェックされ，最終的に598症例，690病変での解析が実施されている。

この研究ではiFRとFFRの相関係数は0.81，ROC解析によるFFR≦0.80に対するiFRのカットオフ値は0.89，FFR≦0.80の病変を同定する場合，iFRの正診率，感度，特異度，陽性的中率，陰性的中率はそれぞれ82.5%，73.0%，87.8%，77.0%，85.3%と報告している。

(4) VERIFY[4]

VERIFYはこれまでの報告とは異なり，iFRに異論を唱えた研究である。この試験では前向きに206症例，後ろ向きに500症例がエントリーされている。iFR≦0.80をカットオフ値として用いた場合に，FFR≦0.80に対するiFRの正診率は60%，さらに対象を中等度病変（FFR＝0.60～0.90）に限ると正診率が51%まで低下すると報告している。またiFRのカットオフ値にADVISEで報告されたiFR＜0.83を用いた場合も正診率が68%，中等度病変（FFR＝0.60～0.90）では60%としている。

また，wave-free periodにおける冠動脈の近位部圧と遠位部圧の比を安静時と心筋充血時に測定すると（すなわちiFRと心筋充血時に測定したiFR），有意差をもって値が低下する（0.82 ± 0.16 vs 0.64 ± 0.18）ことから，ADVISEのwave-free periodにおける冠微小血管抵抗が最小になるという主張に反論している。

しかし，この研究でこれまでの報告と異なる結果が報告された原因として，まずはiFRのカットオフ値が0.80，0.83と後に定まった0.89と異なる値が用いられていることに注意が必要である。またVERIFYで用いられたiFRを算出する手法がADVISEなどで用いられた手法と異なることも挙げられている。すなわち，VERIFYのiFRの解析では近位部圧と遠位部圧の時相のズレが補正されていないため，iFRの計算に収縮期成分が含まれたことが指摘されている[5]。

(5) Johnsonらの報告[6]

VERIFY以外にも，iFRに異論を唱えた報告がある。この研究ではADVISEやVERIFYのデータを収集して合計1,129患者でiFRとFFRが比較されている。結果はiFRとFFRの相関係数は0.82であるが，iFRの値はFFRに比較して平均0.09高くなること，またiFRとFFRの差のばらつきが大きいためiFRによるFFR推定は困難であるとしている。ROC解析によるFFR＜0.80に対するiFRのカットオフ値は0.89であった。

さらに，この研究では120病変において冠内圧に加えて冠血流，冠微小血管抵抗のデータが解析されている。それでは，安静時のwave-free periodの冠微小血管抵抗は心筋充血時の全心周期の微小血管抵抗に比較して約2.50倍高くなり，ここでもADVISEで示されたwave-free periodにおいて冠微小血管抵抗が最小となるという主張に反論している。

(6) RESOLVE[7]

RESOLVEはここまでに挙げたiFRを推進する研究報告と，iFRに異論を唱える研究報告の論争を解決するために実施された試験である。この試験ではADVISE，ADVISE registry，VERIFY，そのほか，未報告のデータも含めて集約し，1,768患者，1,974病変と，これまでで最大の症例数で検討が行われている。データの信憑性，公平性を担保するためにコアラボ解析が実施されており，除外基準に抵触するデータを除いた後，最終的に1,593病変が解析されている。結果，iFRとFFRの相関は中等度（R square＝0.66）で，ROC解析によるFFR≦0.80に対するiFRのカットオフ値は＜0.90，iFRの診断精度は

80.4％と報告している。

（7）CLARIFY[8]

ここまでの研究は，基本的にはすべてiFRとFFRの直接比較であったが，これ以降はiFRとFFR以外の第3の生理学的診断指標をリファレンススタンダードに用いてiFRとFFRを比較した研究である。

CLARIFYは，冠内圧と冠血流速度を同時測定することで算出できる心外膜冠動脈狭窄の抵抗（HSR）をリファレンススタンダードに用いて51病変でiFRとFFRを比較している。

結果，HSR＞0.8mmHg/cm・秒 に対する，iFRのカットオフ値は0.86で感度86％，特異度95％，陽性的中率86％，陰性的中率95％としている。FFRのカットオフ値は0.75で感度86％，特異度95％，陽性的中率86％，陰性的中率95％である。ROC解析でのAUCは，それぞれ0.93と0.96でiFRとFFRに有意差は認められず，iFRとFFRの結果は92.3％で一致したと報告している。

HSR：hypermic stenosis resistance

AUC：area under the curve

（8）負荷シンチグラムとHSRをリファレンスにした研究[9]

この研究では，負荷心筋シンチグラムとHSRを合わせた結果（HSRが陽性かつその冠動脈支配領域に負荷シンチグラムで虚血が認められる場合に陽性と判断）をリファレンススタンダードに用いている。後ろ向き観察研究で85病変で検討されている。ROC解析でiFRとFFRのカットオフ値はそれぞれ0.82，0.75とされている。また，ROCによるAUCがiFRで0.84，FFRで0.88であり，有意差は認められていない。

（9）PETをリファレンスにした研究[10]

13N-アンモニアPETをリファレンススタンダードとして，前下行枝の115病変でiFRとFFRを比較している。PETでは冠血流予備能（CFR）とrelative flow reserve（心筋充血時に健常な冠動脈と狭窄を有する冠動脈の冠血流量の比で算出され，微小循環障害の影響を受けにくくFFRに近い指標とされている）を用いている。ROC解析ではCFR＜2.0をリファレンススタンダードに用いた場合のカットオフ値はFFR＜0.79，iFR＜0.92。正診率はiFRで71.3％，FFRで69.6％，ROCのAUCはiFRで0.762，FFRで0.716で，iFRとFFRに有意差がないとしている。

一方で，relative flow reserve＜0.75をリファレンスタンダードに用いた場合，カットオフ値はFFR＜0.79，iFR＜0.92，正診率はiFRで71.3％，FFRで73.9％，ROCのAUCはiFRで0.771，FFRで0.826で，FFRのほうがiFRよりも一致しやすいことを示している。

CFR：coronary flow reserve

ACU：area under the curve

（10）JUSTIFY-CFR[11]

ドプラワイヤーもしくはコンボワイヤーにより侵襲的に測定したCFVRをリファレンススタンダードに，iFRとFFRが比較されている。216病変でiFRとFFRが比較され，iFRはFFRよりもCFVRとよい相関関係（iFR $\rho = 0.68$ vs $\rho = 0.50$, $p<0.001$）があることを示している。ROC解析でもCFVR＜2.0に対してiFRとFFRのAUCはそれぞれ0.82と0.72で，有意にiFRのほうが良好であることが示された。さらに，臨床上問題となるFFRのカットオフ値周辺の病変（0.60〜0.90）に限定した場合に，その傾向がより強くなるとしている（iFR 0.78 vs FFR 0.59，$p<0.001$）。

CFVR：coronary flow velocity reserve

（11）iFRとFFRの診断性能に関するメタアナリシス[12]

ここまでにFFRとiFRの診断性能を比較した研究を複数述べたが，これらの研究を含めたメタアナリシスが実施されている。このメタアナリシスは2016年6月までに報告され

た研究を対象に行われ，合計23の研究からの6,381病変が対象となっている。

最初に20の研究からの6,093症例においてFFRとiFRの相関が検討されており，iFRとFFRの相関関係は0.798（p＜0.001）と示された。また12の研究データを基にしたROC解析ではFFRをリファレンスとした場合のiFRのAUCは0.88と，十分高いことを示している。第三者の生理学的指標をリファレンススタンダードに用いた研究より，iFRとFFRの診断性能は同等であることが示されている（図3）。

(12) iFRとFFRの不一致病変[13]

iFRとFFRの診断性能がほぼ同等であると述べたが，同一病変にiFRとFFRを測定した場合にその結果が不一致になる病変が約20％存在する。このような病変では心筋虚血が陽性か否かの判断，また冠血行再建が必要か否かの判断が問題となる。残念ながら，これらに関して現時点で定まった見解はない。しかし，冠血流を合わせて考えると不一致になる病変の病態が理解でき，臨床判断の助けになる（図4）。

iFRが陰性でFFRが陽性になる病変は，安静時に比較して薬物負荷時に冠血流が大きく増加する病変であることが報告されている。冠動脈狭窄によって生じる圧損失はPoiseuilleの法則およびBernoulliの法則で説明され，狭窄の解剖学的重症度以外に狭窄を通過する冠血流量が大きな影響をもつ（図5）。つまり，狭窄の程度が一定でも冠血流が増加すると圧較差が増大する。従って，安静時には少ない冠血流量のために圧較差が小さくiFRが陰性になる病変も，薬物負荷時に冠血流が大きく増加すると大きな圧較差が生じFFRが陽性になることがある。このような病変は，安静時から薬物負荷時にかけて冠血流が大きく増加するので，冠血流評価法であるCFRは陰性になる。

一方で，iFRが陽性，FFRが陰性の病変は安静時に比較して薬物負荷時に冠血流があまり増大しないことが報告されている。安静時の少ない冠血流量でも一定の圧較差を生じておりiFRが陽性になるにもかかわらず，薬物負荷時に冠血流の大きな増加がみられないために圧較差の増大も限られ，FFRは陰性になる。こちらの不一致病変では，安静時に比較して冠血流が増大していないのでCFRは陽性になる。

図3 iFRとFFRの診断性能の比較

リファレンススタンダードにhyperaemic stenotic resistance（HSR），冠血流予備能（coronary flow reserve：CFR），心筋シンチグラム，positron emission tomography（PET）を用いてiFRとFFRの正診率を比較している。

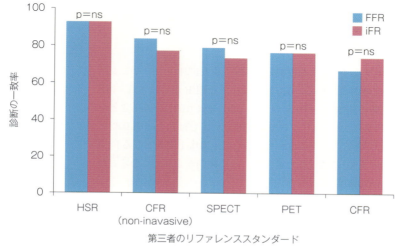

（文献12より引用改変）

図4 iFR，FFRが乖離する病変での冠血流の動態

iFRとFFRが共に陽性の場合にはCFRは低下，iFRとFFRが共に陰性の場合は狭窄がない冠動脈と同様にCFRは保たれている。iFRが陽性でFFRが陰性の病変ではCFRが低下している，一方でiFRが陰性でFFRが陽性の病変ではCFRが保たれている。
iFR，FFRの陽性，陰性にかかわらず，安静時の冠血流は一定に保たれている。一方で，心筋充血時の冠血流はiFRとFFRがともに陽性の病変，iFRが陽性でFFRが陰性の病変の場合には低下しているが，iFRが陰性でFFRが陽性の病変では保たれている。

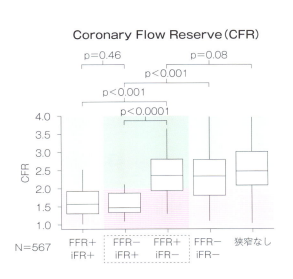
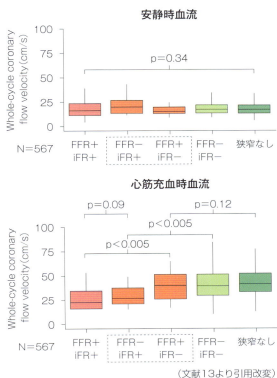

(文献13より引用改変)

　従って，iFRとFFRが不一致となる病変においてiFRの結果はCFRと一致しやすい。このことからも，iFRはより冠血流を反映する指標（CFRに近い指標）と考えられている。従来からCFRとFFRが不一致になる病変の存在が報告されてきたが，iFRとFFRの結果が不一致になる病変がそのような病変に多く含まれると考えられる。

　しかし，iFRとFFR，CFRとFFRの結果が乖離する病変において冠血行再建が必要であるか否かに関しては結論が出ていない。現時点ではこの点を明らかにする臨床研究の結果を待つ必要があり[14]，結果が乖離する場合は症例ごとに病態を解釈し臨床判断する必要がある。

iFRガイドの冠血行再建に関するエビデンス

　ここからは，冠血行再建を実施する際の治療適応の判定においてiFRを用いた場合の臨床転機に関するエビデンスを概説する。

(1) DEFINE-FLAIR[15]

　冠血行再建のガイドとしてiFRとFFRを比較した多施設共同，国際的，無作為化，盲検化試験である。この試験には19カ国49施設が参加している。対象患者は，冠動脈に典型的には40～70％の中等度狭窄を1つ以上有する冠動脈疾患患者である。この研究ではタンデム病変は除外されている。また，急性冠症候群の患者は非責任病変のみが対象と

図5 冠動脈狭窄による圧損失のメカニズム

冠動脈狭窄による圧損失は狭窄自体の血管抵抗によるエネルギー損失（Poiseuille's law）と，狭窄部終末部で血管内腔が広がることにより血流の渦ができることによるエネルギー損失（Bernoulli's law）の2つのメカニズムで起こる。いずれのメカニズムにも冠血流量が大きくかかわっている。
高度狭窄の場合は狭窄自体の血管抵抗による圧損失が大きく，血流が大きく増加しなくても圧較差が生じる。一方で軽度狭窄の場合でも，冠血流が大きく増加すると大きな圧較差が生じる。従って，軽度狭窄でも冠血流が大きく増加するとFFRが陽性になることがある。

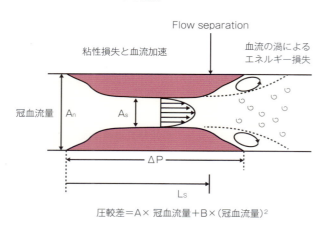

（文献11，27より引用改変）

なっている。

iFR，FFRで冠血行再建を実施するか否かを判断する際のカットオフ値は，それぞれiFR≦0.89，FFR≦0.80が用いられた。iFRもしくはFFRが陽性の場合には，カテーテルインターベンションもしくは冠動脈バイパス手術による冠血行再建が行われ，陰性の場合には冠血行再建が回避されている。

主要エンドポイントは1年次の死亡，致死性心筋梗塞，予定外の冠血行再建による複合エンドポイントである。合計2,535人がスクリーニングされ，そのうちエントリー基準を満たす2,492人が最終的に登録，iFR群に1,242人，FFR群に1,250人が割り付けられている。

結果は，主要エンドポイントがiFR群で6.8％，FFR群で7.0％，ハザード比0.95（95％信頼区間0.68～1.33，p＝0.78），リスク差が－0.2パーセンテージポイント（95％信頼区間－2.3～1.8，99％信頼区間－2.9～2.5，p＝0.83）で両群で差が認められなかった（図6）。この際，リスク差の95％信頼区間，99％信頼区間の上限が前もって定められた非劣性マージンを下回ることから，iFRガイドの冠血行再建がFFRガイドの冠血行再建に対して非劣性であることが証明された。

(2) iFR SWEDEHEART[16]

同時期に北欧でiFRガイドとFFRガイドの冠血行再建の臨床成績を比較したiFR SWEDEHEARTが実施された。多施設共同，無作為化，コントロール，オープンラベル臨床研究でDEFINE-FLAIRとほぼ同じ試験デザインをしている。デザインで異なる点は，登録された全症例がナショナルレジストリーに登録されていること，盲検化されていないこと，対象となる病変の狭窄率がわずかに異なること（40～80％），80％以上の高度狭

窄ではiFRやFFR測定せず冠血行再建が実施されたことなどである。

本研究でもDEFINE-FLAIRと同様にiFR≦0.89，FFR≦0.80が冠血行再建実施するか否かの判断基準に用いられている。陽性の場合には，カテーテルインターベンションもしくは冠動脈バイパス手術による冠血行再建が行われ，陰性の場合には冠血行再建が回避されている。

主要エンドポイントも同様に1年次の死亡，致死性心筋梗塞，予定外の冠血行再建による複合エンドポイントで評価されている。iFR SWEDEHEARTでは合計2,037人が登録され，iFR群に1,019人，FFR群に1,018人が割り付けられている。18人が除外され，最終的には2,019人で評価されている。

主要エンドポイントの結果はiFR群で6.7%，FFR群で6.1%でリスク差は0.7パーセンテージポイント(95%信頼区間−1.5〜2.8)で両群間の差は認められず，こちらでもiFRのFFRに対する非劣性が証明された(**図6**)。

(3) DEFINE-FLAIR/iFR SEWDEHEARTから得られたiFRとFFRの相違点

FLAIRとiFR SWEDEHEARTでは共通してiFRガイドの冠血行再建がFFRガイドの冠血行再建に対して非劣性であることが示されたが，主要評価項目以外で注目すべき点に関して以下に記載する。

①計測時の胸部不快感の軽減

FLAIR，iFR SWEDEHEART両試験でiFR群ではFFR群に比較して計測時の胸部不快感が少ないことが示されている(DEFINE-FLIAR：3.1% vs 30.8%，iFR SWEDEHEART：3% vs 68.3%)。FFRを計測する際には，多くの場合でアデノシン，アデノシン三リン酸(ATP)などの血管拡張薬が必要である一方で，iFRではそれらを必要としないことがこの結果の理由と考えられる。

ATP：adenosine triphosphate

②手技時間の短縮

手技時間はDEFINE-FLAIRではiFR群が40.5分，FFR群が45分と，有意にiFR群で短い。一方，iFR SWEDEHEARTでもiFR群が50.8分，FFR群が53.1分(p＝0.09)で同じ傾向が認められたが，統計学的な有意差は示されなかった。

図6 iFRガイドとFFRガイドの冠血行再建の治療成績

DEFINE-FLAIR，iFR SWEDEHEARTの両方で，冠血行再建のガイドにおいてiFRはFFRに対して非劣性であることが示された(DEFINE-FLAIRでのイベント：iFR群6.8% vs FFR群7.0%，ハザード比0.95，95%信頼区間0.68〜1.33，p＝0.78，iFR SWEDEHEART：iFR群6.7% vs FFR群6.1%，ハザード比1.12，95%信頼区間0.79〜1.58，p＝0.53)。

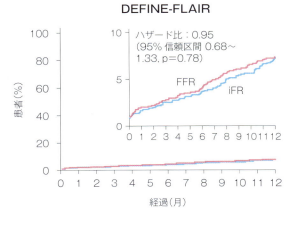
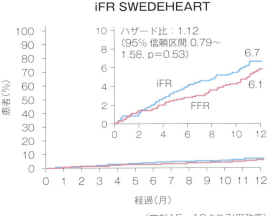

(文献15，16より引用改変)

③血行動態的有意狭窄の比率

血行動態的有意狭窄と判断される比率は両試験ともにiFR群で低くなることが示されている（DEFINE-FLAIR：28.6％ vs 34.6％、iFR SWEDEHEART：29.1％ vs 36.8％）。iFRとFFRの不一致の病変が一因と考えられている。すなわち、不一致病変のなかでもiFRが陰性、FFRが陽性の病変が多く存在したと推察される。

④冠血行再建の実施率

冠血行再建の実施率は、DEFINE-FLAIRではiFR群で47.5％、FFR群で53.4％（p＝0.003）で有意にFFR群で高かった。一方、iFR SWEDEHEARTではiFR群で53.0％、FFR群で56.5％（p＝0.11）と、FFR群で高くなる傾向はみられるが統計学的有意差は認められていない。

⑤対象病変の分布[17]

DEFINE-FLAIR登録症例の平均iFRは0.91±0.09、平均FFRは0.83±0.09。iFR SWEDEHEARTでも平均iFRは0.91±0.10、平均FFRは0.82±0.10である。従って両試験ともにiFR、FFRにエントリーされた病変はiFR、FFRそれぞれのカットオフ値付近の病変、すなわち日常診療においてFFRやiFRの測定対象となりやすい病変が多く含まれていると考えられる。

一方、FFRにおけるランドマーク試験であるFAME試験では平均FFRが0.71±0.18、FFR陽性の病変の平均FFRが0.60±0.14[18]。FAMEⅡ試験ではFFR陽性の病変の平均FFRが0.64±0.13でありDEFINE-FLAIRやiFR SWEDEHEARTが対象とした患者、病変と異なることに注意が必要である[19]。

この結果から、DEFINE-FLAIRやiFR SWEDEHEARTは日常臨床でよく遭遇する病変を主に対象として実施された試験であり、その結果を日常臨床にダイレクトに適応できると考えられる。一方で、iFRの両試験はFAME試験やFAMEⅡ試験に比較的して比較的狭窄度の軽い病変における結果である。さらに、iFRにおける両試験の生理学的指標の測定枝数の平均1.5病変と比較的少ない。一方、FAME、FAMEⅡ試験は基本的に多枝病変が対象である。従って、厳密にはiFRを多枝病変、複雑病変、高度狭窄病変の評価に用いた場合の臨床成績に関しては、さらなる検証が必要である。

⑥iFR/FFRで冠血行再建をDEFERした患者の予後[20]

DEFINE-FLAIRとiFR SWEDEHEARTは似通った試験デザインであるため、データを結合させたpooled analysisも報告されている。冠血行再建が見送られた患者の予後は、全症例でみた場合にiFR群、FFR群で差がないことが示されている（iFR群：4.12％ vs FFR群：4.05％、調整ハザード比：1.13、p＝0.60）。しかし、急性冠症候群患者の非責任病変をiFRやFFRで冠血行再建を見送った場合には、安定冠動脈疾患患者に比較してイベントが有意に多くなることが示されている。急性冠症候群の非責任病変の冠血行再建を見送る場合にiFRとFFRのどちらを用いるのが望ましいのかという点に関しては、まだ結論が出ていない。

（4）SYNTAX Ⅱ[21]

SYNTAX Ⅱは、病変の治療適応を決定するためにiFR-FFRハイブリッドストラテジーが用いられた研究である。この研究は左冠動脈主幹部病変を含まない3枝病変患者に対するPCIの治療成績を評価したシングルアーム研究であり、先立って実施されているSYNTAX IのPCIアームが比較対象となっている。

この試験では、冠動脈の解剖学的情報に基づいて計算されるSYNTAXスコアに患者背景（年齢、腎機能、心機能、性別、肺疾患の有無、末梢血管疾患の有無）を加えたSYNTAXスコアⅡにおいて、4年次の死亡率がPCIとCABGで同等とされる患者がエントリーされている。

CABG：coronary artery bypass grafting

本研究では708人がスクリーニングされ，557人がSYNTAXスコアⅡでPCIとCABGのリスクが同程度と判断された．さらにハートチームでの討議の後，最終的に454人がエントリーされている．SYNTAX Ⅰ試験のPCIアームからは左冠動脈主幹部病変を含まない3枝病変患者643患者が比較対象として選択された．

SYNTAX Ⅱで行われたPCIは，その時点で最先端と考えられる方法（SYNTAX Ⅱストラテジー）が取られている．具体的には最新の薬剤溶出性ステントが用いられた点，ステント留置後に血管内エコーでの観察が義務付けられステントの適正化が行われた点，複雑病変である分岐部病変ではヨーロッパの分岐部病変におけるコンセンサスドキュメント[22]を基にした治療，慢性完全閉塞病変（CTO）は熟練したCTOオペレータによる治療，薬物療法はガイドラインの推奨を遵守して実施された点が挙げられる．そして冠血行再建の適応を決める際に，生理学的評価としてiFR-FFRハイブリッドストラテジーが用いられている．これは，先行研究に基づいて[3, 7, 23]，iFR＜0.86もしくはiFR＞0.93の場合にはiFR単独で判断し，一方iFRが0.86～0.93のカットオフ周辺の値の場合にはFFRを追加測定し治療判断するものである．

主要エンドポイントは1年次の死亡，脳卒中，心筋梗塞，再血行再建の複合エンドポイントで評価されている．結果はSYNTAX ⅡストラテジーによるPCIとSYNTAX ⅠのPCI群の主要エンドポイントの発生率はそれぞれ10.6％と17.4％で，ハザード比 0.58（p＝0.006）でSYNTAX ⅡストラテジーによるPCIの成績が優れることが示された（図7）．

また，探索的検討としてSYNTAX ⅠのCABG群との比較も実施されている．それではSYNTAX ⅡストラテジーによるPCIはSYNTAX ⅠのCABGと有意差がないことも示されている（SYNTAX Ⅱ PCI 10.6％ vs SYNTAX Ⅰ CABG 11.2％，ハザード比0.91，p＝0.684）．

CTO：chronic total occlusion

図7 SYNTAX ⅠとSYNTAX ⅡでのPCI後のイベント
SYNTAX ⅡストラテジーによるPCIはSYNTAX ⅠのPCIに比較してイベント発生率が低下している（ハザード比0.58，95％信頼区間0.39～0.85，p＝0.006）．

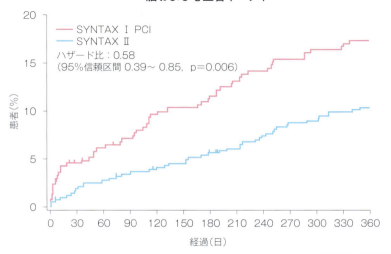

（文献21より引用改変）

本研究ではSYNTAX IIストラテジーを用いることでSYNTAX Iの時代と比較してPCIの成績が大きく向上したことが示されたが，その要因としてiFR-FFRハイブリッドアプローチによる貢献が大きいと考えられている．実際にiFR-FFRハイブリッドアプローチが全体の75.5％で実施され，血管造影で血行再建が必要と判断される病変のうち74.6％のみが血行動態的に有意狭窄であった．そのため，実際に25％の病変で不必要なステント留置が回避されている．

ガイドラインなどでのiFRの扱いについて

最後に，ガイドラインなどでのiFRの扱いをまとめる．これまでに示したエビデンスを基に，2018年のESC/EACTSの冠血行再建に関するガイドラインにおけるClass I Aでの推奨をはじめとして，iFRはFFRと並列で推奨されるようになっている．

ESC：European Society of Cardiology
EACTS：European Association for Cardio-Thoracic Surgery

(1) 2018 ESC/EACTSガイドライン[24]

心筋虚血の証明がなされていない中等度狭窄病変では，iFRの測定がFFRとならんでClass I Aで推奨されている．

(2) SCAI Expert consensus statement[25]

iFRとFFRは以下の状況において確かに有益である，と記載されている．
- 安定冠動脈疾患において，非侵襲的ストレス検査が実施されていない，あるいは実施されていても結果が不確実もしくは診断に至らない場合での測定．
- 安定冠動脈疾患において，FFRもしくはiFRで有意であることが判明した病変に対するPCIは，薬物療法単独治療に比較して症状の改善，緊急血行再建による入院の減少につながる．
- 左冠動脈主幹部以外の中等度狭窄病変でiFR，FFRが陰性であった場合に薬物療法を実施すること．
- 安定冠動脈疾患において，重複病変の重症度評価およびステントの標的を選択する場合．

iFRは，以下の状況ではおそらく有益であろうとしてFFRと併記されている．
- 多枝病変において病変枝数を再分類し，それに基づいてバイパス手術かPCIかの冠血行再建法の決定．

SCAI：The Society for Cardiovacuar Angiography and Interventions

(3) The Academic Research Consortium-2 Consensus Document[26]

臨床研究におけるエンドポイントで再血行再建の実施を正当化するための診断手法として，iFRはFFRと並んで推奨されている．

おわりに

本稿ではiFRに関して診断性能に関するエビデンス，iFRガイドの冠血行再建に関するエビデンス，そしてそれらを基にしたガイドラインなどでのiFRの推奨に関して概説した．

すでに多くのエビデンスが構築され，確立した生理学的診断法の一つとなったiFRであるが，今もなお新しいエビデンスが数多く報告されている．急速に発展している領域であり，今後もiFRに関するエビデンスをup to dateしていく必要がある．

文　献

1) Sen S, Escaned J, Malik IS, et al : Development and validation of a new adenosine-independent index of stenosis severity from coronary wave-intensity analysis: results of the ADVISE (ADenosine Vasodilator Independent Stenosis Evaluation) study. J Am Coll Cardiol 59 : 1392-1402, 2012.
2) Petraco R, Escaned J, Sen S, et al : Classification performance of instantaneous wave-free ratio (iFR) and fractional flow reserve in a clinical population of intermediate coronary stenoses : results of the ADVISE registry. EuroIntervention. 9 : 91-101, 2013.
3) Escaned J, Echavarría-Pinto M, Garcia-Garcia HM, et al ; ADVISE II Study Group : Prospective Assessment of the Diagnostic Accuracy of Instantaneous Wave-Free Ratio to Assess Coronary Stenosis Relevance : Results of ADVISE II International, Multicenter Study (ADenosine Vasodilator Independent Stenosis Evaluation II). JACC Cardiovasc Interv 8 : 824-833, 2015.
4) Berry C, van 't Veer M, Witt N, et al : VERIFY (VERification of Instantaneous Wave-Free Ratio and Fractional Flow Reserve for the Assessment of Coronary Artery Stenosis Severity in EverydaY Practice) : a multicenter study in consecutive patients. J Am Coll Cardiol 61 : 1421-1427, 2013.
5) Petraco R, Sen S, Nijjer S, et al : Baseline coronary pressures, instant wave-free ratio (iFR) and Pd/Pa: making the most of available information. EuroIntervention 9 : 170-23, 2013.
6) Johnson NP, Kirkeeide RL, Asrress KN, et al : Does the instantaneous wave-free ratio approximate the fractional flow reserve? J Am Coll Cardiol 61 : 1428-1435, 2013.
7) Jeremias A, Maehara A, Généreux P, et al : Multicenter core laboratory comparison of the instantaneous wave-free ratio and resting Pd/Pa with fractional flow reserve : the RESOLVE study. J Am Coll Cardiol 63 : 1253-1261, 2014.
8) Sen S, Asrress KN, Nijjer S, et al : Diagnostic classification of the instantaneous wave-free ratio is equivalent to fractional flow reserve and is not improved with adenosine administration. Results of CLARIFY (Classification Accuracy of Pressure-Only Ratios Against Indices Using Flow Study). J Am Coll Cardiol 61 : 1409-1420, 2013.
9) van de Hoef TP, Meuwissen M, Escaned J, et al : Head-to-head comparison of basal stenosis resistance index, instantaneous wave-free ratio, and fractional flow reserve : diagnostic accuracy for stenosis-specific myocardial ischaemia. EuroIntervention 11 : 914-925, 2015.
10) Hwang D, Jeon KH, Lee JM, et al : Diagnostic Performance of Resting and Hyperemic Invasive Physiological Indices to Define Myocardial Ischemia : Validation With 13N-Ammonia Positron Emission Tomography. JACC Cardiovasc Interv 10 : 751-760, 2017.
11) Petraco R, van de Hoef TP, Nijjer S, et al : Baseline instantaneous wave-free ratio as a pressure-only estimation of underlying coronary flow reserve : results of the JUSTIFY-CFR Study (Joined Coronary Pressure and Flow Analysis to Determine Diagnostic Characteristics of Basal and Hyperemic Indices of Functional Lesion Severity-Coronary Flow Reserve). Circ Cardiovasc Interv 7 : 492-502, 2014.
12) De Rosa S, Polimeni A, Petraco R, et al : Diagnostic Performance of the Instantaneous Wave-Free Ratio : Comparison With Fractional Flow Reserve. Circ Cardiovasc Interv 11 : e004613, 2018.
13) Cook CM, Jeremias A, Petraco R, et al : Fractional Flow Reserve/Instantaneous Wave-Free Ratio Discordance in Angiographically Intermediate Coronary Stenoses : An Analysis Using Doppler-Derived Coronary Flow Measurements. JACC Cardiovasc Interv 10 : 2514-2524, 2017.
14) Combined Pressure and Flow Measurements to Guide Treatment of Coronary Stenoses (DEFINE-FLOW). DEFINE FLOW NCT02328820
15) Davies JE, Sen S, Dehbi HM, et al : Use of the Instantaneous Wave-free Ratio or Fractional Flow Reserve in PCI. N Engl J Med 376 : 1824-1834, 2017.
16) Götberg M, Christiansen EH, Gudmundsdottir IJ, et al ; iFR-SWEDEHEART Investigators : Instantaneous Wave-free Ratio versus Fractional Flow Reserve to Guide PCI. N Engl J Med 376 : 1813-1823, 2017.
17) Götberg M, Cook CM, Sen S, et al : The Evolving Future of Instantaneous Wave-Free Ratio and Fractional Flow Reserve. J Am Coll Cardiol 70 : 1379-1402, 2017.
18) Tonino PAL, De Bruyne B, Pijls NHJ, et al : Fractional flow reserve versus angiography for guiding percutaneous coronary intervention. N Engl J Med 360 : 213-224, 2009.
19) De Bruyne B, Pijls NH, Kalesan B, et al ; FAME 2 Trial Investigators : Fractional flow reserve-guided PCI versus medical therapy in stable coronary disease. N Engl J Med 367 : 991-1001, 2012.
20) Escaned J, Ryan N, Mejia-Renteria H, et al : Safety of the Deferral of Coronary Revascularization on the Basis of Instantaneous Wave-Free Ratio and Fractional Flow Reserve Measurements in Stable Coronary Artery Disease and Acute Coronary Syndromes. JACC Cardiovasc Interv 11 : 1437-1449, 2018.
21) Escaned J, Collet C, Ryan N, et al : Clinical outcomes of state-of-the-art percutaneous coronary revascularization in patients with de novo three vessel disease: 1-year results of the SYNTAX II study. Eur Heart J 38 : 3124-3134, 2017.
22) Lassen JF, Holm NR, Banning A, et al : Percutaneous coronary intervention for coronary bifurcation disease : 11th consensus document from the European Bifurcation Club. EuroIntervention 12 : 38-46, 2016.
23) Petraco R, Park JJ, Sen S, et al : Hybrid iFR-FFR decision-making strategy : implications for enhancing universal adoption of physiology-guided coronary revascularisation. EuroIntervention 8 : 1157-1165, 2013.
24) Neumann FJ, Sousa-Uva M, Ahlsson A, et al ; ESC Scientific Document Group : 2018 ESC/EACTS

Guidelines on myocardial revascularization. Eur Heart J 2018. doi: 10.1093/eurheartj/ehy394. [Epub ahead of print]
25) Lotfi A, Davies JE, Fearon WF, et al : Focused update of expert consensus statement : Use of invasive assessments of coronary physiology and structure : A position statement of the society of cardiac angiography and interventions. Catheter Cardiovasc Interv 2018. doi: 10.1002/ccd.27672. [Epub ahead of print]
26) Garcia-Garcia HM, McFadden EP, Farb A, et al ; Academic Research Consortium : Standardized End Point Definitions for Coronary Intervention Trials : The Academic Research Consortium-2 Consensus Document. Circulation 137 : 2635-2650, 2018.
27) Kern MJ, Lerman A, Bech JW, et al ; American Heart Association Committee on Diagnostic and Interventional Cardiac Catheterization, Council on Clinical Cardiology : Physiological assessment of coronary artery disease in the cardiac catheterization laboratory : a scientific statement from the American Heart Association Committee on Diagnostic and Interventional Cardiac Catheterization, Council on Clinical Cardiology. Circulation 114 : 1321-1341, 2006.

II章

実践編
FFRを使いこなす

実践編 | FFRを使いこなす
安定冠動脈疾患におけるFFR

田中信大（東京医科大学八王子医療センター循環器内科）

POINT

- 安定冠動脈疾患においては，解剖学的重症度のみならず機能的重症度に基づいて治療戦略を決定すべきである．
- FFRは非侵襲的検査法の弱点を補完するものである．
- 非侵襲的検査法によるリスク評価の重要性を再認識すべきである．

SCADとIHD

　安定冠動脈疾患（SCAD）における治療の目的は，狭心症症状からの解放と生命予後の改善である．心筋梗塞発症前の冠動脈狭窄は，必ずしも高度狭窄ではなく，軽度狭窄からも発症していることから，心筋梗塞発症予防のための治療対象は高度狭窄に限らず，軽度～中等度狭窄も対象とすべき，と考えられる．ただし，その軽度狭窄に対する治療手段として，現在のステント治療が適しているわけではない．

　COURAGE試験では，SCADを対象としてPCIと至適内科治療（OMT）を比較し，初期治療としてOMTを行うことはイベント発生の予防に関し，PCIと差がないことが報告された[1]．その一方で，COURAGE試験の核医学サブ解析において，治療法（PCIあるいはOMT）のいかんにかかわらず，虚血量が術前と比べ5%以上減少することが予後の改善に寄与し，治療介入後の残存虚血量はその後の死亡・心筋梗塞イベントの発症と関連していることが報告された[2]．さらに，虚血量を減少させるにはOMTよりもPCIの効果が大きかった．すなわち，虚血量の大きい病変ではPCIの優位性が示されているが，虚血量の小さい，あるいは虚血を惹起しない軽度～中等度病変では，OMTがPCIと同等である．PCIの治療対象はSCAD全体ではなく，虚血性心疾患（IHD）の一部であることを意識することが重要といえる．

　SCADにおける予後予測因子としては，冠動脈造影による病変枝数やSYNTAX scoreなどの解剖学的重症度が重要である．しかし虚血評価においては，解剖学的指標は過大評価を示すと考えられる．冠動脈造影上の3枝病変において，機能的にも3枝病変であるものは20%程度に過ぎず[3]，FFRを計測することにより約40%の症例で治療選択自体が変更となりうる[4,5]．また機能的有意狭窄のみにてSYNTAX scoreを評価するFunctional SYNTAX scoreでは，造影上高リスク群の約30%は中等度リスク以下に分類され[6]，通常のSYNTAX scoreよりもイベント発症を識別可能であった．冠動脈造影や非侵襲的画像検査は多枝病変の個々の病変ごとの虚血評価には限界があるため，FFRを用いた機能的重症度評価が推奨される（図1）．

SCAD : stable coronary artery disease

OMT : optimal medical therapy

IHD : ischemic heart disease

実践編

図1 多枝病変症例におけるSPECT／FFR

70歳代，男性，労作性狭心症。負荷心筋シンチグラムでは前壁中隔に広範囲の虚血所見を認めた（a）。冠動脈造影では，左前下行枝近位部に潰瘍性病変を伴う高度狭窄を認め（b：青矢印），虚血の主な責任病変と考えられた。また，同時に左回旋枝高位側壁枝近位部に高度狭窄（b：赤矢印），右冠動脈中間部に中等度狭窄（c）を認めた。

負荷心筋シンチグラムではLAD領域の虚血が強く，他の部位の虚血所見をマスクしている可能性も考えられたため，RCA，LCXにおいてもFFRを計測した。RCAのFFRは0.77（d），LCXのFFRは0.64（e）であり，いずれもその圧較差は造影上の狭窄部位と一致して局所的に存在した。そのためPCIによって冠血流の回復が期待できると判断し，LADに加えRCA，LCXに対してもPCIを行った。

本例において負荷心筋シンチグラムは，侵襲的冠動脈造影検査の適応，およびLADに対するPCI適応の判断に有用であったが，RCA，LCXの狭窄に対する評価は困難であった。その弱点である個々の病変評価においてFFRが付加的価値を示した。

II 安定冠動脈疾患におけるFFR

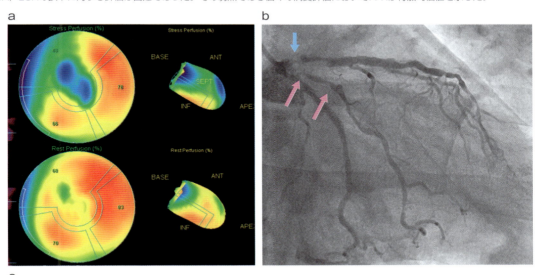

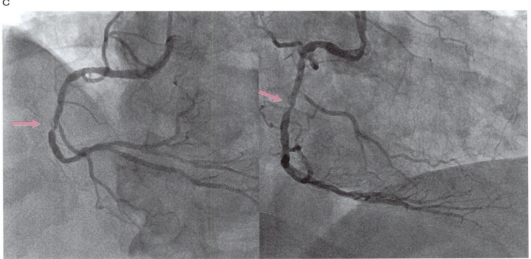

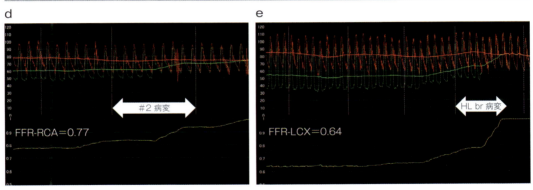

SCADの診断アルゴリズム：FFRをいつ行うのか？

　心筋虚血評価においては，まず心臓カテーテル検査を行う前に慎重に評価することが基本である。自覚症状の詳細を聴取し，またときに患者背景を参考とし，非侵襲的負荷検査を行う。その結果を踏まえて心臓カテーテルの所見を判断すると，カテーテル前の評価・術者自身の予測と，カテーテルの所見が一致しない場合がある。そのような場合がFFRの有効な状況と思われる。虚血があると考えられている患者・部位に，中等度狭窄が存在する場合，または逆に虚血がないと考えていた患者・部位に，高度狭窄が見られた場合，このような状況では，血行再建が必要であるか，判断するためのさらなる評価としてFFR計測を考慮する（**図2**）。

　症例によっては非侵襲的負荷試験が行われていない場合もありうる。冠動脈CTの所見によって冠動脈造影検査が行われることもある。典型的胸痛が存在すればその症状自身を有意な所見の1つとして扱うべきだが，症状が非典型的な場合やまったく無症候である場合には，その狭窄が虚血を生じうるものか客観的な評価が必要であり，造影に引き続き行うことが可能なFFRが有用と考えられる。

　FFR計測が有用な臨床状況を**表1**にまとめた。FFRは最終的な検査目的ではなく，自覚症状・身体所見・非侵襲的負荷検査・冠動脈造影などと同等の一つの検査所見として扱うべきであり，補完的に使用すべきである。

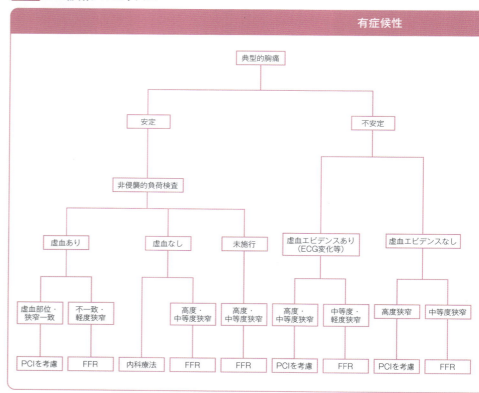

図2 IHD診断アルゴリズム

SCADに対する米国版AUC

米国版AUC（appropriate use criteria）はさまざまな臨床シナリオを設定し，複数名の専門家がそれぞれの治療適応を3段階（Appropriate care, May be appropriate care, Rarely appropriate care）に判定したものであり，当初2009年に報告されたものが，2012年，2017年にupdateされている[7]。

AUCでの臨床シナリオには，自覚症状（虚血症状が惹起される運動レベルなど），非侵襲検査によるリスクレベル（表2），病変の広がり（病変枝数，左主幹部病変の存在，LAD近位部病変の存在など）に，FFR，糖尿病の有無，SYNTAXスコアが加味されている。

表1　FFRが有用と考えられる病変・患者群

1. 非侵襲的負荷検査が未施行，あるいは施行が困難な症例
2. 多枝疾患症例で最も高度な病変のみが非侵襲的負荷検査で虚血を検出されている場合の，その他の病変枝の虚血評価
3. 高度・中等度狭窄を有するが無症状な症例（follow up angio，冠動脈CTなどで偶発的に発見された狭窄，急性心筋梗塞発症時非責任血管に存在する病変）
4. 胸部症状が曖昧で，中等度狭窄を有する場合
5. Reverse mismatchをきたしやすい病変（左主幹部，左冠動脈前下行枝近位部病変）
6. びまん性病変・重複病変（tandem lesion）における最も血流を阻害する部位の同定
7. PCI施行時の拡張効果判定，残存病変評価

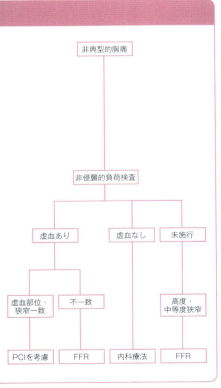

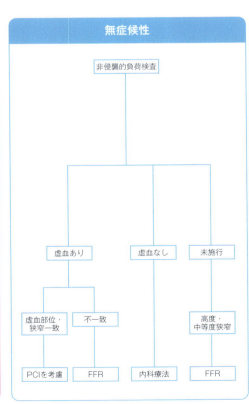

1枝病変では，基本的には非侵襲的検査によりリスク評価を行う(表2)が，非侵襲的検査が行われていないか，あるいはその結果が診断的でない場合はFFRを計測し，FFR≦0.80を虚血所見とする。LAD proximal，dominant LCXのproximal病変以外の場合は，低リスクであればRarely appropriate careにランクされる。

多枝病変では，虚血の証明されていないすべての病変枝においてFFRを計測し，機能的多枝病変であることを確認する。1枝のみFFR陽性であれば，1枝病変におけるシナリオにて判定される。

AUCすべてのシナリオにおいて，非侵襲的検査によるリスク評価の結果，および抗狭心症薬内服下での虚血症状の有無がその判断に大きな位置を占めている。安定した狭心症では，術前にしっかりと患者全体像を把握したうえで血行再建の適応を考慮すべき，ということを示している。1枝・2枝病変で内服開始後に症状が消失し，かつ低リスクの場合はRarely appropriate careにランクされる。米国版AUCをそのまま日本の臨床に当てはめることはできないが，非侵襲的なリスク評価が重要である，という点は再認識すべきである。

表2 非侵襲的検査におけるリスク評価

高リスク(死亡・心筋梗塞のリスク，3%以上)

1. 安静時心エコー図：低心機能(LVEF＜35%)
2. 安静時SPECT：心筋灌流異常≧10%(心筋梗塞の既往を除く)
3. 負荷心電図所見：低負荷にて2mm以上のST低下，または負荷時のST上昇，または負荷時のVT/VF
4. 負荷誘発性の心機能低下：最大負荷時のLVEF＜45%，あるいは負荷時のLVEF低下が10%以上
5. 負荷SPECT：負荷誘発性の灌流異常が10%以上，あるいは負荷時のスコアが多枝病変を示唆するもの
6. 負荷SPECT：負荷時左室拡大
7. 負荷誘発性の壁運動異常が冠動脈走行の2枝以上の領域にわたるもの
8. ドブタミン負荷心エコー図：ドブタミン低用量(≦10mg/kg/min)あるいは低心拍数(＜120beats/min)にて壁運動異常が出現するもの
9. 冠動脈CT：カルシウムスコア(Agatston スコア)＞400
10. 冠動脈CT：多枝病変(≧70%狭窄が複数枝に渡る)あるいは左主幹部病変(≧50%狭窄)

中等度リスク(死亡・心筋梗塞のリスク，1%～3%)

1. 安静時心エコー図：軽度/中等度心機能低下(LVEF 35～49%)
2. 安静時SPECT：心筋灌流異常5～9.9%(心筋梗塞の既往を除く)
3. 労作性の症状出現時心電図にて1mm以上のST低下
4. 負荷SPECT：負荷誘発性の灌流異常が5～9.9%，あるいは負荷時のスコアが1枝病変を示唆し，負荷時左室拡大を伴わないもの
5. 負荷誘発性の壁運動異常が狭い範囲(冠動脈走行の1枝領域)に限定
6. 冠動脈CT：カルシウムスコア(Agatstonスコア)100～399
7. 冠動脈CT：高度狭窄(≧70%狭窄)を1枝に認める，あるいは中等度狭窄(50～69%狭窄)を2枝以上に認める

低リスク(死亡・心筋梗塞のリスク，＜1%)

1. Treadmill心電図：低リスクTreadmill score(≧5)，あるいは最大負荷量に達した時点でST変化・胸部症状の出現なし
2. 負荷・安静SPECT：安静時灌流異常がなく，負荷時灌流異常が＜5%
3. 負荷心エコー図：負荷時壁運動異常の出現なし，あるいは増悪なし
4. 冠動脈CT：カルシウムスコア(Agatston スコア)＜100
5. 冠動脈CT：有意狭窄(＞50%)を認めない

2017年にupdateされたAUCでは，FFRによる虚血評価を基に適切な治療方針を立てる戦略が組み込まれた．さらには，冠動脈CT後に引き続きFFR-CTを計測することの有用性についても言及されている．SCAD診療におけるFFRの臨床的有用性が確立されたものといえる．

　米国ではAUC策定によりPCI件数が大幅に減少したことが知られている．しかしAUCの役割は，PCIの数を減らす，ということが直接的な目的ではなく，日常臨床のパターンを評価するための基礎を提供し，診療の質の向上を目指すためのものである．AUCを参考にすべき点は多い．

文　献

1) Boden WE, O'Rourke RA, Teo KK, et al: Optimal medical therapy with or without PCI for stable coronary disease. N Engl J Med 356: 1503-1516, 2007.
2) Shaw LJ, Berman DS, Maron DJ, et al: Optimal medical therapy with or without percutaneous coronary intervention to reduce ischemic burden: results from the Clinical Outcomes Utilizing Revascularization and Aggressive Drug Evaluation(COURAGE)trial nuclear substudy. Circulation 117: 1283-1291, 2008.
3) Tonino PAL, Fearon WF, De Bruyne B, et al: Angiographic versus functional severity of coronary artery stenoses in the FAME Study. Fractional flow reserve versus angiography in multivessel evaluation. J Am Coll Cardiol 55: 2816-2821, 2010.
4) Nakamura M, Yamagishi M, Ueno T, et al: Modification of treatment strategy after FFR measurement: CVIT-DEFER registry. Cardiovasc Interv and Ther 30: 12-21, 2015.
5) Belle EV, Rioufol G, Pouillot C, et al: Outcome impact of coronary revascularization strategy reclassification with fractional flow reserve at time of diagnostic angiography insights from a large French Multicenter Fractional Flow Reserve Registry. Circulation 129: 173-185, 2014.
6) Nam CW, Mangiacapra F, Entjes R, et al: Functional SYNTAX score for risk assessment in multivessel coronary artery disease. J Am Coll Cardiol 58: 1211-1218, 2011.
7) ACC/AATS/AHA/ASE/ASNC/SCAI/SCCT/STS 2017 Appropriate Use Criteria for Coronary Revascularization in Patients With Stable Ischemic Heart Disease. J Am Coll Cardiol 69: 2212-2241, 2017.

実践編 | FFRを使いこなす
左主幹部病変の評価

進藤直久（新座志木中央総合病院循環器内科）

POINT
- ▶ 左主幹部中等度病変の機能的評価はCAGのみでは困難。
- ▶ 左主幹部病変についてFFRガイドで治療適応を決定することは有効かつ安全である。
- ▶ 末梢病変が混在する場合は冠内圧引き抜き曲線やIVUSも活用して判断する。

はじめに

近年，冠動脈の機能的評価法としてFFRが多くの施設で一般的に行われてきている。虚血性心疾患における冠動脈治療は"心筋虚血"を解除することが目的であり，単に冠動脈狭窄病変を拡張することではないということが改めて重要視されてきた証である。

冠動脈中等度狭窄の評価では冠動脈CTや冠動脈造影（CAG），血管内エコー（IVUS）などの画像診断のみで対象とする狭窄が心筋虚血に関与しているか否かを判断することは困難な場合がある。特に左主幹部（LMT）病変は，いったん事故が起きれば生命を脅かす可能性が高くその評価には神経を使う。CAG時に偶発的に遭遇することもあり，カテ室内で判断に困った経験がある方も多いと思う。本稿では，診断の一助としてFFRの果たす役割はどのようなものか，主要な文献と若干の経験を基に述べてみたい。

CAG : coronary angiography
IVUS : intravascular ultrasound
LMT : left main trunk

CAGで十分か？

図1は，大腸がんの術前に行われた80歳代前半男性のCAGである。胸部動脈瘤に対して数年前にステント治療が行われている。明らかな自覚症状はなく，心筋虚血の証拠はこの時点ではなかった。造影上は左主幹部の分岐部に狭窄が存在する。冠動脈バイパス術（CABG）や冠動脈インターベンション（PCI）を行えば主疾患の治療が遅れることは確実であるため，この病変が有意であるかどうかを正確に診断することは非常に重要である。FFRの測定を行ったところ，左前下行枝（LAD）方向には0.80，左回旋枝（LCX）方向には0.84であった。このため有意狭窄病変ではないと判断。厳重な薬物治療の下で大腸がんに対する手術を行った。

この症例に限らず，CAGで中等度のLMT病変に遭遇することはまれでない。左主幹部では，かなりの経験を有した循環器医でも視覚的な評価のみで狭窄の有意性を判断することは困難であることが，複数の研究で示されている[1,2]。

ここで問題となるのは，造影上有意と判断されても機能的に問題がないと判断される病変がある一方で，造影上有意でないと判断されている病変のなかに心筋虚血を呈する病変があるということである（図2）。このようなミスマッチを是正するために，FFRを計測することは重要である。

CABG : coronary artery bypass grafting
LAD : left anterior descending artery
LCX : left circumflex artery

図1 大腸がん術前のLMT病変の評価

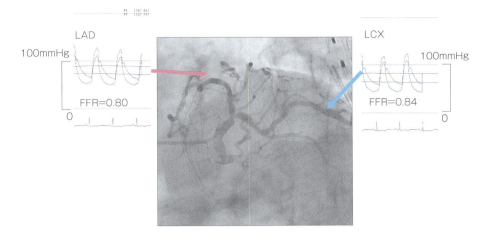

図2 CAGによる視覚的評価のみでは不十分
2人の意見不一致率26%。虚血の過大評価：15%（◯），過小評価：16%（◯）。

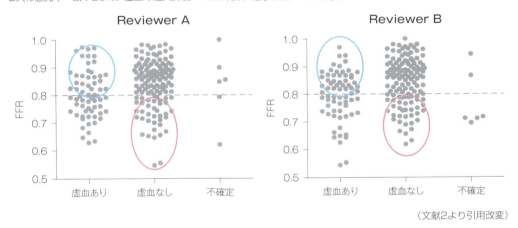

（文献2より引用改変）

血管内超音波（IVUS）とFFRの関係

　CAGに加えて冠動脈病変を評価する方法として，わが国ではIVUSが頻用されている。LMT病変においてはその部位の特性から，狭窄病変長が比較的短いことが多く，病変長の影響が相対的に小さくなり，最小内腔径（MLD），最小内腔面積（MLA）やプラーク占有率（PB）が機能的重症度により相関しやすい[3]（**図3**）。IVUS上のMLDやMLAは特にFFRとの相関が強い。

　IVUS上のMLAについてFFR＜0.75（あるいは0.80）を予測するカットオフ値はいくつかの研究で求められているが，近年，より小さくなっている傾向がある[3-5]（**表1**）。いずれも症例数は比較的少なく，カットオフのMLAが小さくなるほど感度，特異度ともに低下する傾向にあるため，値の解釈はより慎重に行うべきと考える。

　さらにLMTを通過する血流量は体格による個人差や，左冠動脈の灌流領域のバリエーションなどからばらつきが多く，特に軽度から中等度狭窄においてはMLD，MLA，PBなどの狭窄形態のみでは機能的重症度が判定しにくいこともしばしばである。IVUSの指

MLD：minimum lumen diameter
MLA：minimal lumen area
PB：plaque burden

図3 中等度LMT病変におけるIVUS上のMLAとFFRの関係

MLAとFFRは正の相関があるが，一定のMLAを満たしていてもFFRが低値である症例が存在する．プラーク破綻のFFRに対する影響は不明である．

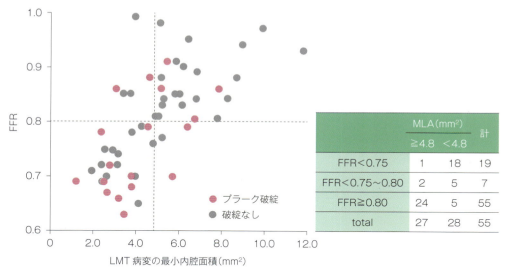

	MLA(mm²)		計
	≧4.8	<4.8	
FFR<0.75	1	18	19
FFR<0.75〜0.80	2	5	7
FFR≧0.80	24	5	55
total	27	28	55

(文献3より引用改変)

表1 MLA，FFR，感度，特異度の比較

出版年	筆者	Pts no.	MLA(mm²)	FFR	感度	特異度
2004	Jasti V	55	5.9	<0.75	93%	95%
2011	Kang SJ	55	4.8	<0.80	89%	83%
2014	Park SJ	112	4.5	<0.80	77%	82%

標は視覚的に理解しやすく，狭窄度以外にもプラークの分布，性状など，得られる情報は多い．FFRと競合するのではなく併用することで，より正確な重症度判定と治療戦略の構築が可能である．

◯ LMT病変をFFRで評価した場合の予後

　LMT病変において実際にFFRを計測し，結果に基づいて治療を行った場合の予後についての報告は，Bechらの論文が最初のものである[6]．対象症例54例でFFR＞0.75の病変については薬物療法を選択し，FFR＜0.75の病変については冠動脈バイパス術を行った場合について検討している．両群間のCAG上の狭窄率に差はない．生命予後あるいは心血管事故に関する予後について約2年強の観察期間で有意差は認められなかった(図4)．その後，複数の研究がFFR 0.75のカットオフを用いて同様の結果を報告している[7-9]．

　Hamilosらは213例の症例についてFFRのカットオフを0.80として検討している[2]．再灌流療法は冠動脈バイパス術である．約3年の観察期間があり，FFR＞0.80で薬物療法を選択した症例と，FFR≦0.80でCABGを行った症例とで生命予後，心血管事故発生に関する予後について，やはり有意差を認めていない(図5)．FFRに基づく治療選択は

図4 LMT病変をFFRで評価した場合の予後①

対象症例数が少ないこと，CABG群での周術期イベントが多いことが課題であった。

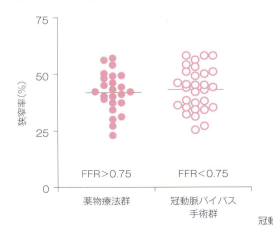
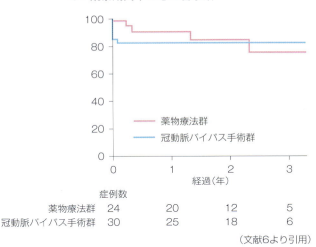

（文献6より引用）

図5 LMT病変をFFRで評価した場合の予後②

対象症例が多くなり，CABGの周術期イベントも改善しているが，やはり予後に差はない。

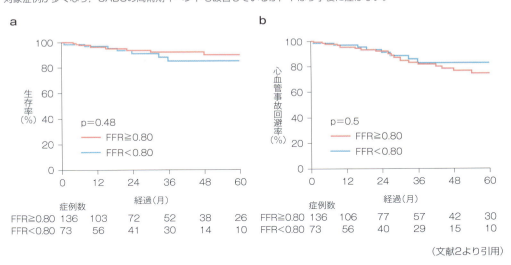

（文献2より引用）

LMTにおいても有効であり，かつ安全であることが示されている。

LMT病変におけるFFR計測の注意点

LMT病変の誤判断は致命的になる可能性があるため，特に正確な評価が求められる。正確な評価のために以下の点に留意する必要がある。

①FFRの計測においてはLMTに限らず，最大充血が得られていることが前提となる。従って，FFR＜0.75の場合は有意と判断してよいが，FFR＞0.75である場合には最大充血惹起に用いる薬剤を増量して再計測して確認することが必須である。

②最大充血惹起に用いる薬剤は現在，ATP製剤の静脈内投与か，塩酸パパベリン，シグマートの冠内投与が用いられているが，LMT病変では入口部病変である場合や中間部，分岐部病変であってもカテーテルの操作による病変への接触の懸念があるため，ATP製剤の静脈内投与が使いやすい。

③LMT病変はガイディングカテーテルとの距離が近いため，冠内圧引き抜きの計測をする場合にワイヤーを引くとガイディングが引き込まれてwedgeした状態になることがあり，これに気が付かず計測を行うと病変の過小評価につながる。

④末梢病変が併存する場合には圧引き抜き計測を行って，それぞれの病変の圧較差を評価することが重要であるが，中枢側であるLMT病変は末梢病変の影響を受けて圧較差が小さくなる可能性があり，この点を十分考慮に入れて評価する必要がある。これについては後述する。

⑤最後に，プレッシャーワイヤーのドリフトが起こっていないことを確認する。

末梢病変が混在する場合のLMT病変の評価

中等度のLMT病変があり，さらに末梢に病変がある場合，LMT病変のみを正確に評価することは困難である。主要枝ごとに末梢病変と合わせて評価し，かつ引き抜き曲線を活用することで対応する（**図6**）。

LAD方向の末梢に問題がなければ，LCXに末梢病変がある場合も含めてLAD方向のFFRを計測する。LAD方向のFFRで有意であればLMTは治療適応である。判断に困るのはLADに末梢病変がある場合である。LCXに十分な灌流域がある場合にはLCX方向のFFR計測が参考になるが，LADの末梢病変が高度である場合，LCX方向のFFRにも影響して病変を過小評価する可能性がある。LAD病変がどの程度までであればLCXのFFRに影響を及ぼさないか，ファントムでの検討がなされている[10]。LAD方向でのFFRが極端に低値の場合（特にLAD病変が比較的中枢にある場合）にはLCX方向で計測したFFRは見かけ上高値となる場合があり，注意が必要である。このことは，Fearonらが行ったHuman validation studyでも示されている[11]。LAD，LCX双方に狭窄が存在し，FFR低値の場合には併存するLMT病変の正確な評価は困難である。

このように，末梢に病変のある症例では治療適応の決定に難渋する場合がある。そこでFFRのみに頼るだけでなく，IVUSでの評価を参考にする必要がある。IVUSを用いて行われた多施設共同研究LITRO study[12]では，MLA 6mm^{2}をカットオフとしてLMT病変の治療適応を決めた場合，治療群と非治療群で2年間の予後は同等（80.6％ vs 87.3％，p = 0.3）であった。FFR測定とIVUSによるLMT病変の評価結果を基に**図7**のような治療適応アルゴリズムの提唱もある[13]。**図7**にも示されているように，糖尿病症例やhigh SINTAX scoreの症例ではPCIに固執せず，CABGを検討することも心に留めておきたい。

新しい安静時指標によるLMT病変の評価

iFRに代表されるような安静時の圧指標を用いたLMTの評価に関しては，これまでの大規模臨床試験ではLMT病変はいずれも除外されており，現在のところ単独では治療の指標になるようなエビデンスはない。今後の動向に注目したい。

図6 LMT中等度病変にLCX高度狭窄を有する症例の評価

LMTの中等度病変。LCX末梢に狭窄があり，その末梢ではFFR 0.70(➡)。LAD方向には目立った狭窄はなく，末梢のFFRは0.83。引き抜き曲線ではLMT付近での圧較差は軽度であり(➡)，有意ではないと判断した。

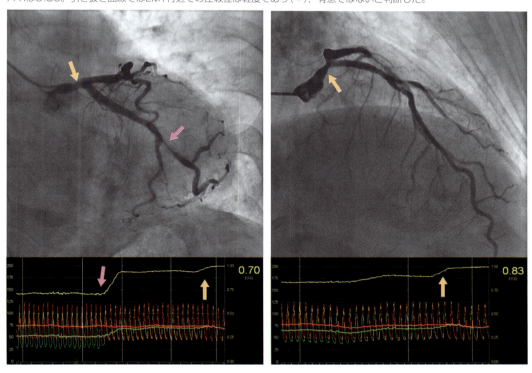

図7 LMT病変の治療アルゴリズム

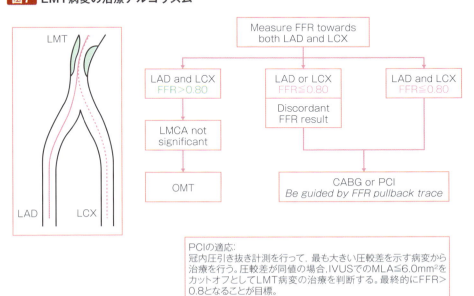

PCIの適応：
冠内圧引き抜き計測を行って，最も大きい圧較差を示す病変から治療を行う。圧較差が同値の場合，IVUSでのMLA≦6.0mm^{2}をカットオフとしてLMT病変の治療を判断する。最終的にFFR＞0.8となることが目標。

（文献13より引用）

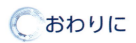

おわりに

　LMT病変におけるFFR測定とその解釈について概説した。最後にLMT病変の評価のためFFRを用いることは有意義であるが，検査中のトラブルは致命的となる。侵襲的"検査"であることを十分踏まえ，注意深く手技を行う必要がある。

文献

1) Lindstaedt M, Spiecker M, Perings C, et al : How good are experienced interventional cardiologists at predicting the functional significance of intermediate or equivocal left main coronary artery stenoses? Int J Cardiol 120 : 254-261, 2007.
2) Hamilos M, Muller O, Cuisset T, et al : Long-Term Clinical Outcome After Fractional Flow Reserve-Guided Treatment in Patients With Angiographically Equivocal Left Main Coronary Artery Stenosis. Circulation 120 : 1505-1512, 2009.
3) Kang SJ, Lee JY, Ahn JM, et al : Intravascular ultrasound-derived predictors for fractional flow reserve in intermediate left main disease. JACC Cardiovasc Interv 4 : 1168-1174, 2011.
4) Jasti V, Ivan E, Yalamanchili V : Correlations between fractional flow reserve and intravascular ultrasound in patients with an ambiguous left main coronary artery stenosis. Circulation 110 : 2831-2836, 2004.
5) Park SJ, Ahn JM, Kang SJ : Intravascular ultrasound-derived minimal lumen area criteria for functionally significant left main coronary artery stenosis. JACC Cardiovasc Interv 7 : 868-874, 2014.
6) Bech GJ, Droste H, Pijls NH, et al: Value of fractional flow reserve in making decisions about bypass surgery for equivocal left main coronary artery disease. Heart 86: 547-552, 2001.
7) Jasti V, Ivan E, Yalamanchili V, et al : Correlations Between Fractional Flow Reserve and Intravascular Ultrasound in Patients With an Ambiguous Left Main Coronary Artery Stenosis. Circulation 110 : 2831-2836, 2004.
8) Lindstaedt M, Yazar A, Germing A, et al : Clinical outcome in patients with intermediate or equivocal left main coronary artery disease after deferral of surgical revascularization on the basis of fractional flow reserve measurements. Am Heart J 152 : 156.e1-156.e9, 2006.
9) Courtis J, Rodés-Cabau J, Larose E, et al : Usefulness of Coronary Fractional Flow Reserve Measurements in Guiding Clinical Decisions in Intermediate or Equivocal Left Main Coronary Stenoses. Am J Cardiol 103 : 943-949, 2009.
10) Daniels DV, van't Veer M, Pijls NHJ, et al : The Impact of Downstream Coronary Stenoses on Fractional Flow Reserve Assessment of Intermediate Left Main Disease. J Am Coll Cardiol Intv 5 : 1021-1025, 2012.
11) Fearon WF, Yong AS, Lenders G, et al : The impact of downstream coronary stenosis on fractional flow reserve assessment of intermediate left main coronary artery disease : human validation. JACC Cardiovasc Interv 8 : 398-403, 2015.
12) de la Torre Hernandez JM, Hernández Hernandez F, Alfonso F, et al : Prospective application of pre-defined intravascular ultrasound criteria for assessment of intermediate left main coronary artery lesions "results from the multicenter LITRO study" J Am Coll Cardiol 58 : 351-358, 2011.
13) Modi BN, van de Hoef TP, Piek JJ, Perera D : Physiological assessment of left main coronary artery disease. EuroIntervention 13 : 820-827, 2017.

実践編 | FFRを使いこなす

重複病変(tandem lesion)・びまん性病変(diffuse lesion)の評価：FFR

田中信大（東京医科大学八王子医療センター循環器内科）

POINT

- ▶ 重複病変・びまん性病変の評価においては，冠内圧引き抜き曲線の記録が必須である．
- ▶ 重複病変では，狭窄前後の圧較差はその重症度を過小評価する．
- ▶ 重複病変に対するPCIを行う際には，まず圧較差の大きい狭窄から治療し，その後FFRを再計測する．
- ▶ PCI後のFFRの改善が不良な場合には，冠内圧引き抜き曲線から，ステントの不十分拡張・ステント端の解離，あるいは病変の残存を判定する．
- ▶ びまん性病変に対するステント治療では，FFRの十分な改善が得られない症例が存在する．術後のFFR値を，その後の内科療法に反映させることが重要である．

　重複病変，びまん性病変の評価においては，冠内圧引き抜き曲線の記録が必須である．通常FFRを計測する際には，pressure guide wireを標的冠動脈の可及的末梢に留置する．重複病変，すなわちいくつかの狭窄が存在する場合には，FFRはその抵抗の総和により低下した灌流状態を表す．総和としての虚血の存在，すなわち冠動脈末梢でのFFR値を評価したのち，ワイヤーを引き抜き，Pd/Paの変化を観察することにより，どの病変にどの程度の圧較差が存在するかを評価する．

重複病変(tandem lesion)の評価・治療

　1つの血管に，2つ以上の狭窄が存在する場合，その狭窄前後の圧較差，あるいは圧の比から推測されるFFR(図1)は，その狭窄の真の重症度を過小評価(圧較差を過小評価，FFR値は過大評価・偽高値)する．一方の狭窄が高度となるほど他方の圧較差は減少し，一方が完全閉塞に至れば，他方の圧較差はゼロとなる．すなわち高度狭窄が存在する場合には，その他の狭窄の重症度は，圧較差からの識別が困難である．

　重複病変における個々の狭窄のFFRを予測する理論式が提唱されているが(図2)[1]，その計算式には冠動脈のwedge pressureが必要となる．実臨床においてwedge pressureを計測するためにはバルーン拡張が必要であるため，治療前に個々の狭窄重症度から治療戦略を立てることは不可能であり，実用的ではない．そこで実臨床においては，冠内圧引き抜き曲線における圧較差の大きい狭窄からまず治療し，その後に再度FFRを計測，依然0.80に至らず虚血が残存していると考えられる場合には，残りの病変に対する治療を行うという，ステップを踏んだ治療戦略をとる(図3, 4)[2,3]．

図1 重複病変におけるFFR

重複病変においては，病変A，Bの前後の圧較差（A：Pa−Pm，B：Pm−Pd），あるいは圧の比から単純に推測されるFFR〔FFRapp（A）＝Pm/Pa，FFRapp（B）＝Pd/Pm〕は，病変の重症度を過小評価している。

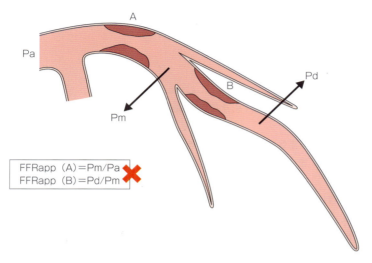

図2 重複病変におけるFFR理論式

図のような重複病変における病変A，Bの真のFFRを予測するためには，冠動脈楔入圧（Pw）を計測する必要がある。冠動脈末梢にpressure guidewireを留置し，病変A，B，あるいはそれ以外の部位をバルーンにて拡張することにより，Pwを計測する。

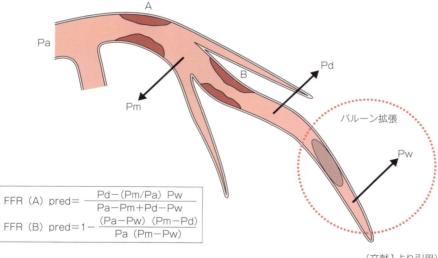

$$FFR(A)\ pred = \frac{Pd-(Pm/Pa)\ Pw}{Pa-Pm+Pd-Pw}$$

$$FFR(B)\ pred = 1 - \frac{(Pa-Pw)(Pm-Pd)}{Pa(Pm-Pw)}$$

（文献1より引用）

> **《注意》**
> 一方が高度狭窄である場合，他方の圧較差も十分に大きい場合（0.15以上ある場合）はその時点で病変が有意と判断できるが，圧較差が小さい場合には判定することはできない。すなわち圧較差が小さい場合でも，有意狭窄であることがありうる。特に高度狭窄の圧較差が大きく，末梢のFFR値が高度に低値を示している場合は，残りの狭窄の圧較差も大きく変化する可能性がある。

図3 LADの重複病変（2病変）評価におけるFFR・冠内圧引き抜き曲線

a：LAD末梢のFFR 0.49，冠内圧引き抜き曲線では，病変①前後の圧較差0.13よりも，病変②前後の圧較差0.38が大きいため，病変②に対してステントを留置した。

b：ステント②後の冠内圧引き抜き曲線では，末梢のFFR 0.53と依然低値であり，また病変①前後の圧較差が0.33と大きくなったため，病変①にステントを追加留置した。

c：2つのステント留置後の造影は良好な結果であったが，FFRは0.73と改善はしたものの，やや不良であった。冠内圧引き抜き曲線では，残存圧較差の主体は，病変①②に対するステント部にはなく，LAD末梢にびまん性に存在した。これ以上のステント追加留置のメリットは少ないと判断し，PCIは終了した。

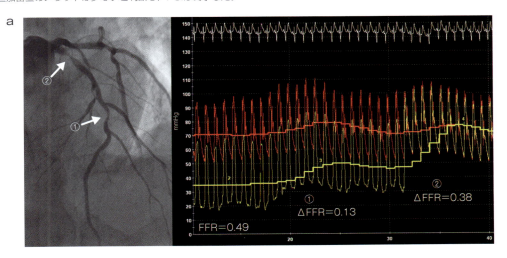

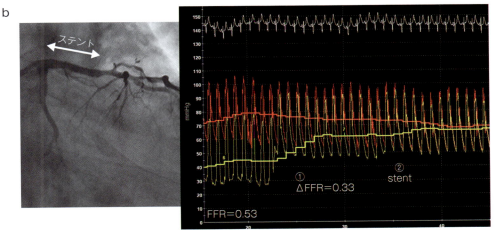

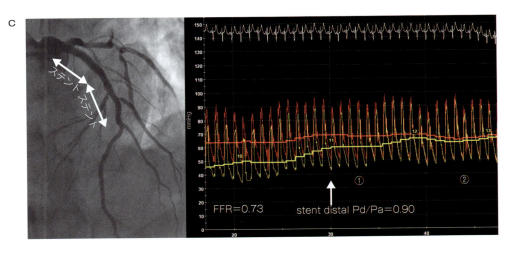

図4 LADの重複病変（3病変）評価におけるFFR・冠内圧引き抜き曲線

a：狭心症症例において，LAD♯6：75%（③），♯7 mid：90%（②），♯7 distal：75%（①）の重複3病変を認めた。
b：FFR 0.70であり，冠内圧引き抜き曲線では，LAD proximal（③）に大きな圧較差を認めたため，同病変（③）および♯7 midの病変（②）を1つのステントで治療する方針とした。
c：LMTからLADにかけてDES 3.5mm×38mmを留置した。
d，e：その後のLAD末梢におけるFFR 0.78であり，冠内圧引き抜き曲線にて♯7 distalの病変（①）に圧較差の残存を認めたため，同部にステントを追加した。
f：最終のFFRは0.84まで改善し，良好な拡張，冠血流の改善が得られたと判断し終了した。

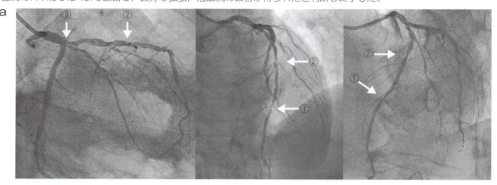

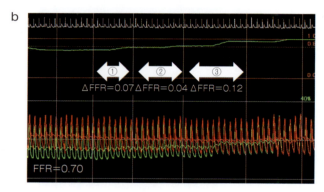

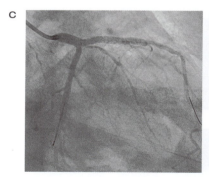

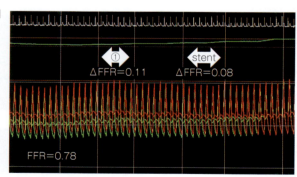

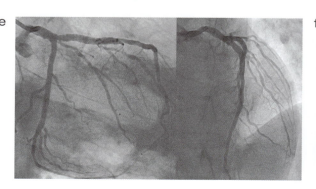

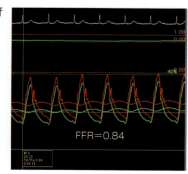

びまん性病変に対するPCI後の評価

治療前には造影所見・冠内圧引き抜き曲線から，有意狭窄として認識していなかった部位に，ステント留置後大きな圧較差が出現することがある。このような残存病変は，ときに追加治療が必要なことがある（図5）。しかし，びまん性病変に対するステント治療では，十分なFFRの改善が得られないことも少なくない。びまん性に残存した圧較差は，びまん性に存在する動脈硬化性病変の存在を示唆し，ステント治療の限界といえる。闇雲にステントを追加するのではなく，その後の十分な内科治療を考慮すべきである。

図5 LADのびまん性病変に対するPCI症例

LAD中間部（対角枝の分岐部）に高度狭窄を認め（a），同部にステントを留置した（b）。ステント後のFFR 0.72と改善が不良であったため，ワイヤーを①→③と引き抜き（b），冠内圧引き抜き曲線にて評価した（c）。
冠内圧引き抜き曲線では，ステントの遠位部（①），ステント内（②）には有意な圧較差は認めず，ステント近位部（③：LADのproximal）に大きな圧較差0.19を認め，同部に対してステントを追加留置した（d）。
ステント追加後のFFRは0.80まで改善。冠内圧引き抜き曲線では，びまん性に圧較差が残存していることがわかる（e）。

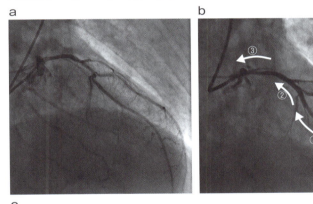

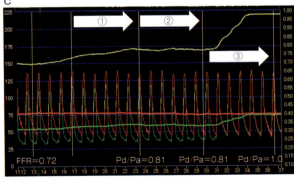

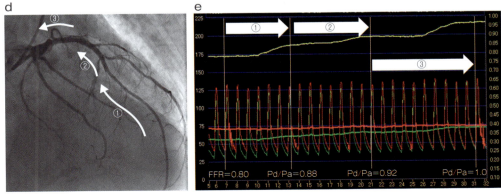

FFR活用のカギ
冠動脈造影上明らかに重複病変として認識している場合でなくても，冠内圧引き抜き曲線を記録することは重要である．特に，LMT病変は造影にて認識していない病変が有意狭窄である場合があり，見逃さないよう注意が必要である．

文　献

1) De Bruyne B, Pijls NH, Heyndrickx GR, et al : Pressure-derived fractional flow reserve to assess serial epicardial stenoses : theoretical model and animal validation. Circulation 101 : 1840-1847, 2000.
2) Kim HL, Koo BK, Nam CW, et al : Clinical and physiological outcomes of fractional flow reserve-guided percutaneous coronary intervention in patients with serial stenoses within one coronary artery. J Am Coll Cardiovasc Interv 5 : 1013-1018, 2012.
3) Park SJ, Ahn JM, Pijls NH, et al : Validation of functional state of coronary tandem lesions using computational flow dynamics. Am J Cardiol 110 : 1578-1584, 2012.

実践編｜FFRを使いこなす

重複病変(tandem lesion)の評価：iFR

川瀬世史明（岐阜ハートセンター循環器内科）

POINT

- ▶重複病変の評価においては，FFRを使用した治療結果予測には問題がある。
- ▶重複病変の評価においては，iFRを使用したほうが簡便に精度の高い治療結果予測が可能である。
- ▶しかし，iFRを使用した治療結果予測にも問題点は存在しており，その効果が一番期待される複雑病変にて予測が外れやすい可能性がある。

iFRは最初，薬剤を使用しなくて済むFFRのeasy surrogateとして登場した。しかし，DEFINE-FLAIR trial[1]やiFR-SWEDEHEART trial[2]の結果によって，一気にFFRと対等に近い立場までエビデンスレベルを固めつつある。

iFR：instantaneous wave-free ratio
FFR：fractional flow reserve

 ## iFRのFFRに対する冠拡張剤不使用以外のメリット

登場した当初から，iFRにはFFRと比較していくつかのアドバンテージがあると考えられていた。その1つとして，重複病変の経皮的冠動脈形成術の術前評価の精度の高さが挙げられる。

前項「重複病変(tandem lesion)・びまん性病変(diffuse lesion)の評価：FFR」で述べられたように，重複病変の評価においては最大冠拡張を得た状態での評価が前提であるFFRにおいては病変間での血流と血圧の相互関連が生じる。この相互関連は病変を通過する血流量が少ないほど小さくなると考えられ，安静時血流では無視できるほどに小さくなると考えられる（図1）。

図1の理論を応用して，治療対象病変によって生じているΔiFRを治療対象血管の最末梢端で測定した治療前のiFR値に単純にプラスすることによって，治療後の最末梢端でのiFR値がかなりの高精度で予測されるとの報告がされている[3,4]。これらの結果を基に，各病変によって生じている圧較差の0.01を1つのドットとして画面に表示し，冠動脈造影に重ね合わせるangiocoregistration system(Syncvision™)がPhilips社から販売されている（図2）。このシステムは，治療対象病変の病変長を計測したり，任意の病変を治療後に予想される治療後のiFR値を自動的に計算して表示してくれる機能を備えており，同システムを利用することで経皮的冠動脈形成術の術前プランニングが施行しやすくなることが期待されている。

 ## iFRを使用した治療後の結果予測

筆者もiFRを使用した治療後の結果予測に関して報告した[5]。実際の臨床では，iFRを使用しても治療後の予測が外れることはたびたび経験されるため，その原因因子に関して検討した。当研究の際のiFRの治療前予測値と治療後の実測値の差の平均は0.036±

図1 重複病変における病変間の血流と血圧の相互作用

狭窄Aで圧較差が生じて血流が低下すると、その低下した血流が狭窄Bを通過することにより、狭窄Bで生じる圧較差が狭窄Aがない場合と比較して低下してしまう。その逆に狭窄Bでの血流量の変化が狭窄Aでの血液量に影響を及ぼし、狭窄Aで生じる圧較差を変化させる。

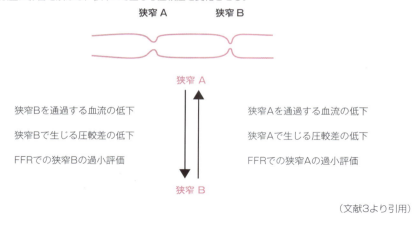

（文献3より引用）

図2 Syncvison systemによる各病変によって生じている圧較差の可視化

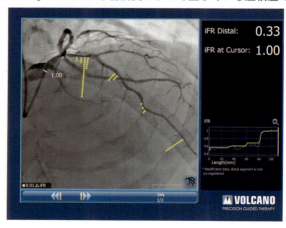

0.037であった。そのため、iFRの予測値が治療後の実測値よりも0.036外れる危険因子を検討したところ、治療後に留置されたステント内に残余する圧較差が唯一の危険因子であった（**表1**）。

当研究で観察されたiFRの治療後の予測値と実測値の差の平均は、Daviesらのグループの報告よりも（0.011〜0.016）[3,4]大きいものであった。この差が生じた原因は不明だが、予想が外れる独立した原因が留置されたステント内の残存圧較差であり、さらにステント内圧較差が生じる独立した危険因子は留置されたステント径が小さいことや、治療対象血管の灌流領域を示すAPPROACH（Alberta Provincial Project for Outcome Assessment in Coronary Heart Disease）scoreが大きいことであった（**表2**）。このことから、灌流領域の大きさに比較して小さめの径のステントが使用されたことが想定され、当院でそのような複雑病変（おそらくは石灰化が強くステント拡張が不良であり、びまん性病変でステント拡張が積極的にできない複雑病変）が多かった可能性が考えられる。当院で経験した治療後のステント内残存圧較差の代表例を示す（**図3**）。

表1 iFRを使用した治療結果予測にて，予測値と実測値が0.036以上外れる原因因子の単変量ならびに多変量解析

	単変量			多変量		
	odds ratio	95％CI	p値	odds ratio	95％CI	p値
Pre-iFR	0.964	0.938〜0.990	0.0069	0.915	0.796〜1.052	0.2110
術前病変圧較差	1.033	1.006〜1.061	0.0147	0.954	0.836〜1.090	0.4913
ステント圧較差	2.100	1.447〜3.049	<0.0001	2.329	1.408〜3.853	0.0010
ステント長(mm)	1.023	0.982〜1.065	0.2751	0.965	0.896〜1.040	0.3515
ステント重複	1.935	0.527〜7.108	0.3199	1.856	0.191〜18.09	0.5944
SYNTAX score	1.042	0.982〜1.106	0.1758	1.008	0.924〜1.101	0.8548
APPROACH score	1.033	0.996〜1.072	0.0847	1.010	0.961〜1.061	0.6990

（文献5より引用）

表2 ステント内の残存圧較差が0.025以上生じる原因因子の単変量ならびに多変量解析

	単変量			多変量		
	odds ratio	95％CI	p値	odds ratio	95％CI	p値
ステント径(mm)	0.135	0.032〜0.566	0.0062	0.060	0.009〜0.389	0.0032
ステント長(mm)	1.071	1.016〜1.128	0.0104	1.046	0.985〜1.111	0.1389
SYNTAX score	1.015	0.958〜1.076	0.6043	0.972	0.894〜1.056	0.4987
APPROACH score	1.060	1.017〜1.104	0.0056	1.083	1.031〜1.137	0.0014
ステント重複	2.719	0.670〜11.024	0.1614	2.468	0.248〜24.547	0.4407
石灰化	1.184	0.186〜7.547	0.8580	1.126	0.097〜13.115	0.9245

（文献5より引用）

図3 ステント内の残存圧較差が大きく生じた代表例
a：治療前の各部位にてのiFRの値
b：治療後の各部位にてのiFRの値
治療前に病変によって生じているΔiFRは0.65であり，治療対象血管の最末梢でのiFR値は0.32であり，治療後の最末梢でのiFR値は0.65+0.32で0.97と予想される。しかし実際には，治療後の最末梢でのiFR値は0.90であり，予測値よりも0.07低かった。留置されたステント内での圧較差を調べると0.07であり，予測からずれた0.07がちょうどステント内の圧較差にて生じていた。

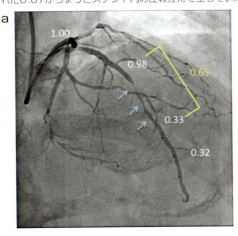
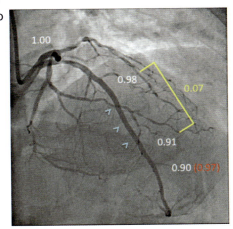

iFRとFFRの治療結果予測の比較

　iFRを用いた治療後の結果予測において，同時にFFRの値も計測した．単純に治療対象病変において生じているΔFFRを治療対象血管の最末梢端で測定した治療前のFFR値に単純にプラスしたものと，同様の方法で予測したiFRの値と比較した．その結果は，iFRとFFRの治療前の予測値と治療後の予測値の相関はそれぞれr＝0.756と0.437であり，有意にiFRの相関のほうが高かった（p＜0.01）（図4）．

　FFRでは，冠動脈楔入圧を利用した治療後の治療対象血管のFFR値の予測の補正式があり，動物実験ではあるが，補正式を使用した際の予測値と実測値のズレの平均値は0.03～0.04程度と報告されている[6]．FFRはiFRよりも約2倍程度値のレンジが広いこと［FFRの正常値は0.81～1.00（0.19），iFRの正常値は0.90～1.00（0.1）］を考えると，iFRの結果予測が，冠動脈楔入圧を使用したFFRの結果予測よりも優れているかは，実臨床での直接比較による確認が必要と考えられる．ただし，たとえ冠動脈楔入圧を使用したFFRの結果予測が，iFRの結果予測と同等の精度であっても，治療前に冠動脈楔入圧を調べるのは現実的ではなく，やはり治療結果予測に関しては簡便性の点でiFRがFFRに対してアドバンテージがあると思われる．

iFRによる治療結果予測の問題点

　上記のように，iFRはFFRよりも簡便に精度の高い予測ができると考えられる．しかし，問題点がまったくない訳ではない．

　まず第一に，FFRと異なり，iFRは治療後の目標値をはっきりと示した論文は存在していない．そして実臨床で一番問題となるのは，治療後のhyperemiaの存在や留置されたステント内の残存圧較差の存在である．治療後には，使用した薬物や，治療によって生じた虚血，末梢塞栓によって安静時血流を得るのが困難となる症例を経験する．こういった症例は，ローターブレーターの使用が必要な高度の石灰化を伴った病変，または

図4 iFRとFFRによる治療前の結果予想と実測値の相関（右：iFR，左：FFR）
Predicted iFR, FFR：iFRとFFRで治療前の治療対象病変での各指標でのΔ値を治療対象血管の最末梢でのそれぞれの値にプラスした値．
Post iFR, FFR: iFRとFFRで，対象病変を治療後に，実際に治療対象血管の最末梢で測定された実測値．

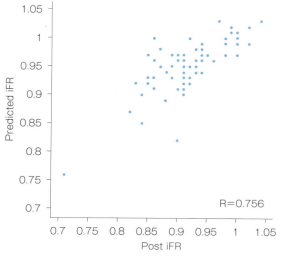
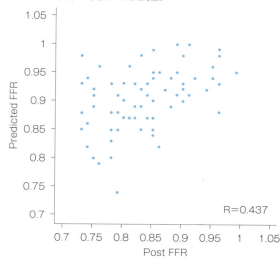

positive remodelingを伴った不安定プラークや，治療対象病変の総プラーク量の多いびまん性の病変に多いと考えられる．当院にて留置されたステント内の残存圧較差もそういった症例で多いと考えられることを考慮すると，そのような症例ではiFRの治療結果予測が外れやすい可能性があると考えられる．本来，そういう複雑病変でこそ治療結果の予測が治療方針決定に有益であり，この問題はiFRを使用した治療結果予測の抱えるジレンマである．

文　献

1) Davies JE, Sen S, Dehbi HM, et al : Use of the Instantaneous Wave-free Ratio or Fractional Flow Reserve in PCI. N Engl J Med 376 : 1824-1834, 2017.
2) Götberg M, Christiansen EH, Gudmundsdottir IJ, et al ; iFR-SWEDEHEART Investigators : Instantaneous Wave-free Ratio versus Fractional Flow Reserve to Guide PCI. N Engl J Med 376 : 1813-1823, 2017.
3) Nijjer SS, Sen S, Petraco R, et al : Pre-angioplasty instantaneous wave-free ratio pullback provides virtual intervention and predicts hemodynamic outcome for serial lesions and diffuse coronary artery disease. JACC Cardiovasc Interv 7 : 1386-1396, 2014.
4) Kikuta Y, Cook CM, Sharp ASP, et al : Pre-Angioplasty Instantaneous Wave-Free Ratio Pullback Predicts Hemodynamic Outcome In Humans With Coronary Artery Disease: Primary Results of the International Multicenter iFR GRADIENT Registry. JACC Cardiovasc Interv 11 : 757-767, 2018.
5) Kawase Y, Kawasaki M, Kikuchi J, et al : Residual pressure gradient across the implanted stent: An important factor of post-PCI physiological results. J Cardiol 71 : 458-463, 2018.
6) De Bruyne B, Pijls NH, Heyndrickx GR, et al : Pressure-derived fractional flow reserve to assess serial epicardial stenoses: theoretical basis and animal validation. Circulation 101 : 1840-1847, 2000.

実践編 | FFRを使いこなす

分岐部病変の評価

田中信大（東京医科大学八王子医療センター循環器内科）

POINT

- ▶分岐部病変の重症度評価は，造影では困難な場合が多い。すなわちFFRが有用。
- ▶側枝の評価では，"FFR低値＝PCIの適応"ではないことに注意が必要。
- ▶Provisional stentingの判断の際にFFRは有用である。
- ▶Jailed side branchの入口部狭窄は，造影とFFRで大きく乖離する。

　分岐部病変に対するPCIの際のFFRの役割は，術前においては側枝の治療適応の判断，術中ではステント留置後側枝入口部に出現した狭窄に対し治療を追加する必要があるかの判断，治療後における主要枝・側枝の拡張効果の判定，などが挙げられる。

側枝の治療適応とFFR

　分岐部病変，特に側枝の入口部病変は，造影上病変分離が困難な場合も多く，その重症度判定はFFRのよい適応である（**図1，2**）。造影にて良好な画像が得られた場合においても，対照血管径が断定できないこと，分岐角度の重症度に及ぼす影響が判定困難なこと，など造影による判断には限界がある。FFR計測を行うことにより，簡便にまた客観的に判定できる。

　ただし"FFR低値＝PCIの適応"でないことを理解しておく必要がある。どれだけ小さい枝であっても，その灌流領域に対して虚血を生じうる狭窄であればFFRは有意低値となりうる。灌流領域が狭い分枝における"FFR低値"がそのままPCIの適応というわけではない。PCIの適応はあくまで虚血の有無と，その灌流領域の広さを併せて判断すべきであり，FFRは検査所見の1つとして扱うべきである。心筋シンチグラムで虚血陽性であっても，それが小さい分枝領域であれば，血行再建の適応とならないのと同義である。

≪注意≫
FFRはPCIの適応を判断する際の，非常に有用な指標である。しかし，PCIの適応はFFRの値のみならず，灌流領域の広さ，自覚症状，患者背景などを総合的に判断しなければならない。

Provisional stentingにおけるFFR

　分岐部病変に対するステント治療手技は，再狭窄率・ステント血栓症発生率などの問題から，いまだ議論が多い。Single stentによる治療を選択した場合にも，側枝をまたいで留置したステントによる側枝入口部狭窄が問題となることも少なくない。ステント留置後のカリーナシフトにより生じた入口部病変の特徴は，造影上狭窄率は高度であるが病変長が短いことである。これらの病変をFFRにより評価すると，造影所見から受ける印象よりもかなり圧較差が少ないことが多い。ステントjailされた側枝入口部狭窄評価にお

図1 左冠動脈主幹部ステント留置後，側枝再狭窄症例の評価

不安定狭心症に対し，LMTから#6，#7にBMSを留置。PCI後は特に自覚症状の出現なく，6カ月の確認造影を施行した。ステントはLCX入口部をまたいでLMT遠位部から留置されている（a）。ステント内に再狭窄は認めなかったが，LCX入口部に高度狭窄を認めた。もともと不安定狭心症であった自覚症状が完全に消失しており，臨床的に再狭窄を示唆する所見がなかったことから，機能的重症度を評価した。LCX末梢における安静時圧較差は7mmHgと小さく（b），最大充血状態においても圧較差17mmHg，FFR=84/101=0.83であり，内科的療法にて経過観察可能と判断した。
LMT：左主幹部，BMS：ベアメタルステント，LCX：左回旋枝

LTM : left main trunk

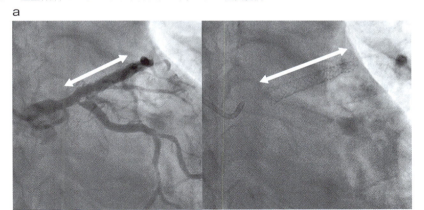

けるFFRと定量的冠動脈造影法（QCA）を比較したKooらの報告によると，FFRが有意な値を示す狭窄率閾値は85％狭窄であり，75％以下の狭窄は全例非有意狭窄であった[1]。また，QCAにて75％以上の狭窄を呈した73病変のうちFFRの結果有意狭窄と判断されたものは実に28％のみであった。すなわち通常の動脈硬化性病変による狭窄と比較すると，側枝入口部狭窄では虚血を生じうる狭窄率は高値である（図3）。

QCA : quantitative coronary angiography

FFR活用のカギ

ステント留置後側枝入口部に出現した狭窄は，造影上高度であっても有意な虚血を有さないことが多い。自信をもってsingle stentで終了したい場合にはFFRが有用である。

≪注意≫
通常のワイヤーのように，側枝保護としてpressure guidewireを残したままステントを植込むと，ステントでワイヤーが捕捉されワイヤーの損傷・断裂，圧センサーの損傷をきたすおそれがあるので，注意を要する。

図2 左回旋枝入口部狭窄の評価

不安定狭心症にて冠動脈造影（CAG）施行。LAD, LCXに狭窄を認め，責任病変同定のためFFR計測を行った。
a：CAGでは，LAD中間部（①）および近位部（②）に中等度狭窄，LCX入口部（③）に高度狭窄を認める（a）。
b：不安定狭心症の責任病変を明らかにするためにFFRを計測したところ，造影上高度狭窄であったLCXのFFRは0.88と保たれていた。
c：一方，LADのFFRは0.72と低値を示した。冠内圧引き抜き曲線では，中間部（①）により大きな圧較差を認め，同病変が治療のターゲットと示唆された。
CAG：冠動脈造影，LAD：左前下行枝，LCX：左回旋枝

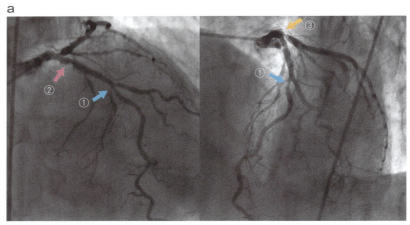

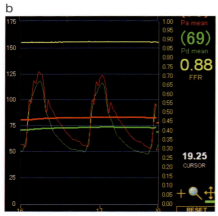

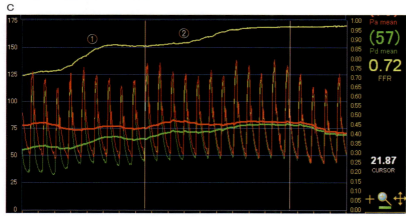

図3 LMT bifurcation病変の評価

造影上はMedina分類（1, 1, 1），特にLCX入口部の狭窄が高度であった（a）。しかしFFR計測では，LAD-FFR 0.64（b），LCX-FFR 0.77（c）であり，LCX入口部狭窄は軽度と考えられた。LMTからLADへステントを留置し（d），single stent KBT後にFFRを再計測したところ，LAD-FFR（post）0.80（e），LCX-FFR（post）0.89（f）と，LADはやや改善不良であったが，LCXに関しては良好な値であり，LCXへの追加のステント留置は行わず，終了することとした。

KBT：kissing balloon technique

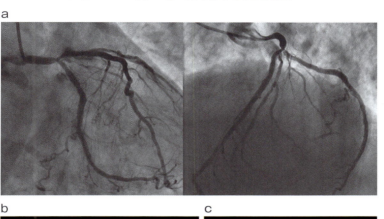

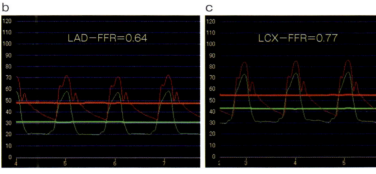

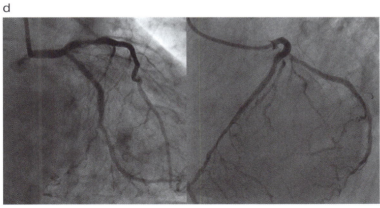

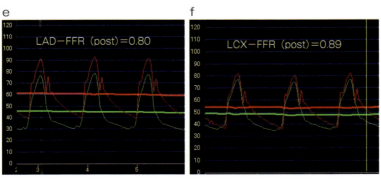

FFR-guided provisional stentingの妥当性も検討されている[2]。ステントjailされた側枝に50％以上の狭窄を認めた91病変においてFFRを計測したところ，造影にて75％以上の狭窄を呈した症例が68％存在したのに対し，FFR＜0.75であった症例は28病変（31％）であった(図4)。

FFR≧0.75の63病変(69％)は側枝の拡張は追加せずに経過観察が行われたが，機能的再狭窄(慢性期のFFR＜0.75)を呈したのは2例(5％)であり，晩期の圧較差出現はほとんど認めなかった。一方，側枝入口部狭窄が機能的有意(FFR＜0.75)であり，kissing balloon(KB)を追加した26例においては，KB追加後，および慢性期とFFRの経過が観察され，機能的に良好な狭窄まで改善すれば，その後の予後も良好であることが示された(図5)。

> **FFR活用のカギ**
> 側枝入口部狭窄のすべてをFFRガイドにより治療すべきとはいえないが，造影所見に大きく限界のある病変群であり，機能的な改善を目指す治療でより合併症を少なく，そして少しでもよい治療結果を得られる可能性を知っておくべきである。

図4 Jailed side branchの解剖学的・機能的重症度
ステント直後，kissing balloon(KB)施行後，慢性期のいずれにおいても，造影にて75％以上の狭窄を呈する率に比べ，機能的に有意である症例は少ない。

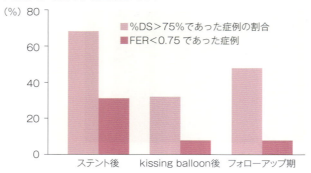

図5 側枝FFRの経時的推移
FFR≧0.75でありKB追加をしなかった群(赤線)の慢性期FFRは良好であった。
FFR＜0.75にてKB追加した症例(青線)も，直後にFFRが改善し，慢性期成績も良好であった。

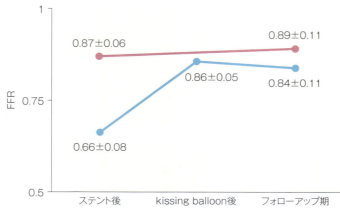

文献

1) Koo BK, Kang HJ, Youn TJ, et al : Physiologic assessment of jailed side branch lesions using fractional flow reserve. J Am Coll Cardiol 46 : 633-637, 2005.
2) Koo BK, Park KW, Kang HJ, et al : Physiological evaluation of the provisional side-branch intervention strategy for bifurcation lesions using fractional flow reserve. Eur Heart J 29 : 726-732, 2008.

実践編 | FFRを使いこなす
多枝病変におけるFFR

田中信大（東京医科大学八王子医療センター循環器内科）

POINT

- 負荷心筋シンチグラムや負荷心エコー図法は，最も虚血の強い部位が所見として強く出てしまうため，他の部位の所見がマスクされ，個々の病変ごとの重症度評価を行うことは難しい場合が存在する。
- FFRは個々の枝ごとに虚血の存在を診断できるという特性から，多枝病変症例における有用性が高い。
- 病変ごとの重症度から個々の症例としての機能的重症度（functional SYNTAXスコア）を判定することは，治療方針を決定するうえで有用である。
- 機能的虚血評価をガイドとしたPCIは，CABGの成績に匹敵しうることがSYNTAX Ⅱ試験により示された。

薬剤溶出性ステント（DES）も第2世代となり，その成績が安定したことにより，多枝病変症例に対しても広くPCIが行われるようになってきた。しかしその一方で，PCIによる生命予後改善効果は十分には示すことができていない。これに対しFAME studyでは，多枝病変症例のPCIにおいてFFRガイドを用いることが，医療経済的にも，予後の観点からも，従来のangiographyをガイドとした手技に比べ有効であることが示された。その結果，2010年欧州心臓病学会のガイドライン改訂では，FFRガイドのPCI手技がClass Ⅰ（エビデンスレベルA）として収載され，日本でも広く使用されるようになった。同ガイドラインは2018年の改訂において，FFRガイドに加え，安静時圧較差指標であるiFRをガイドとした血行再建も推奨レベルClass Ⅰとして収載した。

DES：drug eluting stent

iFR：instantaneous wave free ratio

多枝病変症例における虚血評価：FFRガイドCABG

負荷心筋シンチグラムや負荷心エコー図法は，虚血の有無のみならず，虚血部位診断，虚血領域の広さを評価することが可能であるが，多枝病変症例においては，個々の病変ごとの重症度評価を行うことは難しい場合が存在する。すなわち通常の非侵襲的負荷検査では，最も虚血の強い部位が所見として強く出てしまうため，その所見が強ければ強いほど他の部位の所見がマスクされやすくなる（図1，2）。

そのため多枝病変症例に対しCABGを考慮する際に，多枝にわたるすべての病変の虚血を証明したうえで，PCI/CABGの選択，さらにはCABGのバイパスを行うべき枝の選択を行うことは不可能であり，やはり冠動脈造影所見に頼らざるをえない部分であった。CABGを選択した際のバイパスを行う枝の選択は造影所見により決められるが，中等度狭窄を含めたすべての枝にバイパスをつなぐことが必ずしもよいとはいえない。狭窄が有意でなければ術後早期のバイパス不全に繋がる可能性もあり，個々の病変ごとの重症度評価が重要となる部分でもある（図3）[1]。FFRにより虚血陰性と判断された枝に対するバイパスは，静脈グラフトで3倍，動脈グラフトでは5倍のバイパス閉塞を生じることが

CABG：coronary artery bypass grafting

図1 高度狭窄を有する他枝中等度狭窄の虚血評価

60歳代男性,労作性狭心症。
a:冠動脈造影では,LADに造影遅延を伴う高度狭窄を(①),LCXには中等度狭窄を認めた(②)。
b:薬剤(ATP)負荷心筋シンチグラムでは,前壁中隔(LAD領域)の虚血所見を認めるのみであった。LADが高度狭窄であるため,心筋シンチグラムによるLCX領域の虚血判定は困難と考えられた。
c:LADのPCIの際にLCXのFFRを計測した。LADでは,pressure guide wireを進めると,病変部で局所的に非常に大きな圧較差を認めた。一方,LCXのFFRは0.88であり,有意狭窄ではないと判断された。

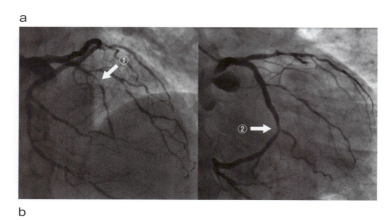

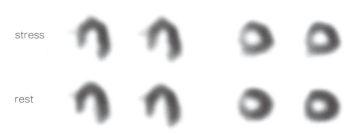

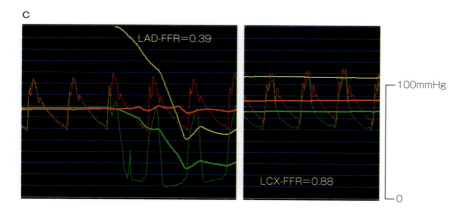

報告されている。

Tothらの報告では,FFRガイドのCABGは通常のAngioガイドのCABGと比べ,グラフト吻合数を減らし,またオンポンプ手術の割合が減少した。グラフト吻合数は少なかったが,3年間の観察では,イベント発生は同等であり,狭心症症状の発生は有意に低率であった[2]。機能的な病変評価に基づき治療法を選択し,さらにはバイパス部位を決定する"機能的完全血行再建"が治療成績の向上に寄与しうる。現在このベルギーAalstのグループでは,前向きにFFRガイドCABGとAngioガイドを比較するランダム割り付け研究を行っており,その結果が期待されている[3]。

図2 多枝病変症例における虚血評価

50歳代男性，労作性狭心症。負荷心筋シンチグラムにて，心尖部（左前下行枝末梢領域），前側壁（高位側壁枝領域）の虚血が疑われCAGを施行した。

a：CAGでは左前下行枝近位部（①）にびまん性の中等度狭窄，高位側壁枝に99％狭窄（②）を認め，それぞれ負荷心筋シンチグラムにより検出された虚血部位と対応していると考えられたが，それ以外にも回旋枝本幹近位部（③）に中等度狭窄，右冠動脈には中間部（④）に潰瘍形成を伴う病変を，遠位部（⑤）には中等度狭窄を認めた。

b：左前下行枝（a①）のFFRは0.59，左回旋枝（a③）は0.75，右冠動脈（a④，a⑤）は0.67であり，心筋シンチグラムでは他枝の強い虚血所見に隠れ，証明できていなかった枝の虚血も証明し得た（高度狭窄であり，心筋シンチグラムの虚血陽性所見と一致した高位側壁枝に関しては，FFRは計測しなかった）。

CAG：coronary angiography

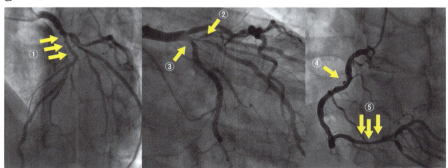

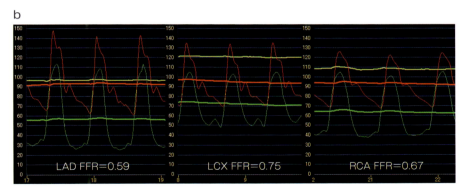

図3 FFR値とCABG後のグラフト開存率

FFRが良好であるほど（狭窄が軽度であるほど），その血管につないだバイパスの開存率は低下する。

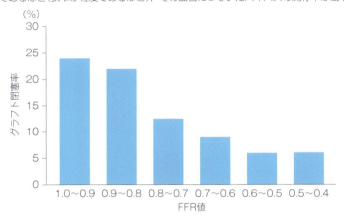

（文献1より引用）

機能的病変枝数

病変枝数と予後との関連をみた過去の検討は，冠動脈造影所見を基に評価されたものであり，個々の病変の有意性の判定は確実なものではない．冠動脈造影では3枝疾患と判断されていたものが，FFRを用いた機能的評価を行うことにより，実際には1枝・2枝病変である症例は実に60％以上存在することが報告されている（図4）[4]．狭窄の機能的評価を行うことにより，有意な狭窄病変を有する罹患枝数は少なくなり，治療方針自体も変更されることが少なくない．FFR計測により約30～40％の病変はPCIがdeferされ[5]，その結果，実臨床では約50％の症例で治療方針自体が変更されていることが報告されている[6]．日本の実臨床のなかで，FFRがどのように使用され，どの程度の影響を及ぼしているかを調査するために，日本心血管インターベンション治療学会（CVIT）において2012～2013年にかけて全国的なレジストリーが行われた[7, 8]．冠動脈造影の結果から判断された治療方針に比べ，FFR計測により，PCIは約20％減少し，40％の症例で治療方針自体が変更されていた（図5）．日本においても，FFRを用いることにより臨床判断が変更される症例が多く存在することがうかがえる．

図4 解剖学的病変枝数と機能的病変枝数
解剖学的判断（CAG）による病変枝数は，FFRを用いて機能的に評価することにより大きく異なってくる．

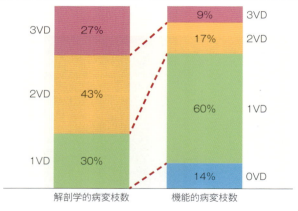

（文献2より引用）

図5 CVIT-DEFER レジストリー
CVITによる全国的なレジストリー，168施設より3,228症例が登録された（1枝77％，2枝15％，3枝4％）．FFR計測により，PCI数は22％減少し，治療戦略が変更された症例が約40％存在した．

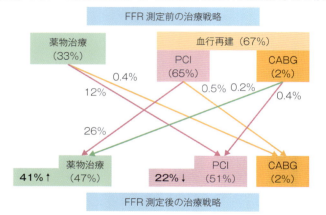

（文献5, 6より引用）

Functional SYNTAXスコア

　SYNTAX スコアは，多枝病変症例における治療後のリスクを推定し，治療戦略を決定する際の重要な根拠として扱われている．SYNTAX スコアハイリスク群であれば，PCIよりもCABGの選択が推奨される．しかし，SYNTAX スコアも冠動脈造影所見から判断されるものであり，個々の病変の有意性については評価されていない．そこでNamらにより提唱されたのがfunctional SYNTAX スコアである．機能的に有意な狭窄病変に対してのみスコア化するfunctional SYNTAX スコアは，より低いリスク層別群に分類されるが，1年間の心血管イベントをより識別することが可能となる[9]（図6）．CABGの適応を考慮する症例においては有用なリスク評価法である．

SYNTAX Ⅱ study

　SYNTAX studyでは，多枝疾患に対し第1世代のDESを用いたPCIとCABGの成績が比較検討されたが，全体ではCABGが優れた成績であった．しかし同時期に発表された

図6 Functional SYNTAX スコアによる評価
60歳代男性，狭心症．
a：CAGではRCA，LCXの近位部に完全閉塞，LAD近位部に中等度狭窄を認める．LADの病変を有意狭窄と判断すれば，SYNTAX スコアは24.5となる．心筋シンチグラムでは，RCA，LCXの虚血所見が強く，LAD領域の虚血判定は困難であった．
b：LADの中等度狭窄をFFRにより評価した．FFR 0.80であり，非有意狭窄と判定された．その結果functional SYNTAX スコアは17.5となり，PCIが選択された．本例において，LAD近位部病変が有意狭窄であれば，2つのCTOを含む3枝疾患であり，CABGの選択が望ましいといえる．

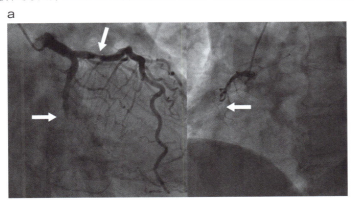

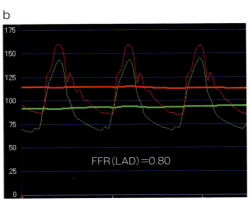

FAME studyでは，通常のAngioガイドPCIのイベント発生を，FFRガイドを用いることにより30%削減するというものであり，対象群の異なる2研究ではあるが，FFRガイドのPCIの成績がCABGに匹敵する可能性を期待させるものであった（図7）。

そこで行われたのがSYNTAX II studyである。FFR/iFRをガイドとするほか，IVUSや最新のOMTを用いるなどSYNTAX II strategy（表1）を導入することにより，PCIの成績を向上させ，CABGの予後に追い着こうというものである[10]。1年後の予後においては，SYNTAX IのPCI群よりも良好であり，CABG群と同等であった（図8）。FFR/iFRガイドPCIの予後は良好であり，CABGに匹敵することが示された。

図7 多枝病変症例におけるPCI/CABG/FFRガイドPCIの予後

SYNTAX study，FAME studyの1年予後を見比べると，FFR guide PCIの成績が期待されるものである。

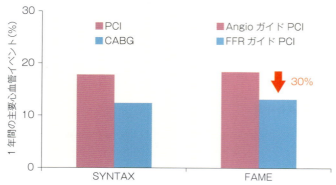

表1 SYNTAX II strategy

1. SYNTAX score II に基づいたハートチームによるPCI/CABGの治療選択
2. Physiology guideによる治療適応決定
3. 薄いstrut/bio-resorbable polymerを有する新世代DES（SYNERGY stent）
4. IVUS guideによるステント留置（術前・後）
5. contemporary CTO technique
6. 最新のOMT

図8 SYNTAX II study

SYNTAX II studyにおけるPCIの成績は良好であり，SYNTAX I study CABG群の成績に匹敵するものであった。

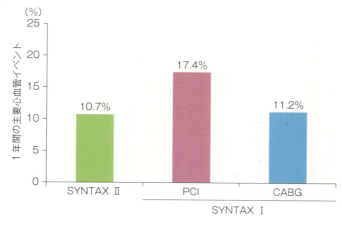

文　献

1) Botman CJ, Schonberger J, Koolen S, et al : Does stenosis severity of native vessels influence bypass graft patency? A prospective fractional flow reserve-guided study. Ann Thorac Surg 83 : 2093-2097, 2007.
2) Toth G, De Bruyne B, Casselman F, et al : Fractional flow reserve-guided versus angiography-guided coronary artery bypass graft surgery. Circulation 128 : 1405-1411, 2013.
3) Toth G, De Bruyne B, Kala P, et al : Study Design of the Graft Patency After FFR-Guided Versus Angiography-Guided CABG Trial (GRAFFITI). J Cardiovasc Transl Res 11 : 269-273, 2018.
4) Sant'Anna FM, Silva EER, Batistaet LA, et al : Influence for routine assessment of fractional flow reserve on decision making during coronary intervention. Am J Cardiol 99 : 504-508, 2007.
5) Tonino PAL, De Bruyne B, Pijls NHJ, et al ; FAME Study Investigators : Fractional flow reserve versus angiography for guiding percutaneous coronary intervention. N Engl J Med 360 : 213-224, 2009.
6) Van Belle E, Rioufol G, Pouillot C, et al ; Investigators of the Registre Français de la FFR–R3F : Outcome impact of coronary revascularization strategy reclassification with fractional flow reserve at time of diagnostic angiography : insights from a large French multicenter fractional flow reserve registry. Circulation 129 : 173-185, 2014.
7) Nakamura M, Yamagishi M, Ueno T, et al : Prevalence of visual-functional mismatch regarding coronary artery stenosis in the CVIT-DEFER registry. Cardiovasc Interv Ther 29 : 300-308, 2014.
8) Nakamura M, Yamagishi M, Ueno T, et al : Modification of treatment strategy after FFR measurement : CVIT-DEFER registry. Cardiovasc Interv Ther 30 : 12-21, 2015.
9) Nam CW, Mangiacapra F, Entjes R, et al; FAME Study Investigators : Functional SYNTAX score for risk assessment in multivessel coronary artery disease. J Am Coll Cardiol 58 : 1211-1218, 2011.
10) Escaned J, Collet C, Ryan N, et al : Clinical outcomes of state-of-the-art percutaneous coronary revascularization in patients with de novo three vessel disease: 1-year results of the SYNTAX II study. Eur Heart J 38 : 3124-3134, 2017.

実践編 | FFRを使いこなす
陳旧性心筋梗塞におけるFFR

肥田　敏（東京医科大学循環器内科）

POINT

- 心筋梗塞領域では非梗塞領域と比べ，理論的にはFFR値は高くなると考えられている。
- 陳旧性心筋梗塞症例において生存心筋量が保たれていれば，可逆性虚血を検出するFFRのカットオフ値として0.75は有用である。
- 亜急性心筋梗塞や急性心筋梗塞症例（第4病日以降）においても，FFR測定による梗塞責任病変の機能的重症度評価は適用できる可能性がある。

はじめに

陳旧性心筋梗塞例において，負荷心筋シンチグラムや負荷心エコー図検査などの非侵襲的負荷検査による残存心筋虚血の評価では，偽陰性や偽陽性が多く，しばしば診断に苦慮することがある。一方，冠血流予備量比（FFR）は，冠動脈狭窄病変の機能的重症度を評価する指標であり，可逆性虚血を検出するカットオフ値として0.75が用いられている[1]が，FFR 0.75は心筋梗塞の既往のない1枝病変例において決められた心筋虚血を検出するカットオフ値である。心筋梗塞領域においては，灌流心筋量の減少，微小血管障害の影響により，冠血流が減少し狭窄圧較差が小さくなりえる。すなわち同程度の冠動脈狭窄であっても，心筋梗塞領域では非梗塞領域と比べ，FFR値が高くなることが理論的に考えられている。

当院における2017年度の陳旧性心筋梗塞症例に対する冠動脈インターベンションは，梗塞領域に行った症例が45%，非梗塞領域に行った症例は55%であった。また当院で同年度にFFRを測定した陳旧性心筋梗塞症例のうち梗塞領域は23%，非梗塞領域は77%の頻度であった。このように日常臨床において，陳旧性心筋梗塞症例に対しFFRを測定し，冠動脈の狭窄の機能的重症度を評価する機会は多く，また梗塞領域においてFFR測定することも少なくない。そのため可逆性虚血を検出するカットオフ値としてFFR＜0.75が適用できるかどうかが重要であることがわかる。

FFR : fractional flow reserve

心筋梗塞領域のFFR測定

FFR測定においては，最大充血下で測定することが必要である。抵抗血管は最大充血下では，冠血流−冠内圧関係は直線となるため，冠血流の比は冠内圧の比と等しくなる。つまり非心筋梗塞領域でのFFR測定は，最大充血時における狭窄領域での最大血流量（Q_{max}）と正常時の最大心筋血流量（Q_{max}^N）の比として表せる（図1a）。

一方，心筋梗塞領域では生存心筋と梗塞心筋が混在しており，生存心筋量は減少している。また梗塞領域では程度に差はあるが，微小循環障害が存在し，抵抗血管の機能障害があるため，急性期だけでなく6カ月後の慢性期においても冠血流予備能は低下している（図2）[2]。よって梗塞領域での最大充血反応が不十分となり，最大血流量（Q_{max}^N）は低

図1 FFR測定

a：非心筋梗塞領域
b：心筋梗塞領域

理論的には解剖学的狭窄度が不変で，冠動脈の最大血流量（Q_{max}）が同一であれば，心筋梗塞領域にて測定されたFFR値は非心筋梗塞領域と比べ，高くなることが考えられる．しかし，梗塞領域では機能的重症度は低下している．

Q_{max}：最大充血時における狭窄領域での最大血流量，Q_{max}^N：正常心筋での最大血流量

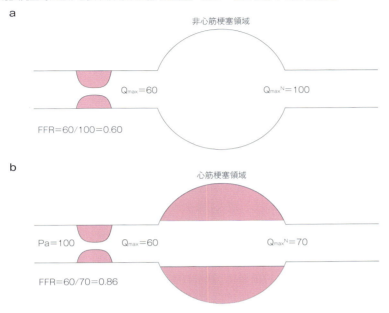

図2 急性期および慢性期の梗塞領域と非梗塞領域における冠血流予備能の比較

梗塞領域では，ポジトロン断層撮影法にて評価した冠血流予備能は梗塞1週間後および6カ月後の慢性期においても，非梗塞領域と比較し低下している（1週間後：$p=0.015$，6カ月後：$p=0.004$）．また非梗塞領域においても，急性期から慢性期にかけて冠血流予備能は改善しているが（$p=0.001$），正常心筋領域と比べ，依然低下している（$p=0.009$）．

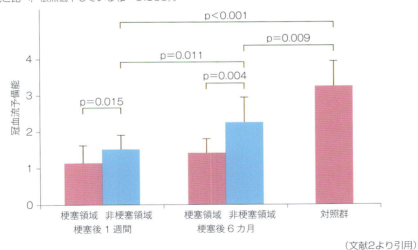

（文献2より引用）

下している．理論的には解剖学的狭窄度が不変で，冠動脈の最大血流量（Q_{max}）が同一であれば，心筋梗塞領域にて測定されたFFR値は非心筋梗塞領域と比べ，高くなることが考えられる（図1b）．

陳旧性心筋梗塞症例におけるFFR

De Bruyneら[3]は発症後20±27日経過している心筋梗塞患者57例において，アデノシン負荷99mTc-MIBI心筋SPECTによる可逆性心筋虚血の有無とFFR 0.75をカットオフとした場合のFFR値の診断精度を報告した。アデノシン負荷99mTc-MIBI心筋SPECTは冠動脈インターベンション（PCI）前後で施行した。FFRはPCI前0.55±0.19であったが，PCI後は0.92±0.06となった。PCI前後の心筋SPECTとFFR値との関係を図3に示す。FFR＞0.75であれば，アデノシン負荷99mTc-MIBI心筋SPECTで可逆性血流低下所見を認める可能性は低く，可逆性虚血を検出するカットオフ値として0.75は正常心筋で用いられるのと同様に信頼できる指標であると結論している。

診断精度は，感度82%，特異度87%，陽性的中率81%，陰性的中率91%であった。またPCI前のSPECT陽性群ではSPECT陰性群に比べ，FFRは低く（0.52±0.18 vs 0.67±0.16，p=0.0079），左室駆出率は高かったが（63±10 vs 52±10%，p=0.0009），両群の冠狭窄率は同様であった（67±13 vs 68±16%，p=NS）。さらに，FFRと左室駆出率の間に負の相関を認めた（図4）。これは冠狭窄率が同様でも，梗塞領域が大きい，すなわち残存心筋量が少ないほど，FFRは高くなる可能性を示している。

De Bruyneらは，梗塞領域では冠血流予備能は低下し，最大心筋血流量が低下しているため，梗塞前に比べ残存狭窄部の圧較差は小さくなり，狭窄の解剖学的重症度は同じであれば，理論的にFFRは高くなることを述べている。しかし，心筋梗塞領域では狭窄の解剖学的重症度は同じであっても，残存する生存心筋量は少ないため，非梗塞領域と比べ機能的重症度は低い。このように，残存狭窄のFFR値は，狭窄の重症度と残存する生存心筋量との関係により決定されるので，高度狭窄があってもFFRが高い場合は，生存心筋が少ないと考えられる。そのため心筋梗塞症例においては，冠動脈造影だけでは狭窄を過大評価する可能性があり，FFR測定による機能的な評価が重要であることを強調している。

図3　冠動脈形成術前後の心筋SPECTとFFR値との関係
赤点はアデノシン負荷99mTc-MIBI心筋SPECTにて梗塞領域に可逆性血流低下を認めたもの，白点は陰性のもの。
心筋梗塞症例において，FFR＞0.75であれば，アデノシン負荷99mTc-MIBI心筋SPECTで可逆性血流低下所見を認める可能性は低く，可逆性虚血を検出するカットオフ値として0.75は有用である。

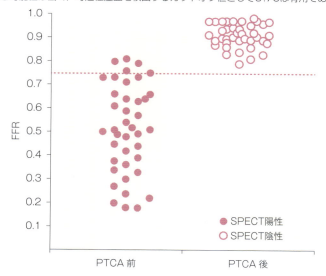

（文献3より引用）

またUsuiら[4]は，陳旧性心筋梗塞患者74例，非梗塞患者93例において，負荷^{201}Tl心筋SPECTよる可逆性心筋虚血の有無とFFR 0.75をカットオフとした場合，陳旧性心筋梗塞患者では感度79％，特異度79％，正診率79％に対し，非梗塞患者では感度79％，特異度72％，正診率76％と有意差を認めないことを報告している（図5）。本研究の対象症例は，心筋SPECTでの安静時の^{201}Tlの取り込みが高度に障害されているセグメントは11％のみであり，多くは残存する生存心筋量が保たれている症例であった。このように陳旧性心筋梗塞患者においても，生存心筋量すなわちviabilityが保たれていれば，FFRのカットオフ値0.75は核医学検査による虚血診断と同等の信頼できる指標であるといえる。

図4 FFRと左室駆出率の関係

FFRと左室駆出率の間に負の相関を認めた。これは冠動脈狭窄率が同様でも，梗塞領域が大きい，すなわち残存心筋量が少ないほど，FFRは高くなる可能性を示している。

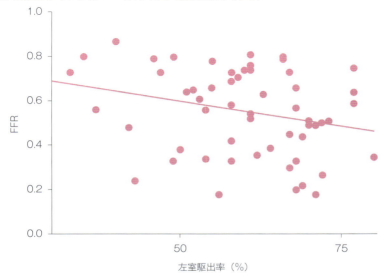

（文献3より引用）

図5 FFR＜0.75を用いた心臓核医学検査による心筋虚血の診断精度：梗塞症例と非梗塞症例の比較

陳旧性心筋梗塞患者では感度79％，特異度79％，陽性的中率82％，陰性的中率76％，正診率79％に対し，非梗塞患者では感度79％，特異度72％，陽性的中率72％，陰性的中率79％，正診率76％と，両群間で有意差を認めない。

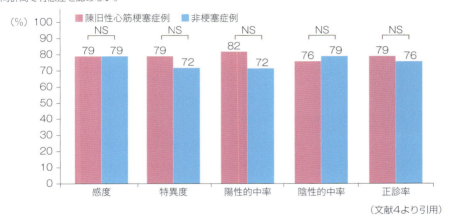

（文献4より引用）

症例提示

(1) 症例1：梗塞領域におけるFFR測定（図6）

70歳代前半男性。半年前に急性前壁中隔心筋梗塞にて左前下行枝♯6にPCIを行っている。外来にて行った運動負荷^{201}Tl心筋SPECTで前壁中隔から心尖部にかけて可逆性の血流低下および不完全再分布を認めた（図6a）。冠動脈造影検査にて左前下行枝♯6に90％狭窄を認めた。同時に計測したFFRは0.62と有意に低下しており、再びPCIを行った（図6b）。梗塞領域の心筋viabilityは保たれており、残存心筋虚血の存在が負荷心筋シンチグラム、FFR両者によって示された。

図6 陳旧性心筋梗塞症例の心筋梗塞領域における心臓核医学検査による虚血評価とFFR（症例1）
a：運動負荷^{201}Tl心筋SPECTで前壁中隔から心尖部にかけて可逆性の血流低下および不完全再分布を認めた。
b：冠動脈造影検査にて左前下行枝♯6に90％狭窄を認めた。同時に計測したFFRは0.62と有意に低下した。

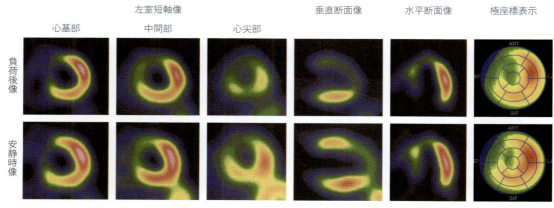

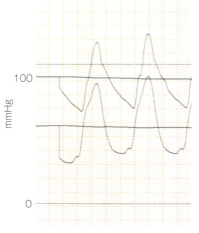

（2）症例2：梗塞領域におけるFFR測定（図7）

40歳代後半男性。1年前に急性前壁中隔心筋梗塞にて左前下行枝♯6近位部にPCIを行っている。外来にて行った運動負荷^{99m}Tc-MIBI心筋SPECTで前壁中隔に固定性の高度血流低下，心尖部に固定性血流欠損を認めるが，明らかな可逆性変化は認めなかった（図7a）。

冠動脈造影検査にて左前下行枝♯6に90％狭窄を認めた。同時に計測したFFRは0.78であった（図7b）。

心筋SPECTでは，梗塞領域の心筋viabilityが乏しい場合，本例のように梗塞領域において高度の集積低下や集積欠損を認める。そのため負荷時像と安静時像による可逆性変化，すなわち心筋虚血の評価が困難であることがある。その場合はFFR測定による機能評価が有用である。

図7 陳旧性心筋梗塞症例の心筋梗塞領域における心臓核医学検査による虚血評価とFFR（症例2）
a：運動負荷^{99m}Tc-MIBI心筋SPECTで前壁中隔に固定性の高度血流低下，心尖部に固定性血流欠損を認める。
b：冠動脈造影検査にて左前下行枝♯6に90％狭窄を認めた。同時に計測したFFRは0.78であった。

a
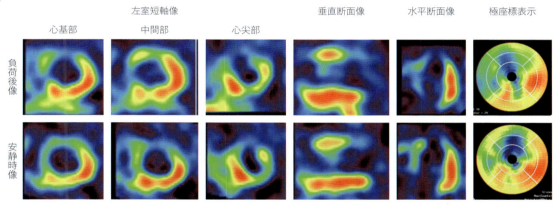

b
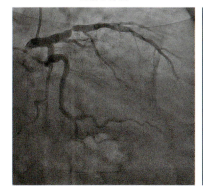
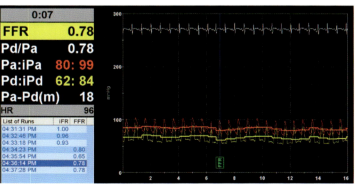

（3）症例3：非梗塞領域におけるFFR測定（図8）

70歳男性。発症時期不明の下壁心筋梗塞。

薬剤負荷^{201}Tl心筋SPECTで下後壁に可逆性の血流低下，不完全再分布所見を認め，また前壁中隔から心尖部にかけても可逆性血流低下を認める（図8a）。

冠動脈造影検査にて右冠動脈♯1に完全閉塞，左前下行枝♯6に75％狭窄，♯8に75％狭窄，前下行枝，回旋枝から右冠動脈にRentropⅡ度の側副血行路を認めた。同時に計測した左前下行枝のFFRは0.64と有意であり，左前下行枝領域の虚血の存在が示された（図8b）。

亜急性心筋梗塞におけるFFR

Claeysら[5]は発症後14±5日経過した亜急性心筋梗塞患者11例と，同様な冠動脈狭窄を認める狭心症患者10例を対象とし，狭窄血管の最大充血反応とFFRの比較について報

図8 陳旧性心筋梗塞症例の非梗塞領域における心臓核医学検査による虚血評価とFFR（症例3）
a：薬剤負荷^{201}Tl心筋SPECTで下後壁に可逆性の血流低下，不完全再分布所見を認め，また前壁中隔から心尖部にかけて可逆性血流低下を認める。
b：冠動脈造影検査にて右冠動脈♯1に完全閉塞，左前下行枝♯6に75％狭窄，♯8に75％狭窄，前下行枝，回旋枝から右冠動脈にRentropⅡ度の側副血行路を認めた。同時に計測した左前下行枝のFFRは0.64と有意に低値を示した。

a
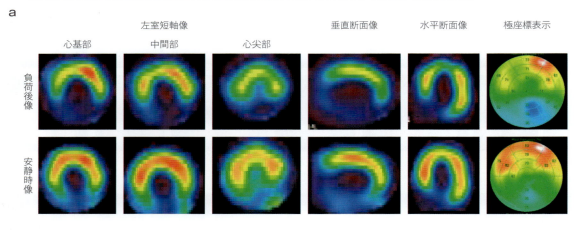

b
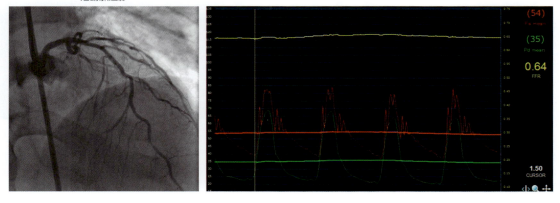

告している。梗塞血管での最大充血反応は，非梗塞血管に比し23％低下（37±26mL/分 vs 48±22mL/分，p＝0.03）し，梗塞血管でのFFR値（0.83±0.12）は非梗塞血管でのFFR値（0.79±0.12）に比し，有意差は認めないがやや高かった。そのため梗塞血管では非梗塞血管でのFFR値に比し，＋5％ほどの数値が変動し，FFR 0.75～0.80のボーダーラインにある患者では治療方針の判断に影響を及ぼす可能性があるため，得られた値を注意深く解釈する必要があると述べている。このように亜急性心筋梗塞では重症の微小循環障害が残存している場合があり，その際は最大充血反応が障害されているため，FFR測定は狭窄を過小評価する可能性がある。しかしながら，亜急性心筋梗塞患者においてもFFR低値の場合は虚血が存在すると判断できることから，残存狭窄の機能的重症度評価として有用な方法と考えられる。

急性心筋梗塞におけるFFR

　心筋梗塞症例における非侵襲的負荷検査の虚血評価とFFRの診断精度に関する報告の多くは，陳旧性あるいは亜急性心筋梗塞症例である。急性心筋梗塞発症直後では，慢性期よりも微小血管障害が重症であり，FFR測定時や非侵襲的負荷検査時に最大充血反応が減弱しており，梗塞血管の機能的重症度を正しく評価できない可能性がある。

　Samadyら[6]は発症後3.7±1.3日の急性心筋梗塞患者における非侵襲的負荷検査の虚血評価とFFR測定の診断精度について報告している。対象患者48例において，ジピリダモール負荷^{99m}Tc-MIBI心筋SPECT，ジピリダモール負荷コントラストエコーのいずれかによる可逆性心筋虚血の有無とFFR＜0.75の診断精度について検討した。結果はROC解析により求めた可逆性心筋虚血に対するFFRのカットオフ値は0.78であった（図9）。非侵襲的負荷検査の虚血評価とFFR＜0.75の診断精度は，感度88％，特異度93％，陽性的中率91％，陰性的中率91％であった。Samadyらは，急性期FFR測定の問題を認めつつも，発症数日後の急性心筋梗塞患者においても，FFRは非侵襲的負荷検査による虚血評価と同等の診断精度を有していると報告している。

　わが国の特徴として，急性心筋梗塞症例は発症直後の来院時にただちにPCIを行うことが多く，発症数日を経過して待期的に冠動脈造影を行うことは少ない。このため，こ

ROC：receiver-operator-curve

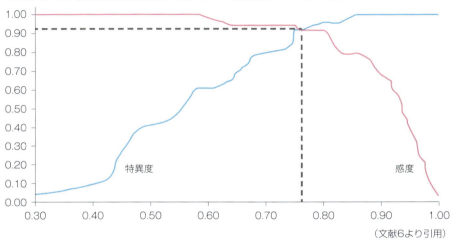

図9　急性心筋梗塞症例における虚血診断に対する最適のFFR値
ROC解析により求めた可逆性心筋虚血に対するFFRの最適値は0.78であった。

（文献6より引用）

の結果を日常臨床に適用する機会は少ないが，発症4日以上経過した急性心筋梗塞患者に対してFFR測定を行ない，カットオフ値として0.75を用いる論拠とはなろう。

まとめ

　心筋梗塞患者では梗塞後の微小循環障害のため，FFR測定は心筋虚血を過小評価する可能性はある。しかし本稿で述べてきたように，心筋梗塞慢性期だけでなく，亜急性期や急性期におけるFFR測定の有用性が報告されている。これらの報告において共通に認められることは，心筋梗塞症例においてもFFR＜0.75は可逆性虚血を検出するカットオフ値としてよく，実際に用いることができることである。今後はより大規模な試験や実験的データにより，心筋梗塞におけるFFRの適応の正当性が解明されるものと期待される。

文　献

1) Pijls NH, De Bruyne B, Peels K, et al : Measurement of fractional flow reserve to assess the functional severity of coronary-artery stenoses. N Engl J Med 334 : 1703-1708, 1996.
2) Uren NG, Crake T, Lefroy DC, et al : Reduced coronary vasodilator function in infarcted and normal myocardium after myocardial infarction. N Engl J Med 331 : 222-227, 1994.
3) De Bruyne B, Pijls NH, Bartunek J, et al : Fractional flow reserve in patients with prior myocardial infarction. Circulation 104 : 157-162, 2001.
4) Usui Y, Chikamori T, Yanagisawa H, et al : Reliability of pressure-derived myocardial fractional flow reserve in assessing coronary artery stenosis in patients with previous myocardial infarction. Am J Cardiol 92 : 699-702, 2003.
5) Claeys MJ, Bosmans JM, Hendrix J, Vrints CJ : Reliability of fractional flow reserve measurements in patients with associated microvascular dysfunction: importance of flow on translesional pressure gradient. Catheter Cardiovasc Interv 54 : 427-434, 2001.
6) Samady H, Lepper W, Powers ER, et al : Fractional flow reserve of infarct-related arteries identifies reversible defects on noninvasive myocardial perfusion imaging early after myocardial infarction. J Am Coll Cardiol 47 : 2187-2193, 2006.

実践編 | FFRを使いこなす
急性冠症候群におけるFFR

田中信大（東京医科大学八王子医療センター循環器内科）

> **POINT**
> ▶ FFRの値自体は虚血の強さを表す。
> ▶ FFRが0.45以下となると狭心症は不安定化しやすく，FFR0.38以下では非発作時にも壁運動異常が残存するほどの虚血が存在していると考えるべきである。
> ▶ 急性心筋梗塞の急性期に，FFR/iFRは梗塞責任血管の評価は不可能であるが，他枝に残存する病変の重症度評価を行うことは可能である。
> ▶ 急性心筋梗塞非責任病変評価におけるFFRは，急性期～慢性期の再現性は高い。その後のイベント発生予測において，FFR/iFRが同等に有効であるかは結論が出ていない。

　病状が急激に変化しうる急性冠症候群(ACS)では，その時点での判断を直ちに下すことが重要であり，非侵襲的負荷試験の結果を待つことは不可能な状況が多い。その一方で，急性心筋梗塞の急性期にはFFRは使用できないといわれている。しかし，急性冠症候群のさまざまな状況でFFRは有用な情報を与えてくれる。

虚血の強さとFFR

　虚血閾値を表すFFR値として0.75，インターベンション施行の閾値として0.80が用いられているが，虚血陽性/陰性あるいはPCIの適応あり/無しの判定のための指標としてのみではなく，FFRの値自体の重み付けが重要である。QCAやIVUSなどの解剖学的な狭窄重症度とFFR値との間に有意な相関を認めることは報告されているが[1,2]，解剖学的な狭窄重症度(狭窄率)は必ずしも虚血の強さと比例しているとは限らない。一方でFFR値は，生理学的な虚血重症度としての意味を有する。
　運動負荷心電図におけるST低下の程度とFFR値は，相関を認めることが報告されている[3]。また負荷心筋シンチグラムを用い，可逆性欠損をスコア化することにより虚血の重症度(欠損の強さと広がり)を定量化すると，FFR値と負の相関関係を認める(図1)[4]。99mTc-MIBI SPECTを用いた検討では，FFR 0.64以下の症例では，運動負荷時に一過性の局所壁運動異常をきたしていることが示された(図2)[5]。FFRが低値であるほど，虚血として重症であることが示唆される。臨床予後を観察した研究においても，血行再建を含むイベント(MACE)がdefer症例において多く発生する，すなわち血行再建のメリットが得られるであろうFFR閾値は0.79であったが，死亡・心筋梗塞というイベントを生じうるリスクが増加するFFR閾値は0.64と，PCIの適応とされる閾値FFR 0.80，虚血の閾値とされるFFR 0.75よりも低値であることが報告されている[6]。
　一方，狭窄をバルーン拡張により一時的に閉塞すると，狭窄遠位部圧は冠動脈楔入圧(Pw)となり，Pw/Paは0.15～0.25の数値を呈するが，Pw/Pa>0.30ではバルーン拡張中にも心筋虚血が出現せず，また将来的にその病変が完全閉塞となっても急性心筋梗塞を発症するリスクが低いことが報告されている[7,8]。このFFR(Pw/Pa)0.30は虚血が持続的

ACS : acute coronary syndrome

QCA : quantitative coronary angiography

MACE : major adverse cardiac events

に存在する閾値と考えられる。

　病変が進行し狭窄が高度となると，側副血行が増加し狭窄遠位部圧の高度低下を免れる。詳細はp16～p25（基礎編：FFRの理論）で記述したが，狭窄冠動脈血流の低下（すなわちFFRcorの低下）に伴い，側副血行血流量比Q_c/Q^Nが増加することにより心筋灌流（FFRmyo）が保たれる（図3）。しかし狭窄の進行が側副血行の発達よりも早かった場合には，FFRmyoが高度に低下し心筋虚血を生じやすくなると考えられる。労作時虚血を生じうると考えられるFFR値0.75以下，持続的な虚血を生じるFFR（Pw/Pa）値0.30以上の間で，心筋虚血の生じやすい（自覚症状が不安定化しやすい）FFR値が存在すると考えられる（図4）。

FFRcor：coronary fractional flow reserve
FFRmyo：myocardial fractional flow reserve

図1 FFRと可逆性欠損スコアの関係

心筋シンチグラムにおける可逆性欠損スコアが高値となるほど，FFRは低値を示した。FFR値は虚血の重症度を反映すると考えられる。

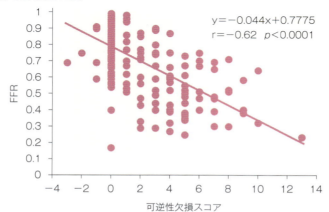

(文献4より引用)

図2 運動負荷時一過性壁運動異常の出現とFFR値の関係

99mTc-MIBI SPECTを用い，運動負荷時の左室壁運動を観察したところ，FFR値0.64以下の症例において一過性の局所壁運動異常の出現を認めた（●：壁運動低下症例）。

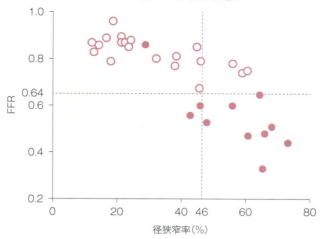

(文献5より引用)

図3 FFRmyo，FFRcorとQc/Q^{N}の関係

狭窄が高度となると（Qs/Q^{N}が低値となると），側副血行血流量比が増加し，FFRmyoの高度低下を免れる。すなわち，FFRmyo = FFRcor + Qc/Q^N

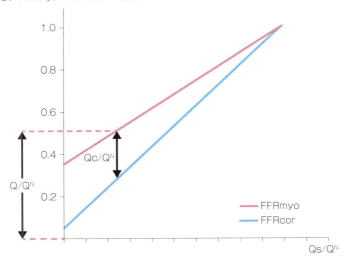

図4 安定狭心症と不安定狭心症の閾値となるFFR値は存在するか？

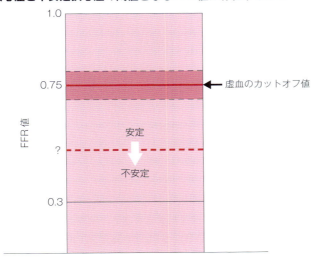

不安定狭心症におけるFFR

　新規発症あるいは増悪する狭心症発作にてBraunwald I-B, II-B, III-Bの不安定狭心症と診断された不安定狭心症（UAP）群（28例）と，待機的PCIを施行した安定労作性狭心症（SAP）群（51例）におけるFFR値を比較検討すると，狭窄率には差は認めないが（**図5**），UAP群のFFR（0.41 ± 0.13）は，SAP群のFFR（0.56 ± 0.14）に比べ有意に低値であった（**図6**）。FFRが0.45以下であることが不安定狭心症を呈することを予測する感度は75%，特異度73%であった。

UAP：unstable angina pectoris
SAP：stable angina pectoris

図5 不安定狭心症，安定労作性狭心症における径狭窄率

二群間で有意差は認めなかった。

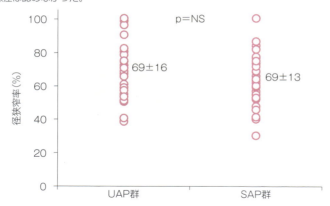

図6 不安定狭心症，安定労作性狭心症におけるFFR

UAPにけるFFRは有意に低値であった。

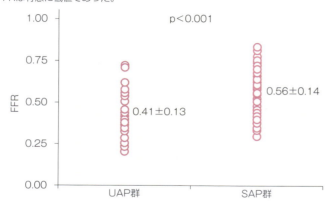

　UAP群28例中15例(54%)で責任病変に一致する局所の壁運動異常を認め，壁運動異常を認めた症例においてFFRは有意に低値であった(**図7，8**)。FFRが0.38以下であった症例13例中11例(85%)に壁運動異常を認め，逆に0.39以上の症例は15例存在したが4例(27%)に壁運動異常を認めた。不安定狭心症例において計測されたFFRが0.38以下であることが壁運動異常の存在を予測する感度は73%，特異度は85%であった。

　一方，SAP群においても51例中10例(20%)で責任病変に一致する局所の壁運動異常を認め，壁運動異常を認めた症例においてFFRは有意に低値であった(**図9**)。SAP群でFFR 0.45以下を呈する症例が14例(27%)みられたが，14例中9例(64%)に局所の壁運動異常を認め，強い心筋虚血が存在していることが示唆された。逆にFFRが0.45より大きかった37症例の中では局所の壁運動異常を呈したのは1例のみであった。FFRの数値上はかなり低灌流であることが示唆されても，自覚症状からは安定狭心症と診断されていた。FFR低値の症例では，労作のたびに頻回の心筋虚血発作を生じている可能性があるが，それが臨床症状としてどのように現れるかは患者側の因子に左右されている可能性が高い。

　動脈硬化病変が急激に進展した場合には心筋灌流圧(狭窄遠位部圧)が高度に低下し，容易に心筋虚血を引き起こし，結果として臨床症状的には不安定狭心症を呈すると考え

図7 不安定狭心症群における壁運動異常と径狭窄率

壁運動異常のある症例とない症例で有意差を認めなかった。

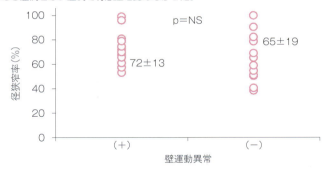

図8 不安定狭心症群における壁運動異常とFFR

壁運動異常のある症例におけるFFRは有意に低値であった。

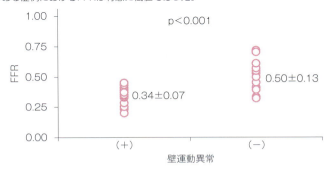

図9 安定労作性狭心症群における壁運動異常とFFR

SAP群においても壁運動異常のある症例におけるFFRは有意に低値であった。

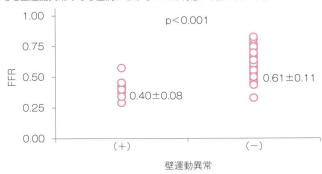

られる。FFRは側副血行による血流も加味した心筋灌流を表す指標であり、ほぼ同程度の解剖学的重症度であっても、側副血行血流の有無によって、その値は大きく異なってくる。狭心症が不安定化する血流の下限閾値が存在し、FFR 0.45以下となると不安定狭心症を呈しうると考えられる。またFFRが0.38より低値の症例に壁運動異常を多く認めたが、FFRが低値であるということは、軽労作にて容易に心筋虚血を生じうるということであり、日常生活のなかでも無症候性のものも含めると、虚血発作を繰り返している可能性がある。すなわちhibernationやstunningといった低灌流に基づく可逆性の心筋障害を生じ、結果として安静時の壁運動異常が残存していた可能性が考えられる。

≪注意≫
急性冠症候群の場合，粥腫の破綻とそれに引き続く血栓形成がその病態に大きく関与する。多量の血栓が存在し，末梢塞栓を生じると，最大血流を制限し，その結果として圧較差の過少評価，すなわちFFRの偽高値をきたしうる。不安定狭心症の経過中に末梢塞栓により壁運動異常をきたした症例ではFFRがやや高値となる可能性がある。安静時胸痛を繰り返すような症例やCPKの上昇している症例においては，多量の血栓が関与しFFRが必ずしも低値でない場合がある。

CPK：Creatine Phosphokinase

FFR活用のカギ
FFRの値自体は虚血の強さを表し，FFRが低値であるほど虚血が誘発されやすく，また強い虚血であると考えられる。FFRが0.45以下となると狭心症は不安定化しやすく，FFR0.38以下では非発作時にも壁運動異常が残存するほどの虚血が存在していると考えるべきである（図10）。

急性心筋梗塞における他枝残存病変の評価

急性心筋梗塞の急性期に，梗塞責任血管の評価はFFRでは不可能であり，また計測することの意義は少ないと考えられている。すでに梗塞を生じていれば，末梢塞栓や梗塞心筋の状態により冠血流は低下，その結果圧較差は過小評価，FFR高値となる。狭窄の重症度評価としてFFRを用いることは難しいことが多い。

一方，再灌流治療後に他枝に病変を認めた際，その病変の重症度評価を行うことは可能である。FFR値の計算において，冠循環の出口圧として中心静脈圧が用いられているが，心筋内圧，すなわち左室拡張末期圧が影響を及ぼしているとも考えられている。急性心筋梗塞発症時には，左室拡張末期圧が上昇しているため，他枝の評価時においてもその影響を受け，圧較差の過小評価，FFR値の偽高値をきたす可能性が考えられていた。そこで多施設共同試験において，その影響が確認された[9]。心筋梗塞発症時，梗塞責任血管の再灌流治療終了後に，他枝に残存する中等度狭窄のFFRを評価し，約1カ月後に再

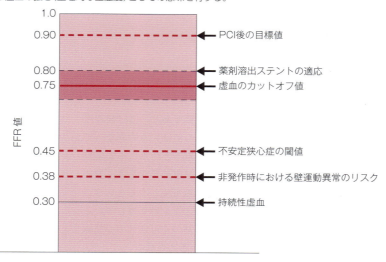

図10 FFR値の臨床的意義
FFR値は虚血の強さ（生理的な重症度）としての意味を有する。

評価された。急性期に評価されたFFR 0.77±0.13に対し，慢性期に計測されたFFR 0.77±0.13と，ほぼ変化はなく，0.80以上から0.75以下へ変動し，臨床的判断が変更されたものは75例中2例のみであった。急性心筋梗塞急性期に他枝の評価において計測されたFFRは再現性があり，その後の治療方針を考慮する際に信頼できると考えられる（図11）。

> ≪注意≫
> 上記の研究ではショック症例は除外されている。体血圧の低下，中心静脈圧の著明な上昇のみられる症例においては，冠血流が低下し，圧較差を過小評価する場合があり，注意が必要である。

図11 下壁急性心筋梗塞症例における他枝残存病変の評価

糖尿病，高血圧症，脂質異常症を有する60歳代，女性。急性下壁心筋梗塞にて入院。
a：RCA#2に対しprimary PCI施行した。
b：LAD#7（①）およびLCX#13（②）に中等度狭窄を認めた。Primary PCI終了後，LADおよびLCXのFFRを評価した。

a

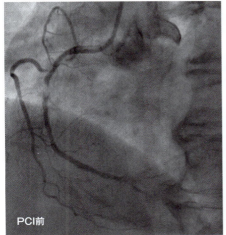 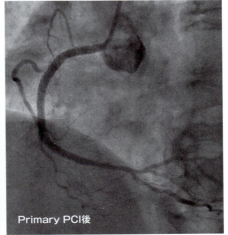

PCI前　　　　　　　　　　　　　Primary PCI後

b

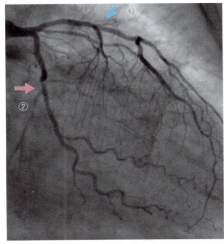 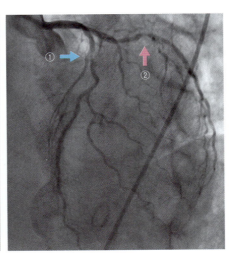

LCX-FFR：0.81　　　　　　　　　　LAD-FFR 0.72

（次頁へ続く）

（前頁の続き）

c：LADのFFRは0.72，LCXのFFRは0.81であった。
d：心筋梗塞の回復期（発症1カ月後）にLADに対するPCIを予定。その際LADおよびLCXのFFRを再評価した。LADのFFRは0.69であり，その圧較差の主体はLAD midの病変に存在することが示された。急性期に計測したFFR値との変動は，0.03と非常に小さいものであった。
e：LCXのFFRは0.81であり，その圧較差の主体はLCX midに存在した。FFR値は再現性をもって陰性を示したため，LCXに対するPCIはdeferした。

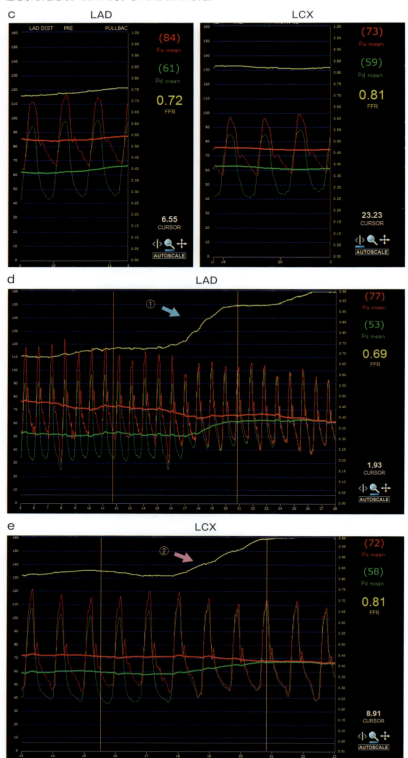

실践編

急性冠症候群におけるFFR/iFRガイドのdefer strategy

FAME studyには，不安定狭心症，非ST上昇型心筋梗塞症例が含まれていたが，それら急性冠症候群(ACS)症例においてもFFRガイドのPCIはAngioガイドのPCIに比べ，安定狭心症と同等のrisk reductionが得られることが報告されている[10]。ただし，deferされた病変・症例のその後2年間のイベント発生は，安定狭心症(SAP)に比べ，高リスクであった（図12）。

FFRガイドとiFRガイドを，国際多施設ランダム研究によって比較したDEFINE FLAR試験およびSWEDEHEART試験のサブ解析において，ACS症例におけるFFR/iFRガイドによるdefer戦略の安全性に関する検討がなされた。この研究においても，SAPに比べACS症例では，defer病変・症例の1年後のイベント発生が高率にみられた（SAP vs. ACS：3.6% vs. 5.9%, fully adjusted hazard ratio 0.61, p=0.04）[11]。FFR/iFRガイドの比較では，FFRガイドの群の方が，ACSとSAPにおけるdefer病変のイベント発生率の差が大きいようにみえたが，FFRガイド群とiFRガイド群の間での統計的な有意差はなかった。

ACS症例においては，非梗塞責任血管に存在する病変も，SAPの病変と比しハイリスクであると考えられている。FLAIR試験のFFRガイド群でみられた差は，従来の報告と同様であったと考えられる。非梗塞責任血管のFFR値は，通常時に計測するものと同等であり，急性期に計測すること自体は問題ないと考えられる。ただし，その治療方針に関しては，急性期の血行動態を考慮し総合的に判断する必要があり，deferした病変においては通常の病変より不安定である可能性を考慮し，慎重な扱いが必要である。一方，安静時の血流は非梗塞責任血管において多少増加している可能性があり，iFR値は偽低値を示す可能性がある。このことはiFRによりPCI適応を判断すると，通常のSAPに用いた場合よりもover indicationとなる可能性がある。しかし，FLAIR試験のデータでは，予後の悪化につながっておらず，逆に妥当ともいえる結果であった。非梗塞責任血管の安静時血流増加の機序を考えると，梗塞による心機能低下に対し健常部が代償的に過収縮となり，その需要の増大に伴い冠血流が増加していると考えられる。すなわち，ある程度大きな範囲の梗塞であることが予測され，そのような病態では非責任血管の病変も

SAP : stable angina pectoris

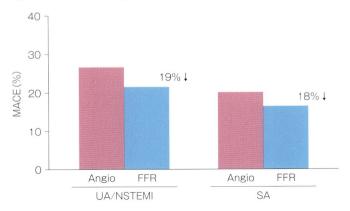

図12 FAME study 2年のMACE rate

FFRガイド群は，Angioガイド群に比べ，SA症例でrisk reduction 18%，UA/STEMI症例でrisk reduction 19%と，同等に有効であった。しかし，UA/NSTEMIでは，SAに比べイベント発生が高率であった。
SA: stable angina, UA: unstable angina, NSTEMI: non-ST elevation myocardial infarction

その後のリスクが高くなり，そのようなハイリスク病変の識別にiFRが有効であった可能性も考えられる。今後のさらなる検討が必要な領域である。

文　献

1) Bartúnek J, Sys SU, Heyndrickx GR, et al: Quantitative coronary angiography in predicting functional significance of stenoses in an unselected patient cohort. J Am Coll Caidiol 26: 328-334, 1995.
2) Takagi A, Tsurumi Y, Ishii Y, et al: Clinical potential of intravascular ultrasound for physiological assessment of coronary stenosis. Relationship between quantitative ultrasound tomography and pressure-derived fractional flow reserve. Circulation 100: 250-255, 1999.
3) De Bruyne B, Bartunek J, Sys SY, et al: Relation between myocardial fractional flow reserve calculated from coronary pressure measurements and exercise-induced myocardial ischemia. Circulation 92: 39-46, 1995.
4) Yanagisawa H, Chikamori T, Tanaka N, et al: Correlation between thallium-201 myocardial perfusion defects and the functional severity of coronary artery stenosis as assessed by pressure derived myocardial fractional flow reserve. Circ J 66: 1105-1109, 2002.
5) Tanaka H, Chikamori T, Tanaka N, et al: A flow-limiting stenosis is the major determinant of exercise-induced myocardial stunning in patients with coronary artery disease. J Cardiol 55: 337-344, 2010.
6) Ahn JM, Park DW, Shin ES, et al: Fractional Flow Reserve and Cardiac Events in Coronary Artery Disease: Data From a Prospective IRIS-FFR Registry (Interventional Cardiology Research Incooperation Society Fractional Flow Reserve). Circulation 135: 2241-2251, 2017.
7) Pijls NHJ, Bech GJW, El Gamal MIH, et al: Quantification of recruitable collateral blood flow in conscious humans and its potential to predict future ischemic events. J Am Coll Cardiol 25: 1522-1528, 1995.
8) Pijls NHJ, De Bruyne B: Assessment of collateral blood flow by coronary pressure measurement: Coronary Pressure (2nd edition). Netherlands, Kluwer Academic Publishers, pp327-pp351, 2000.
9) Ntalianis A, Sels JW, Davidavicius G, et al: Fractional flow reserve for the assessment of nonculprit coronary artery stenoses in patients with acute myocardial infarction. JACC Cardiovasc Interv 3: 1274-1281, 2010.
10) Sels JW, Tonino PA, Siebert U, et al: Fractional flow reserve in unstable angina and non-ST-segment elevation myocardial infarctionexperience from the FAME (Fractional flow reserve versus Angiography for Multivessel Evaluation) study. JACC Cardiovasc Interv 4: 1183-1189, 2011.
11) Escaned J, Ryan N, Mejia-Renteria H, et al: Safety of the Deferral of Coronary Revascularization on the Basis of Instantaneous Wave-Free Ratio and Fractional Flow Reserve Measurements in Stable Coronary Artery Disease and Acute Coronary Syndromes. JACC Cardiovasc Interv 11: 1437-1449, 2018.

ステントレスPCI手技の際のFFR

実践編 | FFRを使いこなす

田中信大（東京医科大学八王子医療センター循環器内科）

POINT

- ▶ POBA後の不十分拡張，解離はFFR値の改善不良をきたす。
- ▶ POBA後の拡張効果判定（解離，リコイル）には，FFRの経時的変化の観察も参考となる。
- ▶ POBA直後と15分後のFFRの低下（dif-FFR）は，POBA後リコイルの指標となりうる。
- ▶ FFRガイドのDCB-POBAは，安全であり，また慢性期成績も良好である。

現在，薬剤溶出ステント（DES）が治療の主流であるが，小血管に対する成績，慢性期のステント・ポリマーによる炎症惹起の問題，抗血小板剤長期内服に伴う出血性合併症など，すべての問題が解決されているわけではない。そこで薬剤被覆バルーンカテーテル（DCB）や方向性冠動脈粥腫切除術（DCA）などを用いた，なるべくステントを留置しない治療戦略も見直されてきている。今後はバルーン拡張のみでのPCI手技が増加しうると考えられる。FFRはステントの適応決定のみならず，PCI手技の過程，特に経皮的バルーン血管形成（POBA）後においても有用な情報を与えてくれる。

POBAであっても終了時のFFRが0.90以上であれば，慢性期の血行再建再施行率11%と良好な成績が期待できる[1]。しかしPOAB後には，解離やリコイルが急性期合併症に直結することがあり，その終了時期の判断が重要である。FFRを用いることにより，先達の術者が多くの経験に基づいて成し遂げていた重要な場面での判断を，経験数に関係なく同じように決断することが可能となる。すなわち手技を終了してよいか，治療を追加すべきか，術者が自信をもって安全な判断を下すための一助となりうる。本項ではPOBA時代～ベアメタルステント（BMS）の導入時期に，POBAの合併症を予測し，なるべくBMSを留置せず終了することを目指した手技のなかでのFFRを使用した経験を中心に解説する。

POBA後の解離とFFR

POBA後の急性冠閉塞の出現を予測するうえで最も重要な所見が冠解離である。IVUSはその観察に有用であるが，IVUSを使用していない状況においても，同等の成績を上げられることが重要である。

図1の症例は50歳代の男性で，LCXに対してPCIを施行した症例である。POBAにて造影上は良好な拡張が得られたと判断されたが，その後施行したFFR計測にて0.69と不十分な値であった（図1b）。そのためIVUSにて病変部を観察したところ，解離が存在しており解離により血流が阻害されていると考えられたため，同部位に対しステントを挿入した。ステント後は造影上もFFR値も良好な結果が得られた（図1c）。本例のように解離が原因と考えられるFFRの低下は，解離が血流を阻害しうるものであるため，ステント留置の適応といえる[2]。IVUSを使用していない場合においても，造影上の所見とFFR

DES : drug eluting stent

DCB : drug coated balloon

DCA : directional coronary atherectomy

POBA : percutaneous old balloon angioplasty

BMS : bare metal stent

値に乖離を認める場合には，拡張部の解離の存在を強く疑う必要がある。

図2の症例は50歳代の男性で，右冠動脈#2近位部の限局性の病変に対してPCIを施行した症例である。POBA後の拡張状態は造影上良好であり，また計測されたFFRも0.88とPOBA後としては良好な値と考えられた。しかしその後徐々に圧較差は増大し，拡張10分後のFFRは0.83，拡張20分後にはFFR 0.73まで低下した（**図2c**）。20分後には造影

図1 LCXに対するPCI
a：LCX#13に高度狭窄を認め，FFR 0.40と高度に低下していた。
b：POBAにて造影上は良好な拡張が得られたと判断されたが，FFRは0.69と不十分な値であった。
c：IVUSにて解離を認めたため，同部位に対しステントを挿入した。ステント留置後は造影上もFFR値も良好な結果が得られた。

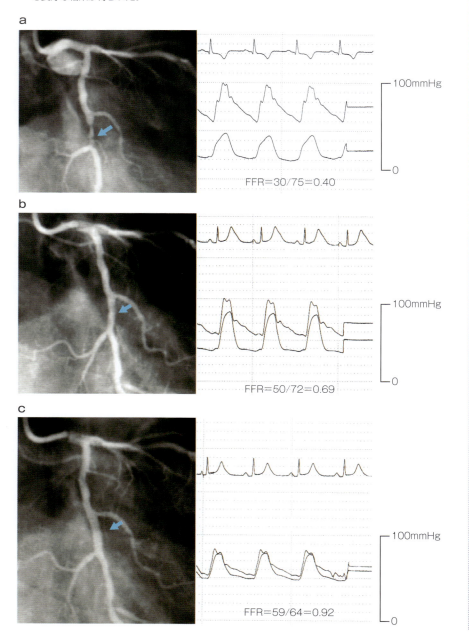

図2 RCAに対するPCI
a：RCA#2近位部に限局性の高度狭窄を認め，FFR0.39と高度に低下していた．
b：POBA後造影所見，FFR（0.88）と良好な拡張が得られたと判断された．
c：拡張10分後のFFRは0.83，拡張20分後にはFFR 0.73と時間経過とともに圧較差が増大した．

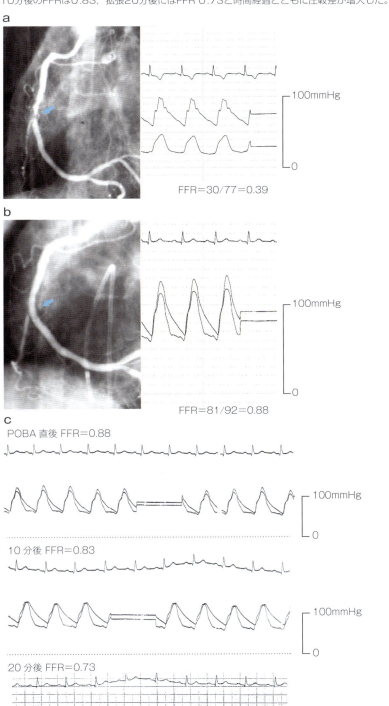

d：拡張20分後には造影上も内腔の狭小化がみられた。
e：IVUSにて大きな解離が確認され，解離による進行性の血流阻害であったと考えられた。
f：ステント留置後は造影上もFFR値も良好な結果が得られた。

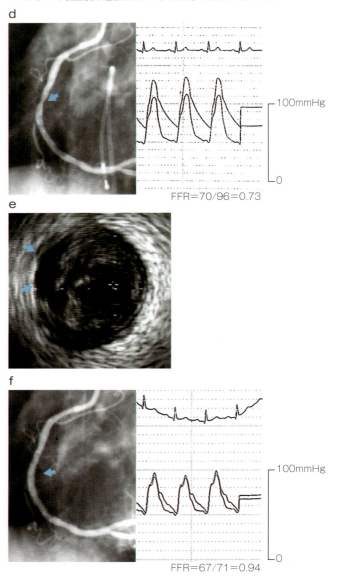

上も内腔の狭小化がみられ，またIVUSにて大きな解離が確認され（**図2e**），ステントを留置した．本例では造影，FFRとも拡張直後には良好と思われたが，時間経過とともに悪化し，解離による血流阻害が進行性であったと考えられた．造影上も解離の進行が明らかである症例はステントの適応として判断が容易であるが，解離所見の進行が明らかでない場合，その存在が今後血流を阻害するものなのかを定量的に評価しうる方法として，FFRの経時的観察は有用である．多少なりとも造影所見に不安を感じた場合に，造影の経時的な観察に併せて，経時的なFFR計測を行うことにより，解離の存在診断のみならず，血流に対する影響の進行度合いも評価が可能となる．

FFR活用のカギ

POBA終了時点で造影所見とFFR値に乖離がある場合には，拡張不良，残存狭窄，血流を阻害する解離などが存在し，追加手技が必要なことが多い．また解離や血腫に関しては，進行性のものもあるため，拡張終了直後よりも少し時間を空けて計測するか，ときには経時的な変化を観察することがその診断に有用である．

POBA後リコイルの評価

POBA後急性冠閉塞の時期を乗り越えると，次に問題になるのが再狭窄である．再狭窄の機序としては不十分拡張，血管のリコイルや新生内膜増殖などが関与する．POBA後24時間に再造影を施行し，その時点でリコイル，すなわち内腔損失を認める症例は高率に再狭窄をきたすことが報告されているが[3]，PCI翌日に再造影を行うことは現実的ではない．POBA終了後15分間の造影所見の変化を観察することにより再狭窄を予測可能であったという報告もあるが[4]，明瞭な解離や大きな内腔損失がある場合を除くと，造影所見のみでその変化を評価することは困難である．そこでFFRを用いることによりPCI終了直後の内腔の変化，すなわち早期のリコイルを定量的に評価し，慢性期再狭窄との関連を検討した[5]．

POBA後十分な拡張が得られ終了可能と判断した時点（FFR 0m）と，その15分後（FFR 15m）にFFRを計測し，その差（dif-FFR）をリコイルの指標として算出した（図3）．

$$\text{Dif-FFR} = \text{FFR0m} - \text{FFR15m}$$

ただしPOBA直後のFFRが不十分であった場合や，15分後の造影にて解離の所見が明瞭となった場合にはステント留置を行い，POBA後解析の対象から除外した．

本対象症例ではPOBA後30％に再血行再建（TLR）を認めた．TLRを認めた症例と認めなかった症例でFFRの経時的変化を比較すると，PCI直後のFFRに有意差は認めなかったが，TLR症例では直後から15分後にかけてのFFRの低下がみられ，FFR 15mは有意に低値となった（図4）．ROC曲線の解析から求めたTLRを予測するdif-FFR値は0.05であった．Dif-FFRが0.05以上を呈した症例の92％にTLRを認めた．またPOBA後の78％においてdif-FFR＜0.05であったが，それらの症例ではPOBAでもTLR13％と低率であった．

POBA後リコイルを表すFFRの低下所見は，慢性期のTLRの発生と関連していることが示された．リコイルはPOBA後早期に起こり，時間とともに進行することが予想される．最初の15分間でリコイルを生じる症例はその後もリコイルが進み，やがては慢性期の再狭窄につながっていく現象を捉えたものと考えられた．しかし，わずかな内腔変化を評価することは造影所見では困難である．定量的で客観的な指標が必要であり，その点でFFRは非常に有用である．FFRの再現性は非常に高いため，今回のような小さな変化を定量的に評価することが可能であったものと考えられる．

再狭窄の機序はリコイルのみではないので，dif-FFR＜0.05の症例においてもステント後と同様にその他の機序で再狭窄を起こす可能性はあるものの，リコイルによるPOBA特有の再狭窄はこの観察した15分間のFFRの変化により予測可能であったと考えられる．

TLR：target lesion revascularization

FFR活用のカギ

Provisional stentingの方針とした場合には，造影所見にFFRの詳細な観察（15分間の変化，および圧引き抜き曲線の評価）を加えて判断することにより，POBAでもステントと同等の慢性期成績が得られる症例を選択できる可能性がある．

図3 50歳代，女性，狭心症。RCAに対するPCI
a：RCA#2近位部に限局性の高度狭窄を認め，FFR0.36と高度に低下していた。
b：POBA直後は造影所見，FFR（0.87）とも良好な結果が得られた。
c：POBA 15分後，造影上は明らかな変化はみられなかったものの，FFR 0.74と低下しており，dif-FFRは0.13であった。

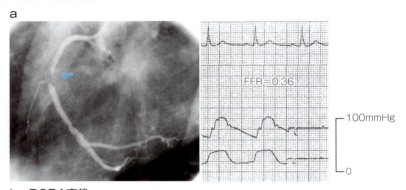

a

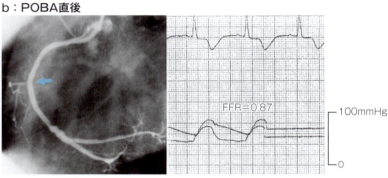

b：POBA直後

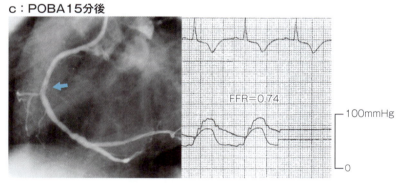

c：POBA15分後

FFRガイドのDCB

　DCBの慢性期成績が良好であることを示す報告は多いが，急性期はあくまでPOBAであり，POBA後特有の急性期合併症を生じうる。以前のPOBA時代と比べ，造影の画像自身も格段に改善しており安全に行えるようになっているが，FFR計測もPOBA拡張状態の確認に有効な1つの手段となりうる（**図5**）。

　DCBを用いステントレスPCIを目指す場合，まずはPOBAによって十分な拡張を得ることが前提となる。ときにPOBA後の解離を生じ，ステント留置が必要となることもある。ShinらはFFRをガイドとすることによりDCB-POBAを安全・有効に行えるか前向きに

図4 POBA FFRの経時的変化

TLRを認めた症例，認めなかった症例の間ではFFR 0mに差はみられなかったが，TLRを認めた症例では15分後にかけてFFRが有意に低下した。

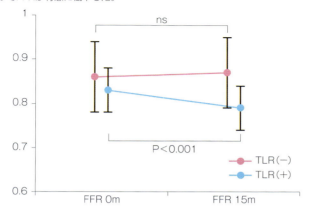

検討した[6]。POBA後のFFR目標値として0.85以上を設定，FFR 0.80〜0.85においては，術者の判断にてDCB選択が可能とした。80病変が対象とされPOBAを施行したところ，10病変でTIMI 3が得られず，また3病変は末梢病変のためFFR計測できず，67病変においてFFRが計測された。FFR≧0.85を到達したのは30病変（45％），FFR 0.80〜0.85においても11病変でDCBが選択され，またFFR＜0.80の症例で4例は，術前であったためDAPTの長期内服が困難との理由でDCBが選択された。結果，DCB-POBAは45病変（67％），ステントが留置されたのは22病変（33％）であった。POBA後にType Cの解離を生じたのは9例存在したが，3例はFFRが良好であったためDCBを行なった。その3例を含め，DCBを施行した全例で初期成功が得られ，DCB後bail out stenting，亜急性冠閉塞などのイベントは発生しなかった。手技後の狭窄度（％DS）は28.3±11.2％とステント症例に比べ有意に高値であったが（DES：9.6±5.2％），FFR値は同等であった（DCB：0.86±0.06 vs. DES：0.83±0.08）。その後の1年間の臨床観察において，DCB-POBA症例では1例もイベントを生じなかった。9カ月の時点でDCB-POBAの33例においてFFRが計測されたが，0.85±0.08と良好な値を維持していた。FFRガイドのDCB-POBAは，安全で，良好な成績が期待できる治療法と考えられた。

OCTOPUS 2 study（Optical coherence tomography to investigate FFR-guided DCB-only elective coronary angioplasty）においても，FFRガイドのDCB-POBAが試みられた。ステント留置の基準として，TIMI flow＜3，type C〜Fの解離，％DS≧40％に加え，FFR＜0.80が採用され，これらのうち1つでも存在すればステントが留置されるプロトコールとされた[7]。46症例54病変中3病変（6％）のみでステントが留置された。FFRはPCI前0.64±0.19から，PCI後0.91±0.06と著明に改善した。急性期のイベント（急性冠閉塞）はなく，その後の6カ月間の観察で3例にイベントを生じた（1例に術後4週に解離の進展によるDES留置，1例がDES部のステント内再狭窄（ISR）によりCABG，1例に非関連死亡）。6カ月の確認造影では，再狭窄，冠動脈瘤の形成などなく，またPOBA終了時点にtype A/Bの解離を27病変（52.9％）に認めていたが，そのほとんどが修復されていた。定量的冠動脈造影法（QCA）では，positive remodeling（内腔の拡大）を呈する傾向がみられた。FFRガイドを用いることにより，DCB-POBAを安全に施行可能であった。

DAPT：dual antiplatelet therapy

％DS：％diameter stenosis

QCA：quantitative coronary angiography

図5 70歳代，男性，不安定狭心症。LCXに対するPCI

肥大型心筋症（HCM：apical hypertrophy）にて通院中。1カ月前より労作時胸痛を自覚，最近になり軽労作でも頻回に生じるようになったため，冠動脈造影を施行した。以前施行した造影所見と比べ，LCX#13の病変が進行し，99％狭窄となっていた（a）。LADにも中等度病変を認めたため，まずLADのFFRを計測（b），FFR-LAD 0.68であった。続いてLCXのFFRを計測したところ，LCX-FFR 0.39と著明に低下しており（c），不安定狭心症の責任病変と考えられた。またその圧較差のほとんどが病変部に存在した。小径血管ではあったが，下壁まで比較的広範囲を灌流していたためPCIを施行。2.5mm POBAののちFFR 0.89と改善し（d），DCB 2.5-30mmにて薬剤塗布し終了した。
IVUSも観察したが，小血管であるため詳細の観察は困難であり（e），拡張効果の判定にFFR計測が有用であった。慢性期の冠動脈造影では，良好な拡張が確認された（f）

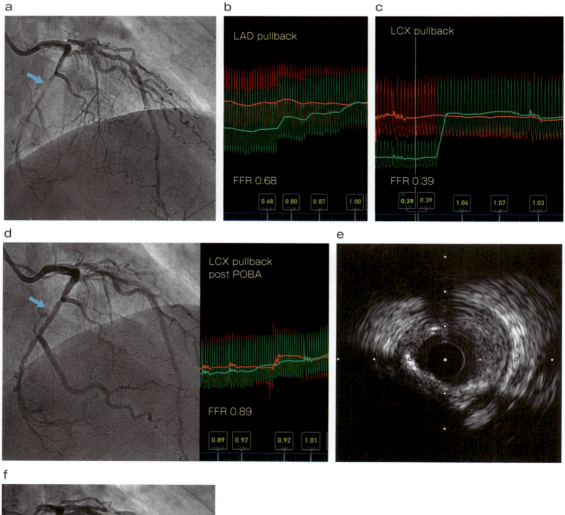

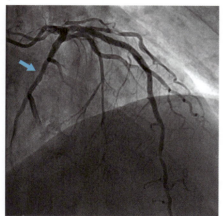

文 献

1) 平出大, 田中信大, 高沢謙二, ほか：冠血流予備量比を用いた冠動脈形成術後心血管イベントの予測. Jpn J Interv Cardiol 20: 318-323, 2005.
2) 天谷和貴, 高沢謙二, 田中信大, ほか：冠血流予備量比を用いた冠動脈解離の評価：3症例の経験から. J Cardiol 38: 337-342, 2001.
3) Rodriguez A, Santaera O, Larribeau M, et al: Early decrease in minimal luminal diameter after successful percutaneous trasluminal coronary angioplasty predicts late restenosis. Am J Cardiol 71: 1391-1395, 1993.
4) Daniel WC, Pirwitz MJ, Willard JE, et al: Incidence and treatment of elastic recoil occurring in the 15 minutes following successful percutaneous trasluminal coronary angioplasty. Am J Cardiol 78: 253-259, 1996.
5) Tanaka N, Takazawa K, Shindo N, et al: Decrease of fractional flow reserve shortly after percutaneous coronary intervention. Circ J 70: 1327-1331, 2006.
6) Shin ES, Ann SH, Balbir Singh G, et al: Fractional flow reserve-guided paclitaxel-coated balloon treatment for de novo coronary lesions. Catheter Cardiovasc Interv : 88: 193-200, 2016.
7) Poerner TC, Duderstadt C, Goebel B, et al: Fractional flow reserve-guided coronary angioplasty using paclitaxel-coated balloons without stent implantation: feasibility, safety and 6-month results by angiography and optical coherence tomography. Clin Res Cardiol 106: 18-27, 2017.

実践編 FFRを使いこなす
ステント拡張評価におけるFFR

田中信大(東京医科大学八王子医療センター循環器内科)

POINT

- ▶ ステント後のFFR改善不良の場合は，どの部位に圧較差が残存しているかが重要である。
- ▶ ステント内の残存圧較差は，ステントの不十分拡張，圧着不良，ステント端の解離・血腫を考える。
- ▶ ステント外の残存圧較差は，残存病変・びまん性病変の存在を考える。

○FFRガイドステント留置

PCI手技全般においてFFRが有用な状況としては，

1. 同一血管内の責任病変部位の同定(特にびまん性病変，重複病変)
2. POBA後解離，リコイル等の評価(ステントレスPCI時)
3. ステント拡張状態の評価(圧着，不十分拡張)
4. ステント端の解離・血腫・プラークなどの評価
5. ステント外に残存する病変の評価(特にLMT病変)
6. ステント側枝の評価

などが挙げられる。

POBAのみで終了可能かどうかの判断(ステントレスPCI)に関しては前項で述べた。POBA後にステント留置を行ったとしても，そのステントの拡張状態が十分であるかの確認が必要であり，その評価においてFFRは有効性を発揮する。

すべてに共通することであるが，ステント後においても圧引き抜き曲線の記録が重要である。単にFFR値を求めるのでなく，その圧較差がどこに，どの程度存在しているかを明らかにすることにより，治療手技を構築するうえでの重要な情報が得られる。圧引き抜き曲線記録における実際の手技としては，①まず末梢にプレッシャーワイヤーを留置，最大充血を惹起しFFRを計測。その後，最大充血の状態においてワイヤーを緩徐に引き抜き，②ステントの遠位端で圧を記録，③ステント近位端で圧を記録し，ステント内圧較差を観察，④ステント留置部以外に注目すべき病変が存在する場合はその前後で圧を記録，⑤ガイディングカテーテル先端まで引き，圧のドリフトの有無を確認する(図1)。

この手技中の注意点としては，圧引き抜き記録の間，ガイディングカテーテルは常に浮かした状態にする。ワイヤーの引き抜き手技とともにガイディングカテーテルが引き込まれ，セミウエッジとならないよう気を配ることが重要である。

POBA：
percutaneous old
balloon angioplasty

図1 LADに対するFFRガイドPCI

80歳代，男性，心肺停止蘇生後慢性期。LAD#7：90％に対するPCI施行。

a：CAG上はLAD orificeの病変（白矢印）は中等度と考えられた（a左）。

b：PCI前のFFR，冠内圧引き抜き記録
LAD末梢のFFR 0.61と有意に低下していた。また冠内圧引き抜き記録では，造影上高度狭窄であったLAD #7よりも，LAD orificeに大きな圧較差が存在していた。この結果から，#7狭窄のみではなく，LAD orificeからのステント留置が必要であると判断されたため，両病変を3.0〜38mmステントにて拡張，造影上良好な結果を得た（a右）。

c：ステント留置後のFFR，冠内圧引き抜き記録
造影上は良好な拡張が得られたが，FFR 0.78と改善が不十分であった。冠内圧引き抜き記録では，残存している圧較差の多くが，ステントproximal edgeよりも近位部，すなわちLMTに存在していることが示唆された。

d：IVUS所見
IVUSを確認したところ，LMT midに解離に伴う血腫が存在していることが判明し，ステントを追加留置した。造影上判定は困難であったが，正面caudalの深い角度にて解離所見が確認された。

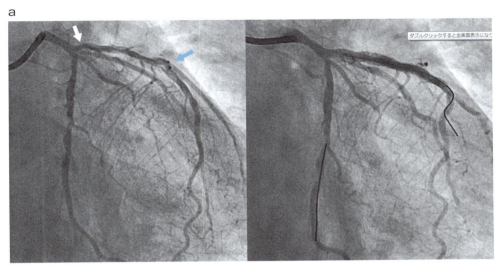

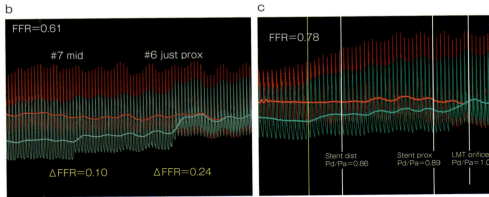

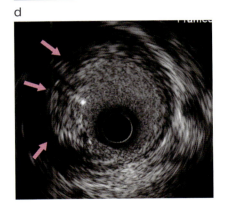

ステント拡張状態（圧着，不十分拡張）の評価

　ステント後FFRに影響を及ぼす最も重要な因子はステントの圧着不良・不十分拡張である。ステントを低圧にて留置し，その後2気圧ずつ拡張させる過程においてFFR，IVUSにて観察したところ，IVUS所見の改善とともにFFR値も改善，IVUS上良好な所見と一致するFFRは0.94以上であったと報告されている[1]。またそのFFR>0.94の到達と最も一致したIVUS所見はステントの良好なappositionの達成であった（図2）。ステントの不十分拡張や圧着不良は，ステント内での乱流の原因となり，結果圧較差を生じると考えられる。IVUSのごとく直接的な所見ではないが，ステント内の残存圧較差を認めた際には，ステントの拡張が不十分であることを疑う必要がある。日本では血管内イメージングガイド下にステント留置が行われることが多いが，Angioガイドのみで行う場合には，FFRによる確認も有用である（図3）。

　IVUSとFFRを施行した症例においてその所見を比較すると，ステント後のFFRは，最小ステント面積（MSA）と相関するものの，IVUS criteria上拡張不十分と判断された症例の約半数はステント内に有意な圧較差を認めなかった[2]。対照血管径が比較的小さい場合，MSAがcriteriaに満たなくても，血管なりのステント留置であればステント内に圧較差を残していないと考えられる。ステント後のFFR（ステント内残存圧較差）は，留置したステントが個々の血管径に応じた十分な内腔を獲得できたかを表す指標といえる。

MSA：minimam stent area

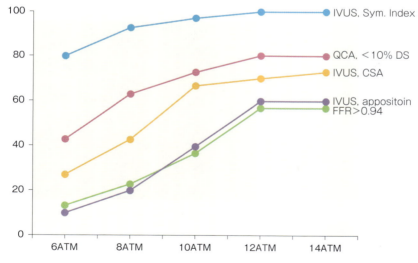

図2 IVUS，QCA，FFRによるステント拡張状態の評価
各指標によりステントの拡張状態が十分であると判定された割合は，拡張圧を上げるにつれ増加する。FFR>0.94は，ステントの良好な圧着と同等の情報を与えていることがわかる。

図3 びまん性石灰化病変に対するステント後のFFR

びまん性石灰化病変に対しロータブレータ＋ステント留置を行い，造影上は良好な拡張を得た（a）。しかしステント後のFFRは0.80と改善が不良であり，圧引き抜き曲線において，その残存圧較差の主体はステント中央部（b，赤矢印部分）にあることが観察された（a右の白矢印部位と一致）。同部のステント不十分拡張と判断し，高圧拡張を追加した。

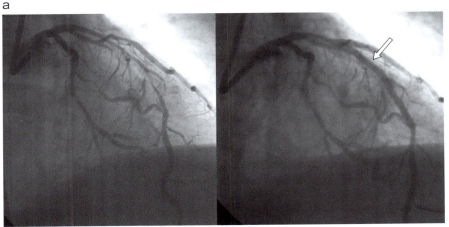

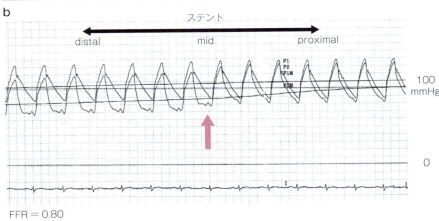

FFR = 0.80

ステント端の解離の評価

　ステント後のFFR改善が不良な場合に，残存圧較差がステント端に観察されることがある。このような場合には，ステント端の解離や血腫の存在を考慮する必要がある（図4）。ステント端の圧較差は，解離・血腫が血流を阻害していることを表しているので，追加治療を必要とする場合が多く，注意が必要な所見である。

　前述のIVUSとFFRを同時に観察した検討では，ステント内に有意な圧較差が残存した症例が60病変中11病変（18％）にみられ，そのうち3例がステント端の解離，2例にステント端に多量のプラークを認め，それぞれ残存圧較差の原因と考えられた（表1）[2]。ステント後の冠内圧引き抜き記録において，ステント内のさらにどの部位に圧較差が存在するか詳細な観察を行うことが，追加治療の必要性を判断する際には重要となる。

図4 LAD, D1の分岐部病変に対するPCI

50歳代，男性，狭心症。LAD, D1にステントを留置し，stent boost像でもステント自体の拡張は良好であった。しかしD1ステント遠位端に解離の所見を認めた（a）。D1末梢のFFRは0.77と改善が不良であった。圧引き抜き曲線を記録すると，ステント遠位端を通過する際に大きな圧較差が存在することがわかる（b）。

a

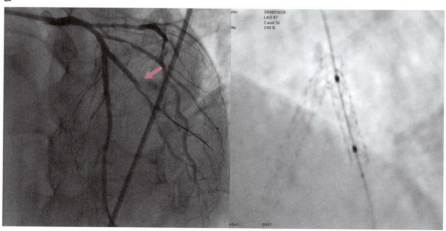

b

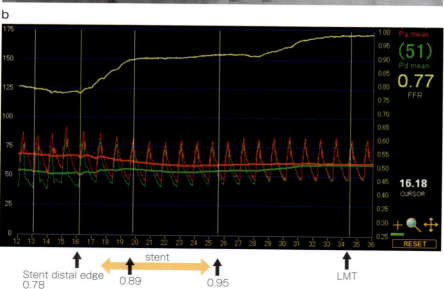

LTM : left main trunk

表1 IVUS所見とステント前後の圧較差（Psd / Psp）

	Psd / Psp	
	＞0.95	≦0.95
IVUS criteria		
Adequate	39	2
Inadequate	10	9
Inadequate stent expansion	8	8
Asymmetric dilation	2	1
Stent edge dissection	0	3
Incomplete apposition of the stent	1	2
Incomplete coverage of the plaque	0	2

IVUSの詳細な所見は，点線以下に記載した。1例に複数の所見を有するものもある。ステント前後の圧較差の指標として，ステント遠位部圧（Psd）と，ステント近位部圧（Psp）の比を用いた。

IVUS / FFRガイドステント留置においても FFR改善不良が残存する症例

　IVUSによってステントの圧着，拡張状態，ステント端の解離がないことなどを十分に観察し，FFRによってステント前後の有意な局所圧較差の残存がないことを確認してもなお，FFRが十分な値まで改善していない症例が存在する。

　ステント後圧較差がステント外に存在する場合には，残存病変の存在を示唆する。この際，末梢のFFRが0.80に満たない場合には虚血が残存していると考えられるが，ステントの追加に関しては，その残存している圧較差が局所的に存在するか，びまん性に存在するかにより考慮する。すなわち，びまん性の圧較差に対しては，ステントの追加にても大きなFFRの改善が得られないことが多く，ステント治療というよりは積極的な内科薬物療法を考慮しなければならない所見といえる。FFRが0.80以上となった場合においても，0.81で終了すれば1.0に到達しなかった差分である0.19分のプラークが存在することを意味すると考え，ステント治療後といえども，至適内科治療が重要となる血管性状であるといえる。

　最終のFFRが0.80に達しない症例は，日本の日常臨床において約15〜20％程度存在すると考えられている[3]。その多くはLADであり，術前のFFR値が低値であり，また慢性腎機能障害と関連することが報告されている[4]。Post stent FFR値の臨床的意義に関しては，次項で詳述する。

> ≪注意≫
> ステント後FFRが0.80以下であっても，残存圧較差がびまん性に存在する場合には，追加のステント留置は無効なことが多い。FFR<0.80が必ずしもステント追加ではないことに注意が必要である。

LAD：left anterior descending artery

文　献

1) Hanekamp CEE, Koolen JJ, Pijls NHJ, et al: Comparison of quantitative coronary angiography, intravascular ultrasound, and coronary pressure measurement to assess optimum stent deployment. Circulation 99: 1015-1021, 1999.
2) Tanaka N, Pijls NHJ, Yamashita J, et al: Analysis of suboptimal stent deployment using intravascular ultrasound and coronary pressure pullback measurement. J Cardiol 69: 613-618, 2017.
3) Kimura Y, Tanaka N, Okura H, et al: Characterization of real-world patients with low fractional flow reserve immediately after drug-eluting stents implantation. Cardiovasc Interv Ther 31: 29-37, 2016.
4) Sakoda K, Tanaka N, Hokama Y, et al: Association of moderate chronic kidney disease with insufficient improvement of fractional flow reserve after stent implantation. Catheter Cardiovasc Interv 88: E38-44, 2016.

Post stent FFRの考え方

実践編 | FFRを使いこなす

山下 淳（東京医科大学循環器内科）

POINT

- Post stent FFRが低い症例では慢性期の有害事象が多い。これはBMSの時代からDESの時代になった現在でも変わらない。
- Post stent FFRが低い病変は，いわゆる，びまん性病変が大多数であり，病変枝ではLADが大多数を占める。
- DESで治療した後のpost stent FFRの値が，慢性期予後良好と考えられる0.90前後を超えることができる症例はそれほど多くなく，現時点で治療目標のカットオフ値と考えるべきでない。
- Post stent FFRはその患者のもつ冠動脈の動脈硬化の進行の重症度を推し量る指標と考えるべきである。

Post stent FFRで何がわかるか？

　PCIを施行された患者がどのような経過を辿るかということは，PCIに携わる者として最も興味をもつことであるに違いない。PCI後の慢性期予後に何が関連するのか，患者背景やPCIの手技内容，使用するデバイスやステントの違い，治療後の薬物療法に至るまでさまざまな検討があることは誰もが知っている。冠動脈の機能的評価法であるFFRにおいても，PCI後に計測したFFRの値が，慢性期成績にどのような影響があるのか多くの検討がなされており，治療後のFFR値が低い症例では慢性期予後が不良であることが報告されてきた。さらに近年，薬剤溶出性ステント（DES），特に第2世代以降のDESを用いたPCIにおいて，ステント留置後のFFR値が慢性期予後と関連することを報告する研究も増えてきている。

　本稿ではPCI後のFFR値で何がわかり，どのような慢性期成績が予測でき，現時点でどのような問題点があるかを概説する。また，PCI後FFR値を示す言葉として，post intervention FFR，post PCI FFR，FFR immediately after PCI等，さまざまな表現があるが本稿ではpost stent FFRとした。

DES：drug eluting stent

BMS時代の研究からわかること

　ベアメタルステント（BMS）時代には，造影所見に基づくステント再狭窄は，DES全盛の今とは異なり約半年の追跡造影の時点で20〜30％に認められた[1,2]。このような背景からBMS留置後に計測されたpost stent FFRの値が慢性期の有害事象を予測しうる指標となるのかどうかという研究が行われた[3]。ステント再狭窄の主な原因が，新生内膜増殖によるものであることは早くから認識されていたが，ステントの不十分拡張やステント外の残存プラークも再狭窄のリスクであることも指摘されていた。しかしながら，ステントの拡張性や残存プラークの存在を造影所見のみから判断することは困難である。この研究では，ステント内の圧較差やステント外での残存圧較差がどのように予後に影響する

BMS：bare metal stent

かを検討する目的で行われた。

　結果は，post stent FFRの値が0.96以上を達成できた症例では，6カ月の時点での死亡，心筋梗塞，再血行再建という有害事象の発生が5％と低値で，post stent FFRの値0.91～0.95でも6％にとどまっていた。しかし，post stent FFRの値が0.86～0.90で16％と大幅に上昇し，post stent FFRの値が低いほど有害事象の発生が多くなるという結果であった（**図1**）。post stent FFRの値が0.91を達成できれば，良好な予後が期待でき，post stent FFRの値は強力な予後規定因子であるとされた。しかし，この試験でpost stent FFRの値0.91以上を達成できた症例が507症例（68％）にとどまっていた。post stent FFRの値が良ければ，BMSであったとしても良好な慢性期予後が期待できることを示した反面，FFRはその計測した血管全体を評価する指標であるため，ステント内に圧較差が残存する症例や，ステント外に圧較差が存在する症例が一定の割合で存在し，圧較差が高度であるほど有害事象の発生が多いことが示された（**図2**）。

　ステントをしっかり拡張しても圧較差が残存する，ステント外に圧較差が残存する，ということは冠動脈の動脈硬化が進行しており，びまん性に病変が存在することを示しているに他ならない。治療部位以外の圧較差の存在がBMS留置後の慢性期予後にどのように影響するかを検討した研究がある[4]。この研究ではBMS留置後にFFRと圧引き抜き曲線を計測し，可及的末梢のFFR計測部とステント遠位端の間のステント留置部より末梢に圧較差が存在する群（58症例）と，ステント留置部末梢に圧較差がない群（40症例）に群分けして慢性期予後を比較している。圧較差が存在する群では左冠動脈前下行枝（LAD）の割合が多く，対照血管径が有意に小さく，治療後のFFRは有意に低いという結果であった（**表1**）。フォローアップ期間中の死亡や心筋梗塞，ステント血栓症の発症は認めなかったが，9カ月後の追跡冠動脈造影では，造影上の再狭窄を認めたものが，圧較差がない群では8.1％であったのに対して，圧較差が存在する群では44％と有意に多かった。また多変量解析で，BMS留置後のステント末梢の圧較差は，造影上の再狭窄を予測する強力な因子であると報告した。また，定量的冠動脈造影（QCA）での解析で，圧較差が存

LAD：left anterior descending artery

QCA：quantitative coronary angiography

図1　BMS留置後のpost stent FFRと慢性期有害事象の関係

Post stent FFRの値が0.91以上だと有害事象発生は非常に低値であった。Post stent FFRの値が0.90以下になると有害事象の発生割合が10％を超え，post stent FFRの値が低いほどその割合は増加している。
また，post stent FFRの値0.91以上を達成できたのは507症例（68％）にとどまる。

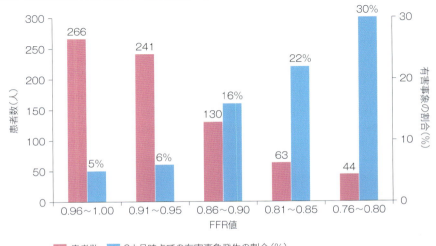

図2 Post stent FFRの考え方

ステント末梢のプラークが同程度であり，ステント留置部が石灰化などでそれ以上の拡張ができない場合，aよりbのほうがステント内圧較差が大きくなりpost stent FFRは低くなる。
ステントが良好に拡張され，スンテント内に圧較差がほとんどない場合，post stent FFRが低くなるのはプラークの進展が高度なdとなる。

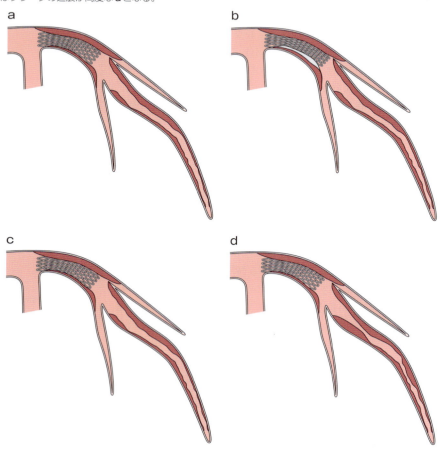

表1 BMS留置後の末梢冠動脈に残存圧較差がある群とない群の比較

	Group I（圧較差のある群）n=58	Group II（圧較差のない群）n=40	P値
病変枝			
LAD	57%	30%	0.004
LCX	10%	40%	
RCA	33%	30%	
QCA			
最小内腔径 (mm)	0.41±0.0.6	0.47±0.08	NS
対照血管径 (mm)	2.86±0.56	3.27±0.53	0.001
狭窄率 (%)	66±14	70±14	NS
病変長 (mm)	14.8±8.6	12.2±4.9	0.072
FFR値			
治療前のFFR値	0.62±0.21	0.71±0.19	0.033
治療後のFFR値	0.88±0.12	0.97±0.05	<0.001

LAD: left anterior descending artery
LCX: left circumflex artery
RCA: right coronary artery
QCA: quantitative coronary angiography

在する群ではPCI前，PCI後，追跡冠動脈造影時に一貫して対照血管径が小さかったと報告されている。

ステントが拡張され，ステント内の圧較差がほぼなくなった場合，ステント末梢の圧較差は，post stent FFRの値が低いということとほぼ同義である。ステント留置部以外に動脈硬化によるプラークの進展が進み，BMSでは治療困難である末梢までびまん性に病変が存在することを意味する。びまん性病変はBMSではもちろん，DES時代においても治療困難な病変である。

この研究は，びまん性病変へのPCI治療の限界をBMS時代にすでに示したものと考えることができる。

DES時代のpost stent FFR

DESを使用したPCIが行われるようになり，再狭窄は著明に減少した。PCIの適応も拡大し，それまで治療困難であった症例に対しても積極的にPCIを行うことが可能となった。長いステント留置は再狭窄のリスクであったが，びまん性病変に対しても複数の長いDESで治療することが日常的に行われるようになった。

Kimuraらは第1世代および第2世代のDESを使用したPCIでの多施設，後ろ向きの研究で，造影およびIVUSの所見でPCI成功と判断された167症例の検討を検討し，post stent FFRの値が0.80以下の症例が，31症例(19%)あり，その内訳でLADが87%を占めることを報告した(**図3a**)[5]。また，post stent FFR低値と関連する因子について多変量解析を行い，LAD病変であることと治療前のFFRが低値であることを挙げている。

Leeらは第2世代のDESで治療した621例での報告を行っている[6]。この研究ではpost stent FFRの値0.84で2群に分けて検討しており，post stent FFRの値が0.84未満では89%がLADであったと報告している(**図3b**)。2年後の標的血管不全(TVF)についても，post stent FFRの値が0.84以上の群2.6%に対して，post stent FFRの値が0.84未満の群9.1%と有意に高かった。さらに post stent FFR − pre FFR/pre FFRでFFRの改善率を求め，改善率15%未満と15%以上の2群に分けての検討も行っている。FFRの改善率が15%未満の群と15%以上の群では，2年後のTVFが9.2%と3.0%であり，改善率が低い症例で有意にTVFが高率であった。Post stent FFRの値が0.84以上の群では，FFRの改善率での違いで，TVF発生率は変わらなかったが，post stent FFRの値が0.84未満の群では，FFRの改善率が低い群が高い群に比べて有意にTVF発生率が高かった。

TVF：target vessel failure

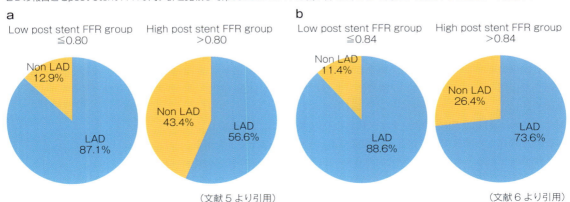

図3 Post stent FFRと病変枝の関係
2つの報告ともpost stent FFRの高い群と比較して，post stent FFRの低い群では，LADの割合が増加し，その割合は9割程度であった。

（文献5より引用）　　（文献6より引用）

Agarwalらは，574例での検討で，造影所見のみで良好と判断した症例のpost stent FFRの値は0.87±0.08であったが，143例（21％）でpost stent FFRの値が0.81以下であったと報告している[7]。そのためIVUSやOCTを使用し，後拡張や追加のステント留置を行ったところ，post stent FFRの値が0.81以下の症例は52例（9％）まで減少した。

　びまん性病変の治療を最適化するにはIVUSやOCTなどの血管内イメージングが必要であるのはいうまでもないが，それらを用いたとしてもpost stent FFRの値が，0.81以下，つまり治療適応閾値以下にとどまる症例が一定の割合で存在する。DESを用いたPCIを行っても，post stent FFRが低値にとどまるということは，治療前からすでにプラークの進展が高度かつびまん性であり，造影上一見して良好に治療しえたようにみえても，ステント内に圧較差が残存していたり，ステント外の残存圧較差が生じることを意味している。

　DES時代においてもこれらの大部分がLADの病変であることに変わりはない。また，post stent FFRが低値にとどまるDESで治療した後のびまん性病変の圧引き抜き曲線を記録してみると，大きな圧較差を示す部位が存在しない緩徐な圧上昇を示す。ステント内に圧較差を生じ，ステント外の残存圧較差も認める状態である。Post stent FFR低値の症例ではステント留置によるFFRの改善率をみることにより，ステント留置が良好に血流の改善に寄与しえたかどうかをみることができる。Post stent FFR低値かつFFR改善率低値ということはステントで拡張した部位の効果は低く，むしろステント外の圧較差が大きく残っているということを示唆し，ステント外のプラークの進展の影響が大きいと知ることができる。つまりプラーク進展の重症度を推し量ることができる可能性がある[8]。

DESでのpost stent FFRのカットオフ値

　少数の検討であるが，Namらは80症例99病変での検討で，1年後の有害事象［死亡，心筋梗塞の発症，標的血管の再治療（TVL），ステント再狭窄］を予測するカットオフ値を0.91としている[9]。またDohらは107症例115病変での検討で，3年後の有害事象（死亡，計測血管由来の心筋梗塞の発症，TVL）を予測するカットオフ値を0.89と報告している[10]。前出のAgarwal等の報告では，574症例，664病変での検討で，約2年半後の有害事象（死亡，心筋梗塞，TVR）を予測するカットオフ値は0.86であった。

　近年，FAME studyとFAME2 studyにおいてエントリーされた639症例，838病変で検討した報告がなされている[11]。この報告では，2年後の計測血管に関連する死亡，心筋梗塞，TVRを予測するカットオフ値は0.92であった。Post stent FFRの低値と関連する因子として，男性，糖尿病，LAD，複数のステント留置が挙げられており，びまん性病変がpost stent FFR低値の主原因であることを示唆している。さらにこの研究では，造影上でこれ以上の治療は必要ないと判断されるような良好な結果であっても，カットオフ値0.92を超えた病変は291病変と全体の約1/3であった。

　Liらの報告は，1,476症例と大規模なもので，1年後および3年後の有害事象（死亡，計測血管由来の心筋梗塞，TVR）を予測するカットオフ値は0.88であり，カットオフ値0.88を超えた症例は998例と，全体の7割程度であった[12]。Post stent FFRの低値と関連する因子として，LAD，ステント長，ステント径が挙げられている。さらにLADのみの検討では，post stent FFRのカットオフ値が0.905であったことを報告している。

　DESを使用したPCIでは，びまん性病変であっても長いステントを留置して治療することが可能である。その結果，見た目はきれいに治療できていても，post stent FFR低値である症例はBMSの時代と比較して同等どころか，むしろ増加している可能性もある。Post stent FFRが低値のびまん性病変に対して，血管全体の病変をフルカバーするよう

TVR：targeted vessel revascularization

にステントを追加留置したとしても，post stent FFRの大きな上昇は見込めず慢性期予後を改善することも期待できない。冠動脈がそのような状態になっていることが問題であり，このような冠動脈をもつ患者の慢性期予後が悪いという事実は，BMS時代から困難な病変の治療が可能となったDESの時代になっても，何ら変わっていないのが現状である。現時点ではpost stent FFRのカットオフ値は目指すべき治療目標とはなり得ないと考えるべきである（表2）。

Post stent FFRを実臨床に活かすために

労作性狭心症の50歳代男性のケースを提示する。低閾値の労作で胸痛が誘発される状態であり，治療前の冠動脈造影では，LAD近位部に高度狭窄を認め，その末梢には中等度のびまん性病変が連続していた（図4）。治療前のFFRは0.32と著明な低下を示し，圧引き抜き曲線では，造影上のLAD近位部で大きな圧較差を示した（図5）。IVUSガイドで2.5×38mmと3.0×33mmの2本のCo-EESをつなげて留置し，造影上十分と判断できるまで後拡張を追加した（図6）。IVUS所見でもステントの拡張，圧着は問題なく，エッジのトラブルも認めなかった（図6）。しかしpost stent FFRは0.80どころか，虚血閾値である0.75さえ超えられていない0.63という低値であった（図7）。圧引き抜き曲線を見て

表2 Post stent FFRのカットオフ値についての報告

	症例数	観察期間	カットオフ値	カットオフ値を超える症例の割合	カットオフ値以下の症例でのLADが占める割合
Nam CW, et al.[9]	80	1年	0.91	50%	82%
Doh JH, et al.[10]	115	3年	0.89	83%	100%
Agarwal, et al.[7]	574	2.5年	0.86	67%	NA
Piroth Z, et al.[11]	639	2年	0.92	35%	65%
Li SJ, et al.[12]	1476	3年	0.88	68%	79%

図4 治療前の冠動脈造影
RAO-Caudal viewでは，LAD近位部に高度狭窄を認め（矢印），PA cranial viewでは，その末梢に長い中等度のびまん性病変が連続していた。

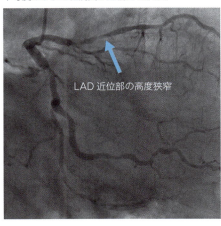
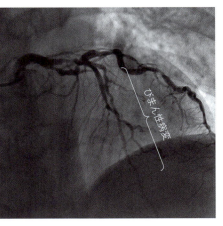

図5 治療前のFFR（圧引き抜き曲線）
LADの可及的末梢からの圧引き抜き曲線ではLAD近位部での著明な圧較差を認めた。

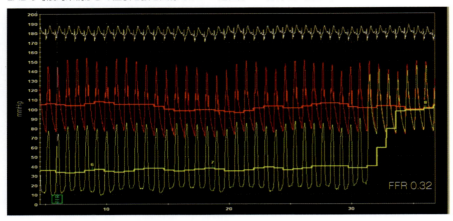

図6 治療後の冠動脈造影とIVUS所見
LADの末梢からIVUSガイドで，状態の良いところから2.5×38mm，3.0×3mmの2本のCo-EESを留置し，造影およびIVUS所見に基づいて可及的に後拡張を繰り返し行った。
治療後のIVUS所見で，これ以上のステントの拡張や末梢へのステント追加は必要ないと判断した。

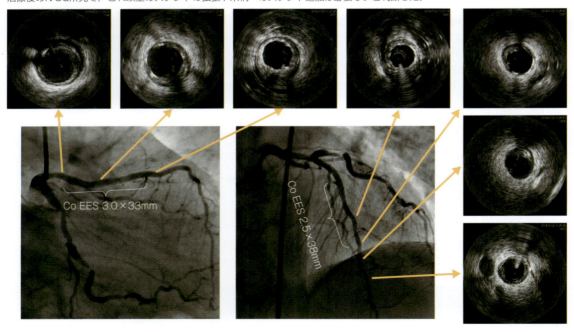

も，大きなステップアップを示すところはなく，緩徐な上昇をしていた。造影所見でも，IVUS所見からも，末梢に小径のステントを留置するのは困難と思われ，この状態でのステント追加留置はステント血栓症などの危険性を上げてしまう可能性すらある。

　本症例は治療前のFFRが著明な低値で，びまん性の病変であり，post stent FFRの改善が治療前にすでに悪いことが予想される。post stent FFRはその患者のもつ冠動脈の動脈硬化の進行の重症度を推し量る指標と考えるべきである。このような症例では，PCI

図7 治療後のFFR（圧引き抜き曲線）

治療前とほぼ同部からの圧引き抜き曲線では，目立ったステップアップのない緩徐な圧上昇を示し，post stent FFRは0.63と低値であった。

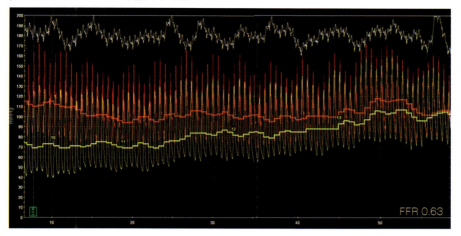

図8 Post stent FFRの実臨床での考え方

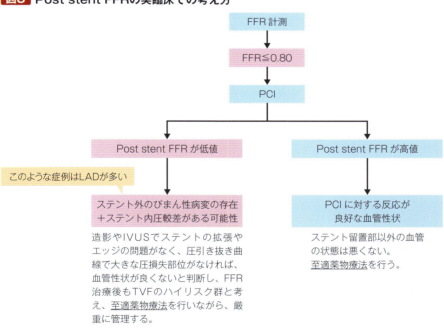

のみで治療するのは不可能と判断し，慢性期のイベント発症のハイリスク群と認識し，動脈硬化のさらなる進行を予防するため，リスクファクターのコントロールである至適薬物療法に重点を置くことが最も必要なことである（**図8**）。

文　献

1) Fischman DL, Leon MB, Baim DS, et al: A randomized comparison of coronary-stent placement and balloon angioplasty in the treatment of coronary artery disease. Stent Restenosis Study Investigators. N Engl J Med 331: 496-501, 1994.
2) Serruys PW, de Jaegere P, Kiemeneij F, et al: A comparison of balloon-expandable-stent implantation with balloon angioplasty in patients with coronary artery disease. Benestent Study Group. N Engl J Med 331: 489-495, 1994.
3) Pijls NH, Klauss V, Siebert U, et al: Coronary pressure measurement after stenting predicts adverse events at follow-up: a multicenter registry. Circulation 105: 2950-2954, 2002.
4) Jensen LO, Thayssen P, Thuesen L et al: Influence of a pressure gradient distal to implanted bare-metal stent on in-stent restenosis after percutaneous coronary intervention. Circulation 116: 2802-2808, 2007.
5) Kimura Y, N Tanaka, Okura H, et al: Characterization of real-world patients with low fractional flow reserve immediately after drug-eluting stents implantation. Cardiovasc Interv and Ther 31: 29-37, 2016.
6) Lee JM, Hwang D, Choi KH, et al: Prognostic implications of relative increase and final fractional flow reserve in patients with stent implantation. JACC Cardiovasc Interv 11: 2099-2109, 2018.
7) Agarwal S, Kasula S, Hacioglu Y, et al: Utilizing post-intervention fractional flow reserve to optimize acute results and the relationship to long-term outcomes. JACC Intv 9: 1022-1031, 2016.
8) Sakoda K, Tanaka N, Hokama Y, et al: Association of moderate chronic kidney disease with insufficient improvement of fractional flow reserve after stent implantation. Catheter Cardiovasc Interve 88: E38-E44, 2016.
9) Nam CW, Hur SH, Cho YK, et al: Relation of fractional flow reserve after drug-eluting stent implantation to one-year outcomes. Am J Cardiol 107: 1763-1767, 2011.
10) Doh JH, Nam CW, Koo BK, et al: Clinical relevance of poststent fractional flow reserve after drug-eluting stent implantation. J Invasive Cardiol 27: 346-351, 2015.
11) Piroth Z, Toth GG, Tonino PAL, et al: Prognostic value of fractional flow reserve measured immediately after drug-eluting stent implantation. Circ Cardiovasc Interv 10: e005233, 2017.
12) Li SJ, Ge Z, Kan J, et al: Cutoff value and long-term prediction of clinical events by FFR measured immediately after implantation of a drug-eluting stent in patients with coronary artery disease: 1-to 3-Year Results From the DKCRUSH VII Registry Study. JACC Cardiol Intv 10: 986-995, 2017.

末梢血管EVTにおける血管内圧測定

実践編｜FFRを使いこなす　コラム

村田直隆（東京医科大学循環器内科／先端的カテーテルインターベンション治療寄附講座）

従来の手法と問題点

末梢動脈疾患（peripheral artery disease：PAD）に対する血管内治療（endovascular treatment：EVT）においても血管内圧測定は行われてきた。TASC（Trans-Atlantic Inter-Society Consensus）Ⅱ guideline[1]において治療対象病変の血行動態的有意性が疑わしい場合，「造影カテーテルを用いて病変前後の引き抜き圧較差を測定する」ことが推奨されている。確かに，この手法は前後左右に屈曲し血管造影のみでは重症度評価がしばしば困難である外腸骨動脈の狭窄などの評価において有用なことが多い。また，近年でこそ腸骨・大腿動脈に対するEVTではナイチノールステントの使用が普及しているが，バルーン拡張のみで手技を終了していた時代には，手技のエンドポイントやサクセスの目安として上記手法で得られたバルーン拡張後の引き抜き残存圧較差がしばしば用いられていた（もっとも2018年から大腿膝窩動脈領域においてわが国でも薬剤溶出性バルーンの使用できるようになっており，上記バルーン拡張後の引き抜き残存圧較差による治療後評価の手法は再び用いられるようになる可能性はある）。

しかしながら，上記評価手法は追加デバイスを用いることなく簡便に行うことができるという利点はあるものの，いくつかの問題点が指摘されてきた。

問題点①：得られた圧較差に明確なカットオフ値が存在しない

前述の TASC Ⅱ guideline ではその判定基準として，「収縮期最大血圧値の差が血管拡張前で 5～10mmHg，血管拡張後で 10～15mmHg」と記載されているが，その値を十分に検証した報告が少なく，根拠に乏しい。また，絶対値を用いたカットオフ値であるため，測定時における体血圧の影響を強く受けてしまう（体血圧が高値であれば狭窄を過大評価し，低値であれば過小評価となる）。

問題点②：使用する血管拡張薬の種類・容量にコンセンサスがない

造影カテーテルを用いて引き抜き圧較差を測定した研究のうちで対象患者数が最も多い報告においても，参加施設によって使用した血管拡張薬の種類および容量は異なっている。実際は各施設の判断によって投与されているのが現状であろう[2]。

問題点③：圧較差を過大評価しがちである

一般理論として，圧測定に用いる造影カテーテル（通常 4 または 5Fr）を当該病変に留置すると，本来の血管内腔断面積からカテーテル自体の断面積分が失われてしまう。その比率は，カテーテルの径（R）が大きくなればなるほど，（実際はΔR2分）増し，当該病変の有効血流量を低下させる。結果として，その分だけ見かけの圧較差が増加し，狭窄を過大評価することになる[3]。

PAD：peripheral arterial disease

腎動脈狭窄に対する血管内圧測定とEVT

　一方で，動脈硬化性腎動脈狭窄（atherosclerotic renal artery stenosis：ARAS）における機能的有意性の評価やそれに対するEVTによる血行再建の適応評価に関しては，血管内圧測定を用いた手法に一定のエビデンスがある。

　近年のRCTやガイドラインは総じてARASに対するEVTの有効性に疑問を呈する結果となっているが[4-6]，その要因の1つとして治療対象患者の適切な選択が容易ではないことが指摘されている。一般にアテローム動脈硬化性腎動脈狭窄の大部分は腎動脈近位部に生じるが，腎動脈近位部は前後に強く屈曲していることが多く，血管造影のみでは狭窄度の正確な評価が難しい。さらに，血行再建の適応病変と判断するには当然のことながら当該病変が機能的有意性を伴っていることが前提であり，その判断に迷うケースも多い。このような場合に造影検査に引き続き血管内圧測定を行うと，生理学的な情報を得ることができる。ARASの血行動態的有意性（EVTによる血行再建の適応）閾値としては，最大充血下（塩酸パパベリン 30〜40mgやドーパミン 50μg/kgをボーラスで局注）でpressure guidewireを用いて測定した病変前後の収縮期または平均圧較差が20mmHg以上とする報告が多い[7]。さらに，絶対値である引き抜き圧較差と比べてより正確なパラメータとしてrenal FFRが知られている。これは冠動脈におけるFFRを模したものであり，pressure guidewireで測定した最大充血下での遠位腎動脈平均圧を平均大動脈圧で除した数値として定義される〔renal FFR = distal renal pressure（Pd）/mean aortic pressure（Pa）〕。体血圧や中心静脈圧，心拍数などの修飾因子の影響を極力取り除く目的で提唱されている。カットオフ値は0.80とされているが，異を唱える報告もある[8, 9]。

　なお，上記カットオフ値は主にEVT後に体血圧の有意な低下をえるための閾値であり，腎機能改善に関してはデータに乏しい[7]。

下肢動脈狭窄に対する血管内圧測定とEVT

　間欠性跛行を呈するPAD患者に対しpressure guidewireを用いた評価を行うことに臨床的意義を見出すとすれば，その対象は大腿膝窩動脈領域であろう。大動脈・腸骨動脈領域においてEVTの成績は非常に安定しており，その適応やエンドポイントに関して判断に迷うケースはそう多くはない。一方で，大腿膝窩動脈領域においても各種デバイスの進化と治療技術の進歩によりその短期中期成績は向上しているが，ことlong lesionにおける長期開存率においては，まだまだ発展途上といえる。また大腿膝窩動脈病変の特徴として，びまん性の中等度病変が多い。また石灰化を伴うことも多く，狭窄の機能的有意性の判断が造影上の肉眼的狭窄度のみでは困難なときがある。このような場合にpressure guidewireを用いた評価が有用である。加えて，冠動脈や腎動脈と同様に下肢動脈病変においてもpressure guidewireを用いてPd/Paを計測し，生理的評価をした試みも少数ながら報告されている[10-12]。実際の手順，特に最大充血を誘発する手法や測定値の臨床的意義などについての評価は定まっていないが，今後，運動負荷 ABI など，ほかのモダリティと比較する研究が進めば病変の機能的評価やEVTの際のエンドポイント決定のツールとして役割が期待できる。以下に自験例を示す。

症例

高血圧，2型糖尿病に対し内服加療中の60歳代男性。

2年前から出現した右下肢の間欠性跛行(Rutherford 2)に対する治療目的で紹介となった。禁煙や運動療法，内服加療でも効果は乏しく，血行再建の適応について検討するため，まず運動負荷ABI検査を行ったところ安静時0.95と境界線上であったABIが0.75と有意に低下した(**図1a右**)。次に血管造影を行うと，右浅大腿動脈中間部に病変がみられたが，肉眼的狭窄としては中等度(％径狭窄率27％，TASC ⅡA)であった(**図2a**)。そこで，pressure guidewireを用いた圧測定を行い，病変の生理学的な重症度評価を試みた。対側の左大腿動脈よりアプローチし，病変近位の健常部位に6Frのガイドカテーテルを留置した。次にガイドカテーテル入口部でpressure guidewireのequalizationを行ったのち，そのまま病変をcrossさせた(**図2b**)。続けて圧測定を行ったが安静時には圧較差は認めなかった(**図3a**：術前)。次に最大充血を惹起するため塩酸パパベリン40mgをガイドカテーテルからボーラス投与し，得られたPd/Paを記録したところ，0.88に低下した(**図3b**：術前)。術前の運動負荷ABIと術中のPd/Paの結果から造影上の中等度病変は機能的有意狭窄であると判断し，圧測定に引き続きEVTを施行。7/60mmのナイチノールステントを留置し(**図2c**)，再度Pd/Paを測定したところ治療前0.88→治療後0.94と改善した(**図3d**：術後)。薬剤負荷をかけていない安静時の値は治療前，治療後ともに圧較差は生じていなかった(**図3c**：術後)。術後運動負荷ABIは陰性であった(**図1b右**)。負荷中跛行の出現はなく，5分200mを完遂した。

ABI：ankle brachial index

Ⅱ 末梢血管EVTにおける血管内圧測定

図1 運動負荷ABI

a：プロトコール：傾斜12％，速度2.4km/hr。患側のABIは安静時では軽度の低下のみであるが，運動負荷直後では有意に低下している。患側ABIの負荷後と負荷前の比は0.75/0.95＝0.77であり，陽性であった(0.80〜0.85がカットオフ値)。

b：術前と同様のプロトコールで跛行の出現はなく，5分200mを完遂した。患側ABIの負荷後と負荷前の比は0.99/1.08＝0.91であり，陰性であった。

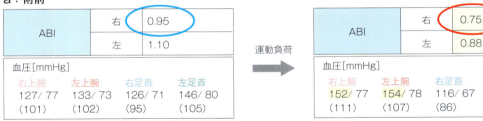

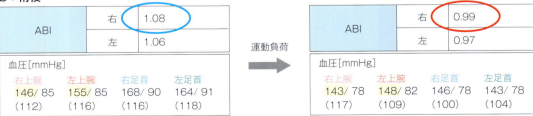

図2 血管造影（a：術前，c：術後）とpressure guidewireの挿入（b）

a：術前造影。右浅大腿動脈中間部に中等度狭窄がみられた（%径狭窄率 27%）。
b：pressure guidewireの挿入。対側の左大腿動脈より病変近位の健常部位に6Frのガイディングシースを留置。ガイディングカテーテル入口部でpressure guidewireのequalizationを行ったのち，そのまま病変をcrossした。
c：術後造影。7/60mmのナイチノールステントを留置し，良好な拡張を得た。

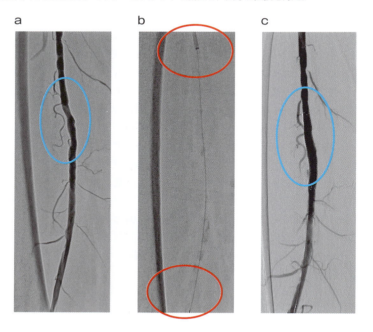

図3 P distal/P aortaの測定

術前
安静時圧較差は認めなかったが（a），薬剤負荷後（塩酸パパベリン40mg）のP distal/P aortaは0.88に低下した（b）。
術後
薬剤負荷後のP distal/P aortaは0.94と軽度の低下にとどまった（d）。安静時の圧較差は治療前後で変化がなかった（c）。

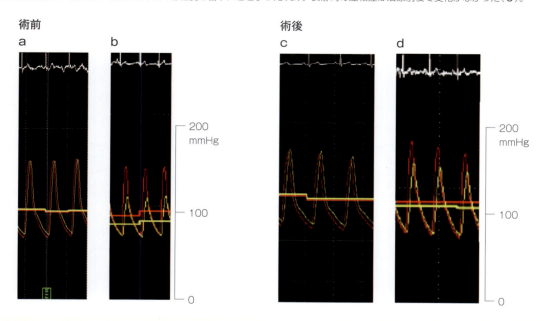

文　献

1) Norgren L, Hiatt WR, Dormandy JA, et al : Inter-Society Consensus for the Management of Peripheral Arterial Disease (TASC II). Eur J Vasc Endovasc Surg 33 (suppl 1) : S1-S75, 2007.
2) Tetteroo E, Haaring C, van der Graaf Y, et al : Intraarterial pressure gradients after randomized angioplasty or stenting of iliac artery lesions. Dutch Iliac Stent Trial Study Group. Cardiovasc Intervent Radiol 19 : 411-417, 1996.
3) Garcia LA, Carrozza JP Jr : Physiologic evaluation of translesion pressure gradients in peripheral arteries : comparison of pressure wire and catheter-derived measurements. J Interv Cardiol 20 : 63-65, 2007.
4) ASTRAL Investigators, Wheatley K, Ives N, et al : Revascularization versus medical therapy for renal-artery stenosis. N Engl J Med 361 : 1953-1962, 2009.
5) Cooper CJ, Murphy TP, Cutlip DE, et al ; CORAL Investigators : Stenting and medical therapy for atherosclerotic renal-artery stenosis. N Engl J Med 370 : 13-22, 2014.
6) Aboyans V, Ricco JB, Bartelink MEL, et al : 2017 ESC Guidelines on the Diagnosis and Treatment of Peripheral Arterial Diseases, in collaboration with the European Society for Vascular Surgery (ESVS). Rev Esp Cardiol (Engl ed) 71 : 111, 2018.
7) van Brussel PM, van de Hoef TP, de Winter RJ, et al : Hemodynamic Measurements for the Selection of Patients With Renal Artery Stenosis : A Systematic Review. JACC Cardiovasc Interv 10 : 973-985, 2017.
8) Mitchell JA, Subramanian R, White CJ, et al : Predicting blood pressure improvement in hypertensive patients after renal artery stent placement : renal fractional flow reserve. Catheter Cardiovasc Interv 69 : 685-689, 2007.
9) Drieghe B, Manoharan G, Heyndrickx GR, et al : Dopamine-induced changes in renal blood flow in normals and in patients with renal dysfunction. Catheter Cardiovasc Interv 72 : 725-730, 2008.
10) Lotfi AS, Sivalingam SK, Giugliano GR, et al : Use of fraction flow reserve to predict changes over time in management of superficial femoral artery. J Interv Cardiol 25 : 71-77, 2012.
11) Murata N, Aihara H, Soga Y, et al : Validation of pressure gradient and peripheral fractional flow reserve measured by a pressure wire for diagnosis of iliofemoral artery disease with intermediate stenosis. Med Devices (Auckl) 8 : 467-472, 2015.
12) Miki K, Fujii K, Fukunaga M, et al : Assessment of lower limb flow and adequate intra-arterial papaverine doses to achieve maximal hyperemia in elder subjects. Cardiovasc Interv Ther 30 : 227-233, 2015.

| 実践編 | FFRを使いこなす

冠微小循環障害と冠内圧

田中信大（東京医科大学八王子医療センター循環器内科）

POINT

▶ 冠微小循環障害により冠血流が阻害されると，狭窄部での圧損失が過小評価され，FFRは高値・冠血流予備能（coronary flow reserve：CFR）低値の乖離現象を生じる。

▶ 冠内圧－冠血流速関係曲線から，血管抵抗指標（flow-pressure slope index：FPSI），およびゼロフロー灌流圧（zero flow pressure：Pzf）の評価が可能である。

▶ 今後，冠微小循環障害の評価方法を確立し，各種病態での障害の強さ，治療的介入の可能性など，究明していく必要のある領域である。

　CFRは心筋外血管の狭窄と冠微小循環障害の両者の影響を反映するのに対し，FFRは心筋外血管の狭窄のみの重症度を反映する指標として導入された。しかし，FFRも冠微小循環の影響を少なからず受けていることが示されつつある。冠微小循環障害が存在し冠血流が阻害されると，狭窄部での圧損失が過小評価され，FFRは高値・CFR低値となり，FFR・CFRの乖離現象を生じる。

急性心筋梗塞症例における乖離現象

　この乖離現象を日常臨床の中で最も経験しうる状況は，急性心筋梗塞症例における評価の際である。PCI後に造影上良好な拡張が得られたと判断した時点においてFFR，CFRを評価すると，FFRはほぼ同程度まで改善していた場合においても，心筋梗塞，特に急性心筋梗塞症例ではCFRが低値を呈する（**図1，2**）。陳旧性心筋梗塞におけるCFRの低下は，心筋床（微小血管数）の減少，微小血管機能の障害などいわゆる微小循環障害によるものと考えられる。

　一方急性心筋梗塞におけるCFRの低下は，それらの機序に加えて，微小塞栓，心筋の浮腫による圧排，微小血管のstunningなどさまざまな機序の複雑な関与が考えられるが，それらも含めて微小血管レベルにおける循環障害が生じていることを表していることになる。

冠微小循環障害の診断

　これらのCFR，FFRの乖離現象は，CFR計測の問題点・限界として扱われていたが，逆に冠微小循環障害を診断するうえでは重要な情報といえる。冠微小循環障害という概念は普及しているが，どの程度の障害から循環障害と呼ぶべきなのか，微小循環障害の重症度はどのように評価しうるのか，治療的介入により改善しうるものなのか，など解明されていない部分が多い。これら解明のためには，冠微小循環障害の存在診断のみならず，その重症度の定量評価が重要である。

図1 急性心筋梗塞症例，Primary PCI終了時点におけるFFR・CFRの評価

造影上の拡張所見，FFR（0.94）とも良好であったが，安静状態のAPVが低下しておりCFR（16/9.8＝1.6）も低値である。

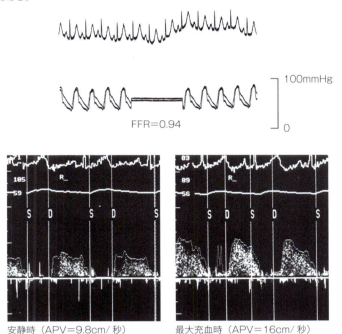

APV：average peak velocity（平均最大血流速）

図2 PCI終了時点におけるFFR・CFR

造影上良好な拡張が得られたと判断された時点におけるFFRとCFR。狭心症，陳旧性心筋梗塞，急性心筋梗塞（AMI）ともFFRは良好な値を呈するが，心筋梗塞症例，特にAMI症例においてCFRは低値である。

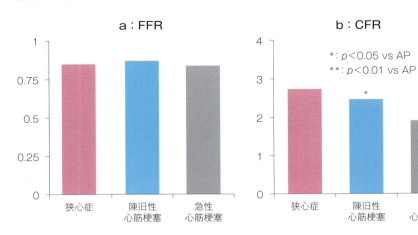

$*$：$p<0.05$ vs AP
$**$：$p<0.01$ vs AP

AMI：acute myocardial infarction

冠微小血管抵抗指標：h-MRv，HMR

　Meuwissenらは狭窄遠位部の冠血流速と冠内圧を同時に計測することにより，計測部以降の微小血管抵抗を直流回路になぞらえて，以下の指標で表現しうることを報告した[1,2]。

h-MRv

> 血管抵抗＝灌流圧 / 血流量

であるから，

> h-MRv（velocity-based index of microvascular resistance）
> 　　　　＝ Pd at hyperemia ／ APV at hyperemia
> Pd：最大充血時の狭窄遠位部冠内圧，APV：最大充血時の狭窄遠位部平均冠血流速度

となる。

HMR

　最近では，同一グループからHMRとして報告されている[3]。この指標は冠内圧と冠血流を同時に計測する必要があるが，現在double sensor wire（1本のワイヤーにDopplerトランスデューサーと圧センサーが装着されたもの，Combo wire®，ボルケーノ社製）の使用が可能である。

HMR：hypermic microvascular resistance

乖離現象と長期予後

　CFRとFFRを計測し，その後の長期予後を検討した研究では，CFR/FFRの乖離現象が約30％の症例で観察され，FFR高値/CFR低値の乖離例において有意に10年間の予後が不良であった[3]。その群ではHMRが他群に比べ高値であり，微小循環障害の存在が病態に関与していることが示唆された。FFRのみならずCFR・冠微小血管抵抗指標を評価することは，病態把握や予後予測のうえで重要であると考えられた。

冠微小血管抵抗指標：IMR

　Fearonらはh-MRvと同様のコンセプトで，温度センサー付きpressure guidewireを用いて微小血管抵抗指標を求めた[4,5]。

> IMR（index of microcirculatory resistance）＝ Pd /（1 / Tmn）
> 　　　　　　　　　　　　　　　　　　　　　　　＝ Pd × Tmn
> Pd：最大充血時の狭窄遠位部冠内圧
> Tmn：最大充血時の冠動脈遠位部熱希釈曲線における mean transit time

　この指標は冠動脈内の熱希釈曲線を利用しているが，Doppler法による血流速度よりも計測が容易である。
　急性心筋梗塞症例におけるIMRは高値を示す症例が存在するが，Fluorodeoxyglucose（FDG）-PET法による局所の取り込みから定量評価した心筋viabilityとIMR値は負の相関を有し[6]，IMR>33は慢性期の壁運動の回復不良と関係することが示されている[6,7]。さらに長期の予後との関係も報告され[8]，再灌流療法後の予後を予測するうえでの有用性が期待されている（図3，4）。

図3 50歳代男性，狭心症

LAD #7に対してPCI施行した。直後のFFR 0.94まで改善。IMRは最大充血時のPdおよびTmnから求められる。計算されたIMRは15と低値を示し，6カ月後（慢性期，再狭窄なし）に再計測したIMRとほぼ同程度であった。LAD：左前下行枝

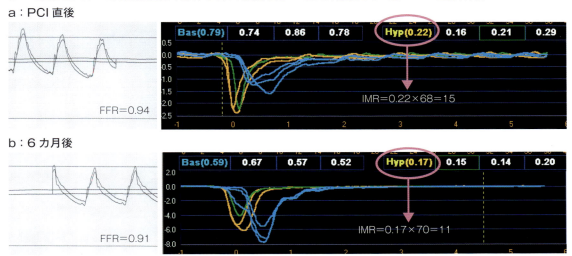

a：PCI 直後　FFR＝0.94　IMR＝0.22×68＝15

b：6カ月後　FFR＝0.91　IMR＝0.17×70＝11

図4 60歳代男性，前壁急性心筋梗塞

LAD#7 distalを責任病変とする急性心筋梗塞であり，primary PCI施行した。直後のFFR 0.97まで改善したが，その際のIMRは73と高値を示した。6カ月後（慢性期，再狭窄なし）に再計測したIMRは，低下傾向を示したものの30と，狭心症例と比べると依然高値であった。LAD：左前下行枝

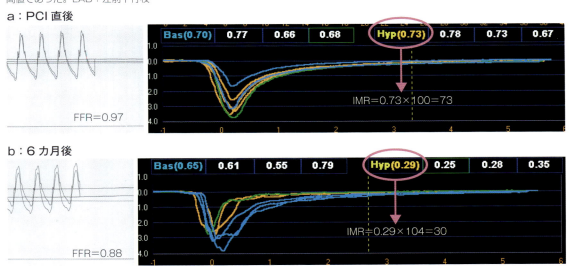

a：PCI 直後　FFR＝0.97　IMR＝0.73×100＝73

b：6カ月後　FFR＝0.88　IMR≒0.29×104＝30

FFR/CFR比

冠微小循環障害によるFFRとCFRの乖離現象を生じた場合，その乖離の程度を表す指標としてFFR/CFR比がある。この指標は，以下に示すように冠微小血管抵抗指標であるHMRの式を展開することにより求まることから，冠微小血管抵抗指標としての有用性も期待される。

HMRの式中のAPVはその計測枝の灌流範囲により影響を受けるため安静時のAPVにて補正，Pdは大動脈圧に影響を受けて変動するためPaにて補正し，

HMR = Pd at hyperemia / APV at hyperemia
→ {Pd / Pa(adjusted by aortic pressure)} / {APV at hyperemia / APV at baseline(adjusted by resting flow)}
= FFR / CFR
≒ FFR / CFR_{thermo}(熱希釈法により求めたCFR)

PCI終了時に評価したFFR/CFR比は心筋梗塞症例，特に急性心筋梗塞症例において高値であり(図5)，またHMRと正相関を認める(図6)[9]。本指標はCFRを熱希釈法で計測したCFR_{thermo}によって代替することにより，温度センサー付きpressure guidewireによって簡便に求めることが可能となる。

図5 PCI終了時点におけるFFR/CFR比

冠動脈狭窄解除後のFFR/CFR ratioは狭心症(AP)症例に比し，陳旧性心筋梗塞，急性心筋梗塞では有意に高値であった。

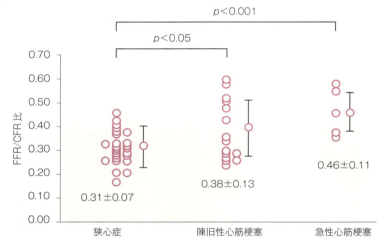

図6 HMRとFFR/CFR比の関係

PCI終了時点において評価されたHMRとFFR/CFR比の関係。有意な相関関係を認め，FFR/CFR比はHMRと同様，冠微小血管抵抗を反映していると考えられた。

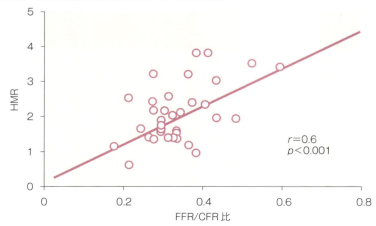

症例

図7の症例は，前壁中隔心筋梗塞の発症6カ月における評価であるが，梗塞責任病変の径狭窄率は21％と再狭窄は認めなかった．MRI遅延造影による評価ではgrade 2と十分viabilityが存在すると考えられた[10, 11]．この症例のLADにおけるFFRは0.85，CFR_{thermo}は3.9といずれも良好な値であった．算出されたFFR/CFR_{thermo}は0.22と低値であり，圧較差より推定される冠血流速波形パターンも拡張期優位の良好なパターンを呈した．

図8の症例はやはり前壁中隔心筋梗塞の慢性期における評価であるが，MRI遅延造影による評価ではgrade 4と全層性に染影され，viableな心筋は残存していないと考えられた．造影上有意狭窄は認めず（径狭窄率＝31％），FFRは0.87と良好であったが，CFR_{thermo}は1.7と低値であった．算出されるFFR/CFR_{thermo}は0.51と高値であり，微小循

図7 陳旧性心筋梗塞（前壁中隔）症例

MRI遅延造影ではgrade 2の染影を認めた（a）．bは冠内圧波形，cは冠内圧圧較差から推定した冠血流速波形パターンである．FFR 0.85，CFR_{thermo} 3.9といずれも良好で，FFR/CFR_{thermo}は0.22であった．また，推測された冠血流速波形は拡張期優位の正常パターンを呈した．

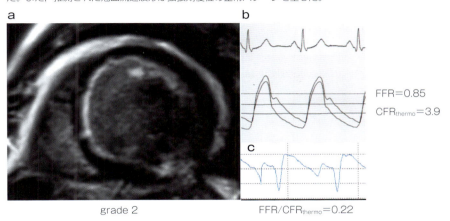

図8 陳旧性心筋梗塞（前壁中隔）症例

MRI遅延造影ではほぼ全層性に染影された（a）．FFRが0.87と良好な値を呈したのに対し，CFR_{thermo}は1.7と低値であり，FFR/CFR_{thermo}は0.51であった．推測された冠血流速波形も，拡張期の優位性が消失していた．

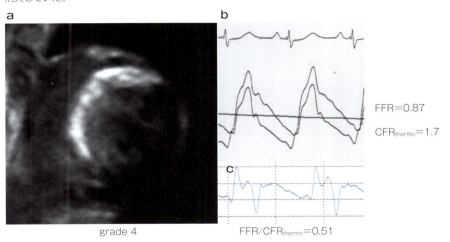

環障害の存在が示唆された。また圧較差より推定される冠血流速波形パターンも拡張期優位性が消失し定常流のような波形となり，灌流領域に収縮性の保たれている心筋の残存量が少ないことが推測される。

冠血流速－冠内圧関係曲線

以上述べてきた冠微小血管抵抗指標は心周期による変化は考慮に入れず，平均圧と平均血流量から算出された指標である。しかし実際には収縮期には心筋内圧の上昇のためほとんど灌流されず，拡張期に心筋の弛緩に伴い微小血管の圧迫が解除されることにより灌流される。

そこで，冠血流速－冠内圧関係曲線から拡張期における血管抵抗を評価する方法がある[12]（**図9**）。拡張中期以降末期にかけて圧－流速関係が直線的になる部分が存在するが，この部分は受動的に灌流圧により流量が規定されている時期と考えられる。したがってこの時相の関係曲線を直線回帰した直線の傾き（flow pressure slope index：FPSI）が，圧－流量関係曲線（**p5，図3**）の最大充血時の直線の傾きを示し，血流の流れやすさ（抵抗の逆数）を表す指標となる。

図9 冠血流速－冠内圧関係曲線
拡張中期以降に冠血流速度と冠内圧の関係は直線的となる。この時相においては，灌流圧に対し受動的に血流量が規定されている。
FPSI: flow pressure slope index, Pzf: zero-flow pressure

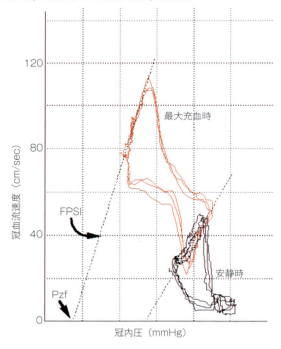

（文献12より引用）

また，この直線とX軸との交点は血流がゼロになるときの圧，すなわちzero-flow pressure（Pzf）を表し，心筋内圧・左室拡張末期圧や抵抗血管の抵抗などに影響を受ける指標である。狭窄の遠位部においてこの関係曲線を評価すれば，その末梢の抵抗血管の状態を評価可能である（**図10**）。冠微小循環障害が存在すると，Pzfが高値を示し，FPSIが低下しうる。冠微小血管抵抗が低下すると直線部分の傾きは急峻となりPzfは低下する。

≪注意≫
FFRの理論では，冠循環の出口圧は中心静脈圧とされているが，この冠血流速ー冠内圧関係曲線におけるPzfは中心静脈圧よりも高く，それ以外の左室拡張末期圧や心筋内圧の影響を受けていることが示唆される。FFR値に左室拡張末期圧が影響を及ぼすという報告もみられる[13]。

≪注意≫
本項で述べた冠微小循環を評価する各方法は，臨床的意義が確立されているとは言い難い。また，臨床レベルにおける冠微小循環障害が病態に及ぼす影響の強さもまだ十分に解明されたわけではない。方法論，そして病態への関与の強さ，さらに治療的介入の可能性など，今後究明していく必要のある領域であると思われる。

図10 高度狭窄病変末梢における冠血流速ー冠内圧関係曲線
高度狭窄末梢では，安静時からPzfは低値，FPSIは急峻となり，抵抗血管が拡張した状態であることがわかる。

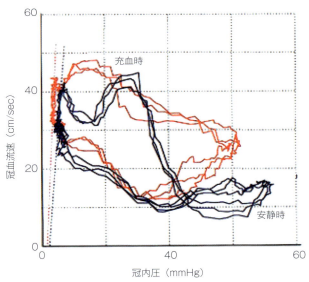

（文献12より引用）

文　献

1) Meuwissen M, Chamuleau SAJ, Siebes M, et al: Role of variability in microvascular resistance on fractional flow reserve and coronary blood flow velocity reserve in intermediate coronary lesions. Circulation 103: 184-187, 2001.
2) Verhoeff BJ, Siebes M, Meuwissen M, et al: Influence of percutaneous coronary intervention on coronary microvascular resistance index. Circulation 222: 76-82, 2005.
3) van de Hoef TP, van Lavieren MA, Damman P, et al: Physiological basis and long-term clinical outcome of discordance between fractional flow reserve and coronary flow velocity reserve in coronary stenoses of intermediate severity. Circ Cardiovasc Interv 7: 301-311, 2014.
4) Fearon WF, Balsam LB, Farouque HMO, et al: Novel index for invasively assessing the coronary microcirculation. Circulation 107; 3129-3132, 2003.
5) Aarnoudse W, Fearon WF, Manoharan G, et al: Epicardial stenosis severity does not affect minimal microcirculatory resistance. Circulation 110: 2137-2142, 2004.
6) Lim HS, Yoon MH, Tahk SJ, et al: Usefulness of the index of microcirculatory resistance for invasively assessing myocardial viability immediately after primary angioplasty for anterior myocardial infarction. European Heart Journal 30: 2854-2860, 2009.
7) Fearon WF, Shah M, Ng M, et al: Predictive value of the index of microcirculatory resistance in patients with ST-segment elevation myocardial infarction. J Am Coll Cardiol 51: 560-565, 2008.
8) Fearon WF, Low AF, Yong AS, et al: Prognostic value of the index of microcirculatory resistance measured after primary percutaneous coronary intervention. Circulation 127: 2436-2441, 2013.
9) 寺本智彦，田中信大，小堀裕一ほか：冠血流予備能と部分冠血流予備量比の乖離現象と冠微小循環障害の関係．J Jpn Coron Assoc 11: 11-14, 2005.
10) Kim RJ, Fieno DS, Parrish TB, et al: Relationship of MRI delayed enhancement to irreversible injury, infarct age, and contractile function. Circulation 100: 1992-2002, 1999.
11) Kim RJ, Wu E, Rafael A, et al: The use of contrast enhanced magnetic resonance imaging to identify reversible myocardial dysfunction. N Engl J Med 343: 1445-1453, 2000.
12) Tanaka N, Takazawa K, Takeda K, et al: Coronary flow-pressure relationship distal to epicardial stenosis. Circ J 67: 525-529, 2003.
13) Leonardi RA, Townsend JC, Patel CA, et al: Left ventricular end-diastolic pressure affects measurement of fractional flow reserve. Cardiovasc Revasc Med 14: 218-222, 2013.

実践編｜FFRを使いこなす

コラム

冠微小循環の評価としてのIMRのエビデンス

村井典史（Amsterdam UMC）

はじめに

　長らく虚血性心疾患の治療において視覚化可能で，物理的な治療のできる心外膜血管の病変がその主な標的となり，現在ではFFR，iFRを中心に同部位に対する生理学的な評価を基にした治療戦略が主流となっている。一方で，本来の心筋虚血の病態生理は冠循環の異常であり，心外膜血管以外の冠微小循環も心筋虚血の原因となることは以前から指摘され，その問題は一般臨床においても徐々に認識されるようになってきた。

　しかしながら，冠微小循環の異常に対しては治療方法のみでなく，その評価方法も含め十分に確立されておらず，今後も研究を要する領域である。現在，冠微小循環の評価において心臓カテーテル検査時にPressureWire™（Abbott社）の温度センサーを利用したIMR（index of microcirculatory resistance）が使用可能であり[1]，虚血性心疾患のみならずさまざまな心疾患の病態における冠微小循環の把握に活用できることが期待されている。

　本稿では，現在までのIMRのエビデンスと今後の課題について提示したい。

IMRの背景とその特性

　冠微小循環とは，一般的に500μm以下の血管における冠血流を指す。同部位は冠循環の深部に位置し，また視覚化が困難であることもあり，確立された評価方法が存在しないのが現状である。IMR以前の評価方法として冠血流予備能（CFR）が使用されていたが，この評価方法は心外膜血管の病変の影響を受けることや，安静時の冠血流を基にするため指標としての不安定さが危惧されていた。そのため冠微小循環の評価に特化し，安定的かつ定量的で，さまざまな状況下で利用できる指標が求められていた。

　2001年にDe BruyneとPijlsらによってPressureWire™の温度センサーを利用したtransit timeによる冠血流の評価方法が考案され[2]，それによって冠動脈内圧と冠血流が同時に評価できるようになった。そのような背景と技術的な進歩のなか，2003年にStanford大学のFearonらによって電気回路モデルを基にして，冠微小循環に特化した指標として最大充血時の冠微小循環抵抗"IMR"が提唱されたのが始まりである[1]。

　IMRは冠動脈疾患を伴う症例においても使用されることが想定されているが，使用上の注意点として冠動脈に有意狭窄（FFR＜0.75）を伴う症例においては，側副血行の影響を考慮に入れるために冠動脈のwedge pressureを測定する必要がある。これは通常，冠動脈をバルーンによって遮断してその末梢の圧を測定することで得られる。現在では，Yongらの検討によりwedge pressureを用いずにおおよその値を推測する計算式も考案されており[3]，これを利用することも可能である。安定狭心症症例におけるIMRの平均値は15～20程度であり，おおよそ25未満はIMRの正常の範囲内と推定され，この値を上回ると有意な微小循環障害の存在が疑われるが，現時点で特定のカットオフ値は定まっていない[4-6]。

　一般的に，IMRが高値を示す領域の特徴として急性冠症候群の責任病変，右冠動脈，

CFR：coronary flow reserve

陳旧性心筋梗塞の既往，さまざまな冠リスク因子が報告されており，また灌流心筋量が少ない領域もIMRが高値になる因子であることが報告されている[7]。現在までさまざまな病態でIMRを用いた研究が行われ，それによりいくつかのエビデンスが得られているが，いまだその特性や有効な使用法に関して十分に把握されたとはいい難い。そこで，現状で報告されているIMRに関する研究について病態ごとに分けて提示する。

ST上昇型急性心筋梗塞（STEMI）における冠微小循環障害の評価

最もエビデンスとしてコンセンサスが得られているものは，STEMIのprimary PCI後の責任血管に対してのIMRの評価である。以前から心筋梗塞領域における微小循環障害の程度がその後の予後を規定する因子であることは示唆されていた。それを定量化する方法として，IMRを用いて評価した研究を前述のFearonらの研究グループが報告している。STEMIに対するPCI直後のIMRの値が32を超えた症例において，それ以下の症例と比較して治療後の心筋逸脱酵素の上昇および3カ月後の左室壁運動の改善不良と有意な関係が認められた[8]。この結果より，微小循環障害の評価としてのIMRの値が心筋障害の程度を反映していることが示された。

STEMI：ST elevation myocardial infarction

その後も多数の研究において，IMRの値とMRIやPETなどによる非侵襲的なイメージング検査での心筋障害の程度や遠隔期の壁運動の状態との関連性が見出された[5]。さらにこの知見を発展させ，IMRによる予後の予測に関して同グループを中心に多施設前向き研究が行われた[9]。この研究では，STEMIでprimary PCIを施行された253症例が組み込まれ，治療直後のIMRが40を超える症例では約3年の観察期間において有意に死亡・心不全の発症が多く，特に死亡に関しては唯一の独立した予測因子であった（**図1**）。

これら複数の研究より，STEMI治療後の微小循環障害の把握のためのIMRによる評価は確立されたエビデンスをもつと考えられる。

図1 STEMIに対するPCI後のIMRの値と予後
治療後のIMRが高値を示す症例は有意に死亡・心不全による入院が多かった。

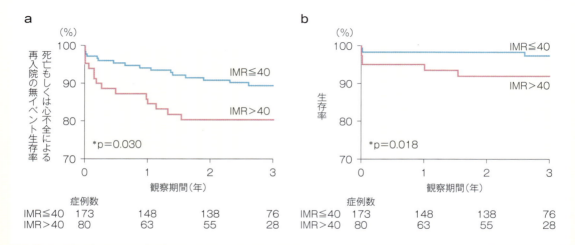

（文献9より引用）

STEMI以外の虚血性心疾患におけるIMR

　壊滅的な微小循環障害が生じうるSTEMIではIMRの評価の有用性が示されたが，逆にそのような高度な微小循環障害が生じないほかの虚血性心疾患においてはIMRの確固たるエビデンスが乏しいのが現状である．安定狭心症患者においてSTEMIのような"IMRが高い症例は心不全になりやすい"というエビデンスはない．そして，初期の研究で"IMRが高いとPCI時に心筋障害が生じやすいのではないか"と推測されたが，どうも再現性に乏しい．さらにPCI時の投薬や手法の変更が治療後のIMRの改善に有効であるかという検討は難しい．なぜなら，心外膜血管の狭窄病変を治療すると治療前に高いIMRは下がり，低いものは上昇する現象が確認されている[6]．つまりPCIによってIMRが改善するかどうかは治療前のIMRの値に依存するため，それ以上の影響が加えられたかを把握する必要があり注意を要する．それに加え，STEMI以外の虚血性心疾患においてPCI後のIMRの値が臨床的にどのような意味をもつのかいまだ解答が得られていないのが現状である[10]．

　では，これらの疾患ではどのようにIMRを使用するべきなのだろうか．一般臨床において微小循環障害が疑われるのは，冠動脈に病変がないがほかのモダリティで虚血が疑われる，もしくは治療後にも症状が残存している場合である[5]．また微小循環の状態によって血管造影所見やTIMIフレームカウントを用いて計算するQFRの値と実際のFFRにミスマッチが生じることが報告されており[11, 12]，FFRの妥当性が疑われる場合も微小循環障害の存在を考慮に入れる必要がある．これらの状況では，IMRによる微小循環の評価は病態を明らかにするために有用な方法であると思われる．

　一方で，安定狭心症患者におけるIMRによる予後の予測についてはいまだにCFRを超えるエビデンスはないが[10]，IMRと予後に関してLeeらが興味深い報告を行っている[13]．彼らの報告では，心外膜血管の病変が軽微な230症例（FFR＞0.80）において，微小循環障害が主病態であると考えられる低CFR・高IMRを呈した症例（CFR≦2.0，IMR≧23）では死亡・心筋梗塞の発症に加え，冠動脈でのイベント，それも標的血管以外で再血行再建が多かった（図2）．また，非ST上昇型急性冠症候群（NSTE-ACS）に関して，筆者らはPCI後の責任血管のIMRの値と標的・非標的血管における冠動脈イベントの発症の関連を報告している（図3）[14]．これらの報告から推測されることは，心外膜病変と微小循環障害の間になんらかの関係がある可能性が示唆されるが，現状ではエビデンスに乏しく今後の研究が期待される．

　もう1つ，この領域のトピックを提示したい．心外膜血管の狭窄病変の物理的な改善によって心筋虚血を解除することがPCIの目的であるなら，心筋虚血の原因となりうる微小循環に対してはどのような影響があるのであろうか．筆者らはPCIにより微小循環が改善する症例，つまりIMRの低下する症例において冠血流が改善することを報告した[6]．そして，治療前から微小循環が保たれている"低いIMR"を示す病変は，PCIによる冠血流改善の効果が乏しい病変であることが示唆された．その後のMRIを用いた研究でも，IMRを含めた微小循環と冠血流の変化において類似の関係が確認された[15]．これらの知見はさらなる検討を要するが，PCIによる心筋虚血と微小循環の改善に関する研究は，PCIの効果を把握するうえで重要なテーマであり今後も注目に値する．

図2 CFR/IMRを基に分類したFFR＞0.80の患者の予後

心外膜血管病変の軽微な症例群において，微小循環障害を伴う症例では死亡・心筋梗塞・再血行再建の頻度が高かった．

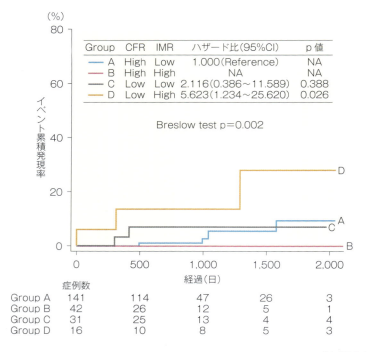

（文献13より引用）

図3 NSTE-ACS症例における治療後のIMRと患者の予後の関係

治療後に高いIMRを示す症例でその後の心血管イベントが多く認められた．

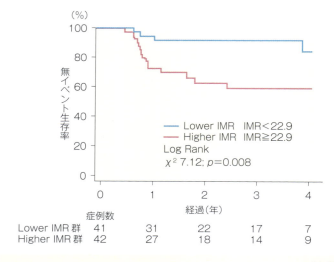

（文献14より引用）

移植心における微小循環障害の評価における IMR

　上記以外のIMRのエビデンスはどうであろうか。Syndrome X，たこつぼ心筋症，拡張型・肥大型心筋症など微小循環の異常がその病態に関係していると考えられる疾患ではIMRによる評価も一考に値するが，現状の報告ではいまだケースレポートが中心であり[16-19]，エビデンスの蓄積が待たれる。現在，IMRによる微小循環の把握が有益であるとして報告されている病態として，心移植後の冠微小循環障害が挙げられる。これもFearonらの研究チームからの報告があり，74症例を平均4.5年観察した結果，移植後1年の時点でのIMR高値（≧20）が死亡・再心移植の独立した予測因子であったことが報告された（**図4**）[20]。心移植後という特異な病態であるが，微小循環の把握が患者の予後の予測に有益であると示されたのは非常に興味深い。

おわりに

　IMRが考案されてから15年経過したが，一般臨床においてIMRによる冠微小循環の評価が特に有効であると考えられる病態は，現状では限定的であると考えられる。しかし，いまだ判明していない点も多く，この特異な指標のもつ意味といかに有効に臨床へ応用するのか，さらなるエビデンスの蓄積が必要であり，今後の発展に期待したい。

図4 心移植後1年の時点でのIMRと予後
治療後1年の時点でのIMRがその後の死亡・再心移植の独立した予測因子であった。

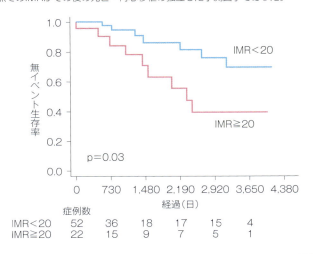

（文献16より引用）

文 献

1) Fearon WF, Balsam LB, Farouque HM, et al : Novel index for invasively assessing the coronary microcirculation. Circulation 107 : 3129-3132, 2003.
2) De Bruyne B, Pijls NH, Smith L, et al : Coronary thermodilution to assess flow reserve : experimental validation. Circulation 104 : 2003-2006, 2001.
3) Yong AS, Layland J, Fearon WF, et al : Calculation of the index of microcirculatory resistance without coronary wedge pressure measurement in the presence of epicardial stenosis. JACC Cardiovasc Interv 6 : 53-58, 2013.
4) Lee JM, Layland J, Jung JH, et al : Integrated physiologic assessment of ischemic heart disease in real-world practice using index of microcirculatory resistance and fractional flow reserve : insights from the International Index of Microcirculatory Resistance Registry. Circ Cardiovasc Interv 8 : e002857, 2015.
5) Fearon WF, Kobayashi Y : Invasive Assessment of the Coronary Microvasculature : The Index of Microcirculatory Resistance. Circ Cardiovasc Interv pii : e005361, 2017.
6) Murai T, Kanaji Y, Yonetsu T, et al : Preprocedural fractional flow reserve and microvascular resistance predict increased hyperaemic coronary flow after elective percutaneous coronary intervention. Catheter Cardiovasc Interv 89 : 233-242, 2017.
7) Echavarría-Pinto M, van de Hoef TP, Nijjer S, et al : Influence of the amount of myocardium subtended to a coronary stenosis on the index of microcirculatory resistance. Implications for the invasive assessment of microcirculatory function in ischaemic heart disease. EuroIntervention 13 : 944-952, 2017.
8) Fearon WF, Shah M, Ng M, et al : Predictive value of the index of microcirculatory resistance in patients with ST-segment elevation myocardial infarction. J Am Coll Cardiol 51 : 560-565, 2008.
9) Fearon WF, Low AF, Yong AS, et al : Prognostic value of the Index of Microcirculatory Resistance measured after primary percutaneous coronary intervention. Circulation 127 : 2436-2441, 2013.
10) Matsuda J, Murai T, Kanaji Y, et al : Prevalence and Clinical Significance of Discordant Changes in Fractional and Coronary Flow Reserve After Elective Percutaneous Coronary Intervention. J Am Heart Assoc pii : e004400, 2016.
11) Yonetsu T, Murai T, Kanaji Y, et al : Significance of Microvascular Function in Visual-Functional Mismatch Between Invasive Coronary Angiography and Fractional Flow Reserve. J Am Heart Assoc pii : e005916, 2017.
12) Mejía-Rentería H, Lee JM, Lauri F, et al : Influence of Microcirculatory Dysfunction on Angiography-Based Functional Assessment of Coronary Stenoses. JACC Cardiovasc Interv 11 : 741-753, 2018.
13) Lee JM, Jung JH, Hwang D, et al : Coronary Flow Reserve and Microcirculatory Resistance in Patients With Intermediate Coronary Stenosis. J Am Coll Cardiol 67 : 1158-1169, 2016.
14) Murai T, Yonetsu T, Kanaji Y, et al : Prognostic value of the index of microcirculatory resistance after percutaneous coronary intervention in patients with non-ST-segment elevation acute coronary syndrome. Catheter Cardiovasc Interv 2018 Feb 15. doi: 10.1002/ccd.27529. [Epub ahead of print]
15) Kanaji Y, Yonetsu T, Hamaya R, et al : Impact of Elective Percutaneous Coronary Intervention on Global Absolute Coronary Flow and Flow Reserve Evaluated by Phase-Contrast Cine-Magnetic Resonance Imaging in Relation to Regional Invasive Physiological Indices. Circ Cardiovasc Interv 11 : e006676, 2018.
16) Layland J, Whitbourn R, Macisaac A, et al: Takotsubo cardiomyopathy: reversible elevation in microcirculatory resistance. Cardiovasc Revasc Med 13: 66-68, 2012.
17) Warisawa T, Naganuma T, Nakamura S. Reversible Microvascular Dysfunction in Takotsubo Syndrome Shown Using Index of Microcirculatory Resistance. Circ J 80: 750-752, 2016.
18) Gutiérrez-Barrios A, Camacho-Jurado F, Díaz-Retamino E, et al: Invasive assessment of coronary microvascular dysfunction in hypertrophic cardiomyopathy: the index of microvascular resistance. Cardiovasc Revasc Med 16: 426-428, 2015.
19) Tsagalou EP, Anastasiou-Nana M, Agapitos E, et al: Depressed coronary flow reserve is associated with decreased myocardial capillary density in patients with heart failure due to idiopathic dilated cardiomyopathy. J Am Coll Cardiol 52: 1391-1398, 2008.
20) Yang HM, Khush K, Luikart H, et al : Invasive Assessment of Coronary Physiology Predicts Late Mortality After Heart Transplantation. Circulation 133 : 1945-1950, 2016.

実践編 コラム｜FFRを使いこなす

FFR-CTによる診断戦略の変化

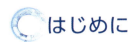

はじめに

　FFRガイド下の経皮的冠動脈形成術（PCI）は血管造影ガイド下のPCIに比べて有意に主要心血管イベント（MACE）の発生率を低下させ[1]，同時に不要なPCIを削減することから関連する医療費を大幅に削減することが知られている[2]。また，FFRガイドPCIと至適薬物療法を組み合わせることによって，至適薬物療法単独の場合と比較して，緊急血行再建術の必要性を低減できることが確認されており，FFRはPCIを行うべき症例を適切に抽出することでその予後改善に寄与していることが知られている[3,4]。FFR-CTは，冠動脈コンピュータ断層血管造影（cCTA）画像に数値流体力学を適用することによってFFRを非侵襲的に計算する新規の虚血診断モダリティで，2018年12月，わが国において保険償還された。本稿では，FFR-CTという新規の非侵襲的虚血診断モダリティを実臨床に導入した際に起こりうる診断治療戦略の変化について，そのエビデンスをまとめつつ，実際の症例を紹介しながら考察を加えていく。

MACE：major adverse cardiac events

cCTA：coronary CT angiography

FFR-CTの診断性能に関する臨床試験

DISCOVER-FLOW試験

　FFR-CTの診断性能は，DISCOVER-FLOW試験で初めて評価された。この試験では，患者103例の血管159枝を対象に，侵襲的FFRを参照基準として，FFR-CTとcCTAの狭窄に基づく虚血診断精度を比較している[5]。FFR-CTの場合，対象血管ごとの精度，感度，特異度，陽性的中率（PPV）および陰性的中率（NPV）は，それぞれ84％，88％，82％，74％および92％であった。一方，cCTAの狭窄に基づく虚血診断精度は，それぞれ59％，91％，40％，47％および89％であり，FFR-CTによって，特異度およびPPVの改善とそれに伴う診断精度の劇的な改善（84％ vs 59％）が認められた。

　これらの所見は，CADが疑われる患者254例（10施設）を対象として近年実施されたNXT多施設試験によって裏付けられている[6]。この試験では，先に実施された試験から得られた情報を基に画像処理法および生理学モデルを改良したアップデート版のFFR-CTが使用されている。NXT試験では，患者ごとの虚血診断精度においてFFR-CTのほうがcCTAでの狭窄度ベースの診断精度よりも優れていることが再度示された（精度：81％ vs 53％，感度：86％ vs 94％，特異度：79％ vs 34％，陽性的中率：65％ vs 40％，陰性的中率：93％ vs 92％）。本研究では，FFR-CTが0.80より高値であった場合に侵襲的FFRが0.75未満（明らかな虚血）となる確率は，わずか2％であることが報告され，FFR-CTが虚血診断においてゲートキーパーとしての役割を果たしうることが示された。FFRの測定値に対するFFR-CTのレンジ別誤差を表に示す（表1）。概して，FFR-CTは，偽陰性となることを防止するため，侵襲的FFRよりも低い値となるようになっている。このことは，FFR-CTのゲートキーパーとしての役割を考慮し，虚血を見落とすことのないようにとの配慮の下に設定されている。

表1 FFRの測定値に対するFFR-CTのレンジ別誤差

FFR-CT	average error to FFR-CT±1SD
≦0.70	−0.06±0.11
0.71〜0.75	−0.03±0.13
0.76〜0.80	−0.03±0.08
0.81〜0.85	−0.05±0.07
0.86〜0.90	−0.03±0.06
0.91〜1.0	−0.01±0.05
0.0〜1.0	−0.03±0.07

NXT試験

　NXT試験は，FFR-CTを対象とした臨床研究のなかで日本人が登録された最初の臨床試験である。本研究では合計57人の日本人が登録されているが，これらの患者におけるFFR-CTの診断精度は，cCTA単独の場合と比較して，著しく改善されていることが確認された（FFR-CT：74％，cCTA：47％，p＜0.01）。これは，主に，FFR-CTの特異度が2倍以上であったことに起因している（FFR-CT：63％，cCTA：27％，p＝0.01）。こうした改善にもかかわらず，日本人患者群の患者ごとの診断精度は，試験全体の診断精度よりも若干低い値（それぞれ，74％および81％）であった[7]。これは，日本人患者群の症例数が比較的少なかったこと，また，日本人患者群のほうが高度石灰化病変を有する患者の割合が高かったことが要因と考えられた。本研究に登録された患者のなかでAgatstonスコアが400を超えていた患者の割合は，全体の26％に対して，日本人患者群では45％であった。

　一方，最近実施されたNXT試験のサブスタディにおいて，Norgaardらは，Agatstonスコアが上位1/4に入る患者（416〜3,599）に対してcCTAにFFR-CTを併用した場合の診断効果は，下位1/4の患者の場合と同等であったと報告している[8]。筆者らのOCTを用いた検討においても，FFR-CTで使用されている内腔の自動認識機能の精度は，石灰化スコアに依存せず一定であることが示されている[9]。日本人患者群においても，Agatstonスコアが1,000未満の患者の診断精度は，NXT試験全体の診断精度と同等であった（それぞれ，83％および81％）ことを考えると，FFR-CTは，画質に問題がなければ，日本人の冠動脈疾患患者にも有効な診断ツールになりうると考えられる。

FFR-CT活用のカギ

FFR-CTを用いた機能的虚血診断は，cCTAを用いた狭窄度ベースの診断よりも診断精度の観点で優れている。

診断および治療方針，費用，ならびにQOLに対するFFR-CTの影響

診断と治療方針におけるFFR-CTの影響

　PLATFORM試験は，冠動脈疾患の可能性が中等度(intermediate likelihood)に相当する患者を評価対象とした前向き有用性評価試験(症例数584例)である[10]。本研究では，まず登録患者を，侵襲的冠動脈造影検査(CAG)が予定されているグループと非侵襲的な虚血診断的検査が予定されているグループに分類した。その後，それぞれのグループを，全例CAGに基づく虚血診断を適用した群とcCTA/FFR-CTに基づく虚血診断を適用した群に分類し，CAGを行ったが狭窄病変が認められなかった症例，すなわち不必要なCAGが施行された症例の率を比較検討した。

　結果，CAGが予定されているグループにおいてcCTA/FFR-CTに基づく虚血診断を適用した群では，CAGに基づく虚血診断を適用した群と比較して，不必要なCAGが施行された症例の率を著しく低下させた。当初は，すべての患者に対してCAGが予定されていたものの，cCTA/FFR-CTの結果を受け，61%のCAGがキャンセルされた。CAGを行ったが狭窄病変が認められなかった患者の割合は73%から12%に，80%以上低下した(図1a)。

　さらに，その後1年における血行再建術の発生率は，侵襲的CAGが全例に施行された群とcCTA/FFR-CT群で同等であった(図1b)。1年経過後，FFR-CTの結果に基づきCAGがキャンセルされた患者に有害事象は認められなかった[11]。これらのことからFFR-CTを虚血診断フローに導入することで，虚血の同定を正確に行いつつも不必要なCAGを回避することができる可能性が示された。一方で非侵襲的な検査が予定されていた患者においては，cCTA/FFR-CT群と通常診療群の間で，狭窄病変が認められなかった患者の割合に統計的有意差は認められなかった(13% vs 6%，p = 0.95)[10]。

CAG：coronary angiography

図1 PLATFORM試験

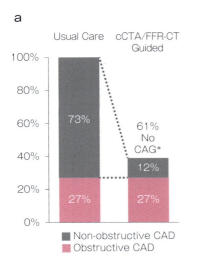
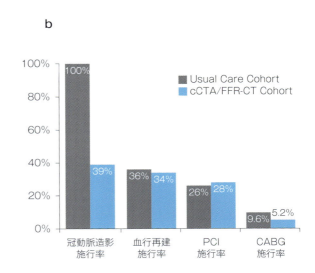

費用におけるFFR-CTの影響

　現在多くの症例において，解剖学的情報と虚血情報を評価するために2つ以上の診断モダリティが必要とされている[12]。Hlatkyらは，最近のシミュレーション解析のなかで，アメリカ医療制度下においてFFR-CTを臨床的な意思決定の指針とすることにより，著しい費用削減および臨床的効用がえられる可能性を示唆している[13]。彼らは，FFR-CTを利用して侵襲的CAGおよびPCIに適する患者を選択することにより，CAG結果に基づいた虚血診断を行った場合と比較して，1年経過時点で関連する医療費が30％削減され，イベントの発現も12％減少することを示している。

　こうしたFFR-CTの医療経済における有用性は，日本でも同等に得られるものと予測されている。Kimuraらは，NXT試験のデータ，ならびに日本における手技およびデバイスの費用に関する情報を基にして，日本でFFR-CTを利用した場合，CAGに基づいた方針決定と比較して，1年経過時点で費用が32％削減され，心血管イベントも19％減少する可能性があると報告している[14]。こうしたFFR-CTの医療経済における有用性は，費用，資源有用性およびQOLに関連する副次的評価項目を設定したPLATFORM試験のサブ解析によって裏付けられている。CAGが予定されていた患者の平均費用（診断的検査，侵襲的手技，入院および90日フォローアップ期間の投薬）は，FFR-CT群のほうが通常診療群よりも有意に低い値であり（7,343米ドル vs 10,734米ドル，$p<0.0001$），FFR-CTによって費用が32％削減されたことがわかった。感度分析を実施したところ，FFR-CTの費用をcCTAの7倍とした場合であっても，侵襲的CAGが予定されていたグループでは，FFR-CT群の費用のほうが通常診療群よりも低かった（8,619米ドル vs 10,734米ドル，$p<0.0001$）。また1年経過時点でも，通常の治療方針と比較して，費用総額が4,000米ドル以上削減されていることがわかった（8,127米ドル vs 12,145米ドル）。FFR-CTの解析費用1,500米ドルを含めると，米国医療制度の支出を1年経過時点で総額26％削減できると予測されている。PLATFORM試験の非侵襲的検査グループのFFR-CT群では，侵襲的心臓手技の適用が若干増加し，医療費が増加する傾向があるものの，平均費用には統計的有意差は認められなかった（2,679米ドル vs 2,137米ドル，$p=0.26$）。

> **FFR-CT活用のカギ**
> FFR-CTは検査前確率が中等度の患者集団において，診断精度を損なうことなく不要な侵襲的冠動脈造影を減らし，医療費削減に寄与する。

QOLに対するFFR-CTの影響

　一方，非侵襲的検査グループのFFR-CT群のQOLスコアは，通常診療群よりも改善されていた。これは，FFR-CTによって検出された機能的に有意な冠動脈病変に対して，積極的に冠動脈血行再建術が適用されたためと考えられる。こうしたデータから，日本において冠動脈疾患患者の管理にFFR-CTを導入することにより，医療費削減のみならず患者のQOL改善という観点でメリットが得られる可能性があることが示唆される。

実践編

CAGおよび血行再建術に対する信頼性の高いゲートキーパーとしてのFFR-CT

　安静時に非典型的胸痛を呈する70歳代男性の例を**図2**に示す。cCTAにより，右冠動脈（RCA）中央部に中等度狭窄が認められたため，CAGを施行した。CAGの結果，RCA中央部に中等度狭窄およびプラーク破裂を疑う所見が認められた。左冠動脈（LAD）には，著しい狭窄は認められなかった。この症例では，FFR-CTは0.92，侵襲的FFRは0.96であり，いずれも心筋虚血の存在を示す値ではなかった。よって，本症例の場合は，CAGの前にFFR-CTを利用できれば，侵襲的FFRだけではなく，CAGも不要であったと考えられる。

RCA：right coronary artery
LAD：left anterior descending artery

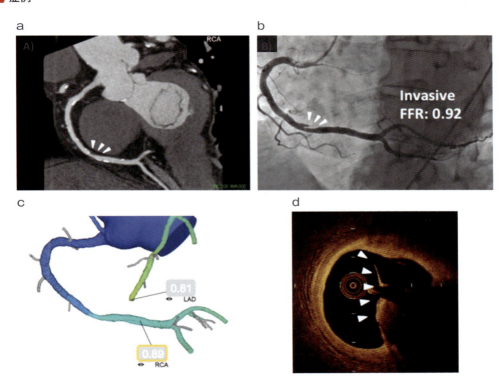

図2 症例

侵襲的FFRを省いたPCIに関する適切な意思決定

　労作性狭心症により入院した70歳代後半女性。外来で施行したcCTAにより，軽度石灰化を伴う中等度狭窄が認められた(図3)。FFR-CTの結果，LADのFFRは0.80未満であり，左回旋枝(LCX)およびRCAに著しい虚血は認められなかった。CAGを施行した結果，LAD中央部に中等度狭窄が認められ，侵襲的FFRは0.72であった。後日，PCIによる血行再建術を施行した。CAGの前にFFR-CTを利用できれば，CAG後虚血評価を挟まずにPCIを施行することができる可能性がある。血管造影の前に虚血の存在を認知できれば，放射線量や手技時間を低減し，循環器医がCTから得た形態的情報を利用しながら，PCI手技に集中することができる可能性がある。

LCX：left circumflex artery

> **FFR-CT活用のカギ**
> FFR-CTを用いることで初回冠動脈造影前に形態的評価と機能的評価情報を得ることができる。このことから，冠動脈形成術における治療ストラテジーの立案が術前に容易になることが期待される。

図3 症例

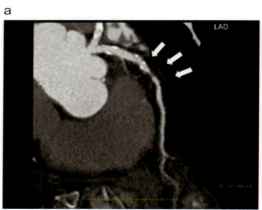
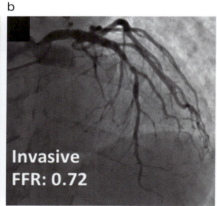
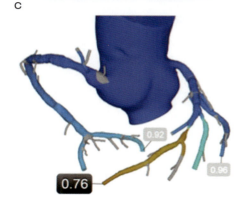

びまん性狭窄に対するFFR-CTの有用性

　現在，FFR-CTでは，表示色の変化（青色から赤色）により，冠動脈内の圧力降下に関する情報を得ることができる．この情報は，CAD患者の治療方針を決定するうえで重要である．RCAにびまん性冠動脈狭窄，ならびにLADおよびLCXに著しい狭窄を認める症例を**図4**に示す．LADおよびLCXの病変は，比較的，限局的なものであるため，ステント留置を選択した．RCAには著しい限局性狭窄はないものの，びまん性の中等度狭窄が認められた．FFR-CTでは，表示色が赤色から青色に徐々に変化し，冠動脈全体で段階的な圧力降下が生じていることが示唆された．よって，RCA病変に対しては，至適薬物療法を選択した．びまん性の中等度狭窄は，ほとんどの場合，特定の病変に対する単純なステント留置では，虚血が緩和されない．よって，このような症例では，バイパス術または至適薬物療法が選択される．現在の臨床診療では，pressure guidewireを手動で引き戻しながら測定した冠内圧引き抜き曲線から，冠動脈内の圧力分布曲線を得ている．この方法は，広く行われているものの，圧力の変化と病変の位置の対応付けが困難である．一方，CAGの前にFFR-CTを施行することによって，ひと目でわかる圧情報が得られ，CAD患者の治療方針を決定およびそのプロセスを簡素化するうえで役立つ可能性がある．

図4 症例

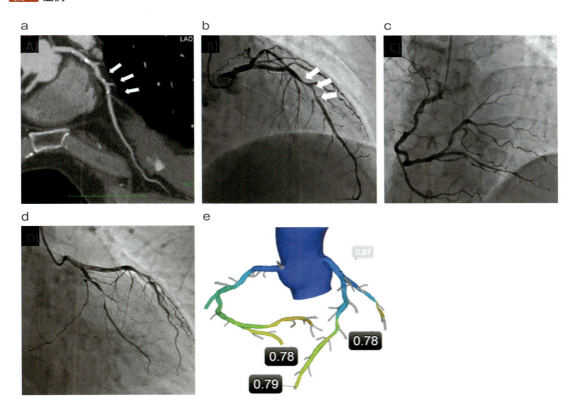

文 献

1) Tonino PA, Fearon WF, De Bruyne B, et al : Angiographic versus functional severity of coronary artery stenoses in the FAME study fractional flow reserve versus angiography in multivessel evaluation. J Am Coll Cardiol 55 : 2816-2821, 2010.
2) Fearon WF, Bornschein B, Tonino PA, et al ; Fractional Flow Reserve Versus Angiography for Multivessel Evaluation (FAME) Study Investigators : Economic evaluation of fractional flow reserve-guided percutaneous coronary intervention in patients with multivessel disease. Circulation 122 : 2545-2550, 2010.
3) De Bruyne B, Pijls NH, Kalesan B et al ; FAME 2 Trial Investigators : Fractional flow reserve-guided PCI versus medical therapy in stable coronary disease. N Engl J Med 367 : 991-1001, 2012.
4) Kim HJ, Vignon-Clementel IE, Coogan JS, et al : Patient-specific modeling of blood flow and pressure in human coronary arteries. Ann Biomed Eng 38 : 3195-3209, 2010.
5) Koo BK, Erglis A, Doh JH, et al : Diagnosis of ischemia-causing coronary stenoses by noninvasive fractional flow reserve computed from coronary computed tomographic angiograms. Results from the prospective multicenter DISCOVER-FLOW (Diagnosis of Ischemia-Causing Stenoses Obtained Via Noninvasive Fractional Flow Reserve) study. J Am Coll Cardiol 58 : 1989-1997, 2011.
6) Leipsic J, Yang TH, Thompson A, et al : CT angiography (CTA) and diagnostic performance of noninvasive fractional flow reserve: results from the Determination of Fractional Flow Reserve by AnatomiCCTA (DeFACTO) study. AJR Am J Roentgenol 202 : 989-994, 2014.
7) Miyoshi T, Osawa K, Ito H, et al : Non-invasive computed fractional flow reserve from computed tomography (CT) for diagnosing coronary artery disease - Japanese results from NXT trial (Analysis of Coronary Blood Flow Using CT Angiography: Next Steps). Circ J 79 : 406-412, 2015.
8) Nørgaard BL, Gaur S, Leipsic J, et al : Influence of Coronary Calcification on the Diagnostic Performance of CT Angiography Derived FFR in Coronary Artery Disease : A Substudy of the NXT Trial. JACC Cardiovasc Imaging 8 : 1045-1055, 2015.
9) Uzu K, Otake H, Choi G, et al : Lumen Boundaries Extracted from Coronary Computed Tomography Angiography on Computed Fractional Flow Reserve (FFR-CT) : Validation with Optical Coherence Tomography. EuroIntervention 2018 Apr 3. pii: EIJ-D-17-01132. doi: 10.4244/EIJ-D-17-01132. [Epub ahead of print]
10) Douglas PS, Pontone G, Hlatky MA, et al ; PLATFORM Investigators : Clinical outcomes of fractional flow reserve by computed tomographic angiography-guided diagnostic strategies vs. usual care in patients with suspected coronary artery disease : the prospective longitudinal trial of FFR(CT) : outcome and resource impacts study. Eur Heart J 36 : 3359-3367, 2015.
11) Douglas PS, De Bruyne B, Pontone G, et al ; PLATFORM Investigators : 1-Year Outcomes of FFR-CT-Guided Care in Patients With Suspected Coronary Disease: The PLATFORM Study. J Am Coll Cardiol 68 : 435-445, 2016.
12) Tanaka H, Chikamori T, Tanaka N, et al : Diagnostic performance of a novel cadmium-zinc-telluride gamma camera system assessed using fractional flow reserve. Circ J 78 : 2727-2734, 2014.
13) Hlatky MA, Saxena A, Koo BK, et al : Projected costs and consequences of computed tomography-determined fractional flow reserve. Clin Cardiol 36 : 743-748, 2013.
14) Kimura T, Shiomi H, Kuribayashi S, et al : Cost analysis of non-invasive fractional flow reserve derived from coronary computed tomographic angiography in Japan. Cardiovasc Interv Ther 30 : 38-44, 2015.

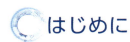

FFRデバイスの使い分け

岩淵成志（琉球大学医学部附属病院第3内科）

はじめに

FFR測定に用いられるpressure guidewireのわが国での使用は、1994年にRadi Medical Systems社製が使用可能となった。当時は主に研究用であり、基礎研究や臨床研究が行われてきた。その後FFR測定技術が確立し、FAME studyをはじめさまざまな臨床研究でエビデンスが積み重ねられ、FFR測定件数は増加し、心筋虚血を冠動脈造影時に測定する評価する手段として定着した。現在、わが国では複数社よりFFRワイヤー、FFRシステムが提供されている。その特徴について、簡単に記述する。

Abbott社

FFRワイヤー：PressureWire™ X Wireless/Cabled、FFRシステム：QUANTIEN™、OPTIS OCT Imaging System(OCTシステムでもFFRが計測可能)、PressureWire™ Receiver(ポリグラフにてFFRを計測するシステム。日本での販売開始：1994年日本ビー・エックアイがRadi Medical Systemsの代理店としてPressureWireの販売開始、2009年St. Jude Medical社、2017年Abbott社が販売）。

①PressureWire™ X Wireless / Cabled(図1)の特徴

業界唯一のワイヤレスFFR測定システムで、簡便なセットアップ、ケーブル類の簡素化が可能。

②QUANTIEN™(図2)、OPTIS OCT Imaging System、PressureWire™ Receiverの特徴

QUANTIEN™、OPTIS OCT Imaging system、PressureWire™ Receiver。カテ室の環境、ニーズに合わせて選べる多様な測定システム。XPRESSと有線のPressureWire™ X Cabledを用いることで、1本のPressureWire™でFFRのほかにCFR/IMRが計測可能。2018年から、Abbott社の新しい安静時指標であるRFR(resting full-cycle ratio)が計測可能。DEFER StudyやFAME Studyなど、FFRの有用性を証明したスタディで使用されたのは、Abbott社のPressureWire™と計測システム。

図1 PressureWire™ X Wireless / Cabled、FFR system

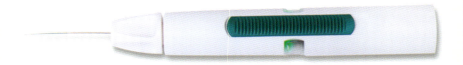

(Abbott社提供)

図2 QUANTIEN™

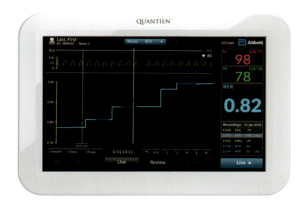

（Abbott社提供）

◯ Philips社

FFRワイヤー：Verrata Pressure Guide Wire，FFRシステム：Core Mobile（コンソール），SyncVision（アンギオ同期システム）。（日本での販売開始：2010年7月）

①Verrata Pressure Guide Wire（図3）の特徴

J-tip仕様はワイヤー先端が圧センサー側にシェイプされ，センサーの血管壁接触によるアーチファクトに対して保護されている。クリップコネクターは簡単に素早く着脱可能であり，ワイヤーの手元側電極部の構造が改善され，耐キンク性能が向上している。ワイヤーの絶縁部を拡げ，コネクター内の接続端子を増やすことで，圧信号の短絡防止と確実な伝達を実現している。

②Core Mobile（図4）の特徴

IVUSシステムとFFR/iFRシステムが一体となっている。iFRもFFRも計測可能（2018年ESCガイドラインでClass 1，Level Aとして掲載）。

③SyncVision（図5）（アンギオ同期システム）の特徴

iFRCo-Registrationが可能。

図3 Verrata Pressure Guide Wire

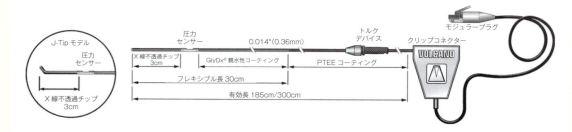

（Philips社提供）

図4 Core Mobile

フェーズドアレイ IVUS
Philips独自のプラグ・アンド・プレイ技術を実現したフェーズドアレイIVUSです。

Peripheral IVUS
Philips独自のフェーズドアレイIVUSでは末梢血管における血管内治療も支援します。

ローテーショナル IVUS
Hi-Qイメージングにより、更に明瞭になった高分解能ローテーショナルIVUSです。

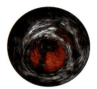
ChromaFlo イメージング
血流部分をカラー表示し、血管内腔とステントアポジションの認識を容易にします。

VH IVUS イメージング
動脈硬化の進行を表す4つのプラークタイプを使用して、病変の形態を表します。

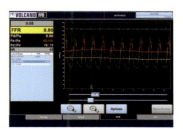
FFR modality (Fractional Flow Reserve)
プレッシャーワイヤーによるFFR値の計測により、病変部の狭窄重症度の評価を行います。

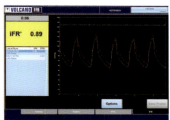
iFR modality (instantaneous wave-Free Ratio)
Philips独自の安静時虚血評価指標であるiFRのスポット計測を行います。

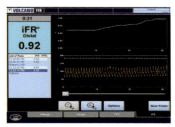
iFR Scout modality
Philips独自の安静時虚血評価指標であるiFRのプルバック計測を行います。

（Philips社提供）

図5 SyncVision

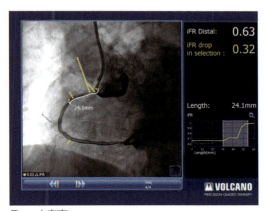
Focal病変

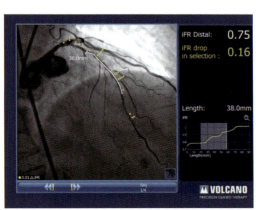
Diffuse病変

（Philips社提供）

ゼオンメディカル社

FFRワイヤー：OptoWire®，FFRシステム：OptoMonitor®。（日本での販売開始：2015年11月）

① OptoWire®（図6）の特徴

光ファイバー方式のセンサーを採用することにより，圧ドリフトの軽減が期待できる。偏心性のないコアを採用することにより，トルク伝達性等の操作性に優れている。光ファイバー方式により，信号ロスや圧ドリフトを起こさずコネクタの着脱が可能。

② OptoMonitor®（図7）の特徴

小型ディスプレイのため，設置場所の自由度が大きい。タッチパネルであるので，より直観的な操作が可能。

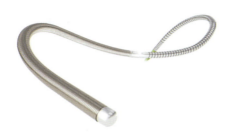

図6 OptoWire®

（ゼオンメディカル社提供）

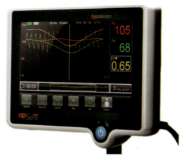

図7 OptoMonitor®

（ゼオンメディカル社提供）

Boston Scientific社

FFRワイヤー：COMET™プレッシャーガイドワイヤー，FFRシステム：Polaris™マルチモダリティーガイダンスシステム。（日本での販売開始：2016年7月）

① COMET™プレッシャーガイドワイヤー（図8）の特徴

ワイヤーの操作性と通過性は優れており，ほぼ通常のPCIガイドワイヤーに近い。光センサー採用により，精度の高い測定とワイヤー着脱時の信号消失防止が可能。

図8 COMET™プレッシャーガイドワイヤー

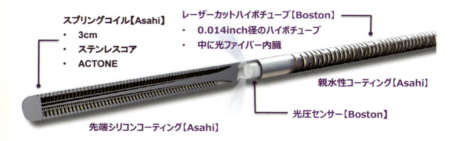

（Boston Scientific社提供）

② Polaris™マルチモダリティーガイダンスシステム(図9)の特徴

直感的に使いやすい，新しいインターフェースを採用しており，手技時間の短縮が可能。2018年12月現在，COMET™プレッシャーガイドワイヤーの不具合により一時販売中止している。

図9 Polaris™マルチモダリティーガイダンスシステム

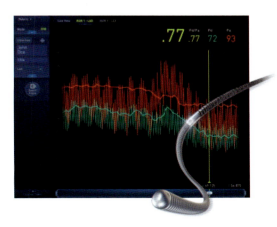

(Boston Scientific社提供)

ACIST社

FFRワイヤー：Navvus™ Rapid Exchange FFR MicroCatheter，FFRシステム：RXi™とRXi Mini™の2種類の機器本体。(日本での販売開始：2017年1月)

① Navvus™ Rapid Exchange FFR MicroCatheter(図10)の特徴

マイクロカテーテル方式(ラピッドエクスチェンジ方式を採用したモノレールカテーテ

図10 Navvus™ Rapid Exchange FFR MicroCatheter

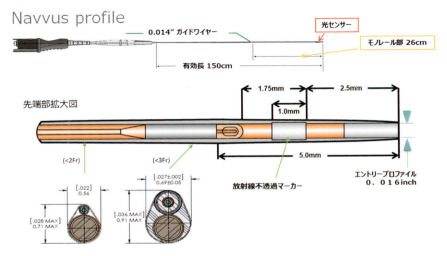

(ACIST Medical System社提供)

ル)を使用しているため，通常のPCIガイドワイヤーに挿入する仕様である。そのため術者の好みのガイドワイヤーを使用し病変に挿入可能。狭窄遠位部への挿入が容易。病変からガイドワイヤーを抜去する必要がないためPCI前，中，後のFFR測定が容易である。光ファイバー方式によりドリフトが軽減されている。

②RXi™とRXi Mini™システム(図11)の特徴

RXi™はシンプルで操作しやすいタッチパネル方式を採用した簡便な装置であり，RXi Mini™はコンパクト設計と多彩なシステム設置方法により，設置スペースを最小限に抑えた装置である。

図11 RXi Mini™システム

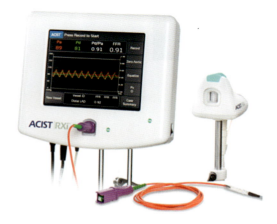

(ACIST Medical System社提供)

おわりに

以上，5社のFFRワイヤー，FFRシステムについて紹介したが，基本的にどのシステムを用いてもFFR値は同等であり，FFRシステムの使い分けはあまり意味をなさない。各社のシステムの特徴を理解し，自施設の要望を考慮し選択すればよいと考える。

実践編 | FFRを使いこなす

コラム

DEFER病変は安全か
そのエビデンスと経過観察のタイミング

蔵満昭一（小倉記念病院循環器内科）

　FFRは心筋外血管病変の虚血を評価する方法として確立されており，FFRが0.80以上であれば95％の正診率で虚血を除外でき，0.75以下であれば100％虚血陽性と診断できる[1]。0.75～0.80はgray-zoneとよばれ，胸部症状の程度や，ほかの虚血所見の有無を考慮して治療方針を決める。このようにカットオフ値で心筋虚血の判断を単純明瞭に行うことができることは，現在FFRが心筋虚血診断ツールとして広く使用されている理由の1つである。FFRが0.80以上であった場合は，その時点ではPCIを見送る（defer）ことになるが，本コラムではdefer病変の安全性についてエビデンスを踏まえながら，実臨床でのキーポイントについて考えてみたい。

 DEFERの意義

　PCIは薬剤溶出性ステント（DES）の技術革新とともに治療成績を向上させ，すでに成熟期に至っているといわれる。しかしながら，現行のDESをもってしても再血行再建術やステント血栓症といったイベントは低率ではあるが，起こることを忘れてはならない。COURAGE試験の15年フォローデータでは，安定狭心症に対するPCIの生命予後改善効果は証明されなかった[2]。その一方で，COURAGE試験のサブ解析では，心筋虚血の程度が再血行再建術の予後改善効果に関与していることが示されている[3]。わが国で施行されたCVIT-DEFER試験では，PCIはFFR測定によって65％から51％に減少し，薬物療法は33％から47％へと増加した。また，全体では39％の症例でFFR測定により治療方針が変更になった[4]（図1）。つまり，deferの意義とは，"FFRを用いることで不必要なPCIを減らすことができ，PCI手技に伴うリスク，ステント関連イベントである再血行再建術やステント血栓症のリスク，そして抗血小板薬による出血リスクを回避できる"ということである。

DES：drug eluting stent

図1 FFRが治療戦略に与える影響

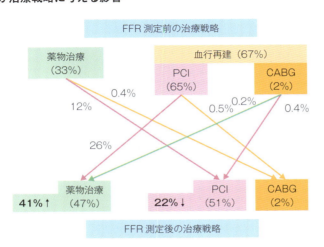

FFRによるDEFERのエビデンス

　FFRが心筋虚血診断における現在の立ち位置を確立することになったランドマーク研究として，DEFER試験，FAME試験，FAMEⅡ試験の3つが挙げられる。各研究ではdefer病変がエントリーされており，その主要結果は**表1**のようにまとめることができるが，各研究間でいくつかの違いがある[5-7]。まずFFRのカットオフ値についてはDEFER試験では0.75であったが，FAME試験では0.80となっている。これはgray-zoneに含まれる虚血病変を取りこぼさないようにするためである。次に，対象症例も各研究で異なる。DEFER試験では中等度狭窄の1枝病変（mean ％DS 48±9）を有する症例，FAME試験では血管造影上50％以上を有する病変が少なくとも2枝以上ある症例（defer群は509症例513病変）であるのに対して，FAMEⅡ試験では78％が1枝病変，18％が2枝病変，3％は3枝病変と，ほかの試験よりも対象病変数が多くなっている。そして，最も注目するべきはイベント率の違いである。FAMEⅡ試験だけ非常にイベント率が高いことがわかるが，この原因については論文でもまったく触れられていない。最近，韓国で行われた大規模前向きレジストリーであるIRIS-FFR registryの結果が報告され，MACE（major adverse cardiac events）は3年累積イベント率で5.2％と低率であり，そのほとんどが再血行再建術によるものであった（4.9％）。心臓死や心筋梗塞といったハードエンドポイントは，それぞれ0.3％と0.6％ときわめて低率であり，FFRによるdeferの安全性が示された[8]。

　わが国のdeferに関するエビデンスとしてはCVIT-DEFER試験が挙げられる。この研究では，3,857病変のうち2,498病変（64.8％）がdefer群として登録され，1年追跡時ではイベント率は3.5％であり，心筋梗塞はわずか1例のみであった[9]。FFR値の観点でデータをみると，FFR 0.80以上の2,222病変のうち230病変（10.4％）ではPCIを施行しており，逆にFFR 0.80以下であった1,635病変のうち506病変（30.9％）でdeferとなっていた。1年追跡結果をみてみると，FFR＞0.80ではdefer群3.1％ vs PCI群4.8％，FFR≦0.80ではdefer群4.9％ vs PCI群7.0％と，いずれの群も同等の臨床成績であった（**図2**）[9]。defer後の長期予後についてはいまだ不明であるが，現在わが国ではFFRによるdefer病変の多施設前向きレジストリーであるJ-CONFIRM registryが進行中であり，その結果が待たれる。

表1 DEFER試験，FAME試験，FAMEⅡ試験におけるDEFER病変のイベント率

	DEFER	FAME	FAMEⅡ
FFRカットオフ値	0.75	0.80	0.80
観察期間	15 years	2 years*	3 years*
心血管発生イベント率			
心筋梗塞	2.2％	0.2％	6.6％
再血行再建術	8.9％	3.2％	14.5％
FFR at baseline	0.87±0.07	0.88±0.05	NA

NA：not available
＊：FAME試験とFAMEⅡ試験では最終5年時点のdefer病変のイベント率については不明である。

ACS残枝のFFRには注意が必要？！

急性冠症候群（ACS）の約半数が多枝病変といわれ，PRIME-FFR試験，DANAMI 3-PRIMULTI試験，COMPARE-ACUTE試験では，FFRガイドでの非責任病変を含めた完全血行再建術の有用性が示唆されている[10-12]。その一方で，FFRで非責任病変をdefer後のイベント率に関しては安定狭心症と異なる可能性が報告されている。Hakeemらは，単施設においてFFR＞0.75をカットオフ値として非責任病変をdeferしたACS症例（n=206）と安定虚血性心疾患（SIHD）症例（n=370）の長期予後を後ろ向きに解析した[13]。その結果，MACEはACS群がSIHD群に比較して有意に高率であった（図3）。また，心筋梗塞と標的血管不全のカットオフ値はSIHD群がFFR 0.81であるのに対して，ACS群ではFFR 0.84とSIHD群よりも高値であった（図3b）。ACS群とSIHD群でのdefer後のイベント率の違いについては，DEFINE-FLAIR試験とiFR-SWEDEHAERT試験のpooled analysisでも同様の傾向が示されており[14]，なんらかの機序が存在するのは間違いないだろう。その機序として，①ACS症例はSIHD群に比べ，非責任病変に不安定プラークが多い可能性や，②ACS症例の非責任病変におけるFFRの正確性における問題点などが考えられるが，いまだ明らかではない。ACSの非責任病変の評価方法に関しては，測定のタイミングや，FFRとresting indexの比較など，今後検討する必要がある。

Gray-zoneのDEFERは安全か？

近年，FFRは虚血の閾値を示すdichotomous valueとしてだけではなく，虚血の程度が示すcontinuous valueでもあることが提唱されている[15]。つまり，FFRが低くなればなるほど，虚血の程度は強くなる。Shionoらはgray-zoneの長期予後をFFR＞0.80と比較検討しており，標的血管再血行再建術はgray-zone群で有意に高率であったことを報告

ACS : acute coronary syndrome

SIHD : stable ischemic heart disease

Ⅱ DEFER病変は安全か　そのエビデンスと経過観察のタイミング

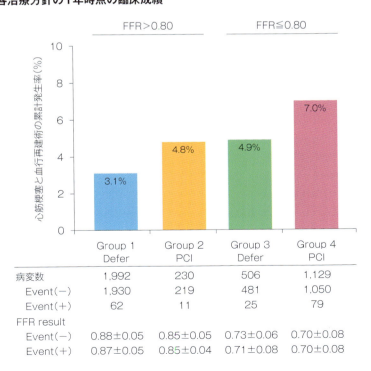

図2　各治療方針の1年時点の臨床成績

	FFR＞0.80		FFR≦0.80	
	Group 1 Defer	Group 2 PCI	Group 3 Defer	Group 4 PCI
	3.1%	4.8%	4.9%	7.0%
病変数	1,992	230	506	1,129
Event（−）	1,930	219	481	1,050
Event（＋）	62	11	25	79
FFR result				
Event（−）	0.88±0.05	0.85±0.05	0.73±0.06	0.70±0.08
Event（＋）	0.87±0.05	0.85±0.04	0.71±0.08	0.70±0.08

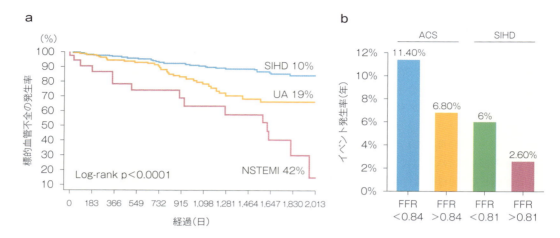

図3 病態によるDEFER後イベント率とFFRカットオフ値の違い
a：NSTEMI群，不安定狭心症（UA）群，SIHD群における心筋梗塞と標的血管不全の発生率
b：ACS群とSIHD群の最適なカットオフ値による心筋梗塞と標的血管不全の発生率

している[16]。また，CVIT-DEFER試験でも同様にgray-zoneではFFR＞0.80の病変よりもイベント率が高率であったと報告している[9]。臨床的に重要なことはgray-zoneを示した病変に対して治療方針をどうするかであるが，KangらはIRIS-FFR registryに登録された症例のなかでgray-zoneを示した症例を抽出してpropensity score matchingを行い，defer群とPCI群の予後を比較検討している。その結果，中央値2.9年のフォローアップで，主要評価項目（死亡，標的血管心筋梗塞，標的血管再血行再建術）は両群間で有意差を認めなかった（defer 8.1% vs PCI 8.4%，p＝0.79）[17]。しかし，この結果は，PCI群の周術期心筋梗塞の発生率とdefer群の再血行再建術の発生率が相殺されたためであることは注目するべきである。つまり，急性期のPCI関連のイベントを減少させ，PCI後の成績をさらに改善できれば，PCI群がdefer群を上回る可能性もあることを示唆している。Gray-zoneの治療方針についても，今後さらなる検討が必要である。

DEFER病変をどう管理するか？

FFRでdeferすることは，治療方法として食事運動療法と薬物療法を選択するということである。Defer後も低率ではあるが，イベントは起こるわけであり，フォローしなくても問題ないということでは決してない。Yamashitaらはgray-zoneの長期予後を検討しているが，興味深いことにgray-zoneの症例がFFR 0.81～0.85の症例よりも7年時点の臨床成績がよい傾向にあった[18]。その1つの要因として，FFR 0.81～0.85群ではスタチンの使用率が落ちているなど薬物療法の徹底が行われていないことが考えられた。FFR＞0.80でも冠動脈にプラークがあるのは間違いなく，しっかりと管理することは必須であることを認識するべきである。また，defer後，どのタイミングで，どのように管理するかはいまだ確立されていない。しかしながら，前述のようにACS症例とSIHD症例ではdefer後のイベント率に差がある可能性があり，ACS症例ではフォローアップや薬物療法をより厳格にするべきと考えられる。また，わが国ではPCI後にfollow-up coronary angiography（FUCAG）を行うことがあるが，ReACT試験ではFUCAG群はclinical follow-up群に比べて1年以内の再血行再建術の頻度が高いことが報告されている[19]。Defer症例におけるFUCAGの役割はいまだ不明であるが，管理のタイミングや方法について現在進行中のJ-CONFIRM registryで，なんらかの指針が得られることを期待したい。

文　献

1) Pijls NH : Fractional flow reserve to guide coronary revascularization. Circ J 77 : 561-569, 2013.
2) Sedlis SP, Hartigan PM, Teo KK, et al ; COURAGE Trial Investigators : Effect of PCI on Long-Term Survival in Patients with Stable Ischemic Heart Disease. N Engl J Med 373 : 1937-1946, 2015.
3) Shaw LJ, Berman DS, Maron DJ, et al ; COURAGE Investigators : Optimal medical therapy with or without percutaneous coronary intervention to reduce ischemic burden: results from the Clinical Outcomes Utilizing Revascularization and Aggressive Drug Evaluation (COURAGE) trial nuclear substudy. Circulation 117 : 1283-1291, 2008.
4) Nakamura M, Yamagishi M, Ueno T, et al : Modification of treatment strategy after FFR measurement : CVIT-DEFER registry. Cardiovasc Interv Ther 30 : 12-21, 2015.
5) Pijls NH, van Schaardenburgh P, Manoharan G, et al : Percutaneous coronary intervention of functionally nonsignificant stenosis : 5-year follow-up of the DEFER Study. J Am Coll Cardiol 49 : 2105-2111, 2007.
6) Zimmermann FM, Ferrara A, Johnson NP, et al : Deferral vs. performance of percutaneous coronary intervention of functionally non-significant coronary stenosis : 15-year follow-up of the DEFER trial. Eur Heart J 36 : 3182-3188, 2015.
7) Pijls NH, Fearon WF, Tonino PA, et al ; FAME Study Investigators : Fractional flow reserve versus angiography for guiding percutaneous coronary intervention in patients with multivessel coronary artery disease: 2-year follow-up of the FAME (Fractional Flow Reserve Versus Angiography for Multivessel Evaluation) study. J Am Coll Cardiol 56 : 177-184, 2010.
8) Ahn JM, Park DW, Shin ES, et al ; IRIS-FFR Investigators : Fractional Flow Reserve and Cardiac Events in Coronary Artery Disease: Data From a Prospective IRIS-FFR Registry (Interventional Cardiology Research Incooperation Society Fractional Flow Reserve). Circulation 135 : 2241-2251, 2017.
9) Tanaka N, Nakamura M, Akasaka T, et al ; CVIT-DEFER Registry Investigators : One-Year Outcome of Fractional Flow Reserve-Based Coronary Intervention in Japanese Daily Practice - CVIT-DEFER Registry. Circ J 81 : 1301-1306, 2017.
10) Van Belle E, Baptista SB, Raposo L, et al ; PRIME-FFR Study Group : Impact of Routine Fractional Flow Reserve on Management Decision and 1-Year Clinical Outcome of Patients With Acute Coronary Syndromes: PRIME-FFR (Insights From the POST-IT [Portuguese Study on the Evaluation of FFR-Guided Treatment of Coronary Disease] and R3F [French FFRRegistry] Integrated Multicenter Registries - Implementation of FFR [Fractional Flow Reserve] in Routine Practice). Circ Cardiovasc Interv pii : e004296, 2017.
11) Lønborg J, Engstrøm T, Kelbæk H, et al ; DANAMI 3-PRIMULTI Investigators : Fractional Flow Reserve-Guided Complete Revascularization Improves the Prognosis in Patients With ST-Segment-Elevation Myocardial Infarction and Severe Nonculprit Disease: A DANAMI 3-PRIMULTI Substudy (Primary PCI in Patients With ST-Elevation Myocardial Infarction and Multivessel Disease: Treatment of Culprit Lesion Only or Complete Revascularization). Circ Cardiovasc Interv pii : e004460, 2017.
12) Smits PC, Abdel-Wahab M, Neumann FJ, et al : Compare-Acute Investigators : Fractional Flow Reserve-Guided Multivessel Angioplasty in Myocardial Infarction. N Engl J Med 376 : 1234-1244, 2017.
13) Hakeem A, Edupuganti MM, Almomani A, et al : Long-Term Prognosis of Deferred Acute Coronary Syndrome Lesions Based on Nonischemic Fractional Flow Reserve. J Am Coll Cardiol 68 : 1181-1191, 2016.
14) Escaned J, Ryan N, Mejía-Rentería H, et al : Safety of the Deferral of Coronary Revascularization on the Basis of Instantaneous Wave-Free Ratio and Fractional Flow Reserve Measurements in Stable Coronary Artery Disease and Acute Coronary Syndromes. JACC Cardiovasc Interv 11 : 1437-1449, 2018.
15) Johnson NP, Tóth GG, Lai D, et al : Prognostic value of fractional flow reserve : linking physiologic severity to clinical outcomes. J Am Coll Cardiol 64 : 1641-1654, 2014.
16) Shiono Y, Kubo T, Tanaka A, et al : Long-term outcome after deferral of revascularization in patients with intermediate coronary stenosis and gray-zone fractional flow reserve. Circ J 79 : 91-95, 2015.
17) Kang DY, Ahn JM, Lee CH, et al : Deferred vs. performed revascularization for coronary stenosis with grey-zone fractional flow reserve values : data from the IRIS-FFR registry. Eur Heart J 39 : 1610-1619, 2018.
18) Yamashita J, Tanaka N, Shindo N, et al : Seven-year clinical outcomes of patients with moderate coronary artery stenosis after deferral of revascularization based on gray-zone fractional flow reserve. Cardiovasc Interv Ther 30 : 209-215, 2015.
19) Shiomi H, Morimoto T, Kitaguchi S, et al ; ReACT Investigators : The ReACT Trial : Randomized Evaluation of Routine Follow-up Coronary Angiography After Percutaneous Coronary Intervention Trial. JACC Cardiovasc Interv 10 : 109-117, 2017.

実践編 | FFRを使いこなす

コラム DEFER病変のOMT

横井宏佳（福岡山王病院循環器センター）

　FFRを用いて行われたFAME試験[1]，FAME-Ⅱ試験[2]で示された機能的虚血ガイドPCIの有用性は，iFRを用いたより大規模なDEFINE-FLAIR試験[3]，SWEDEHEART試験[4]でも検証され，高いエビデンスレベルでガイドラインに推奨されるに至った。最新のESCガイドライン[5]では，従来の血管造影ガイドPCIでは薬剤溶出性ステント（DES）を用いても糖尿病を有する多枝病変患者に対する第一選択の冠血行再建術として推奨されなかった。しかし，機能的虚血ガイドで多枝病変に対して最新のDESをイメージングガイドで植え込んだSYNTAX-Ⅱ試験[6]においては2年の心血管イベントは有意にSYNTAX-Ⅰ試験[7]の血管造影ガイドPCIよりも低率かつSYNTAX-Ⅰ試験のバイパス手術（CABG）群と同等で，その予後はSYNTAXスコアに影響を受けなかった。これを基にESCガイドラインは多枝病変に対する冠血行再建において機能的虚血ガイドにPCIを施行することをClass-Ⅱaで推奨した。SYNTAX-Ⅰ試験の血管造影ガイドPCIに比較してSYNTAX-Ⅱ試験の機能的虚血ガイドPCIにおいて31％の病変にdeferが選択され，ステント植え込みを施行した病変は2.64病変／患者と，血管造影ガイドPCIの4.02病変／患者に比較して有意に低率であった。

DES：drug eluting stent

CABG：coronary artery bypass grafting

DEFER病変とは

　このように機能的虚血ガイドPCIの最も重要な点は虚血の証明されていない病変にPCIを行わないことである。ただし，deferの意味は先送りということであり，将来のイベント予防を保証するものではない。虚血のある病変に対して最適な内科的加療（OMT）を施しても5～10％／年に死亡／心筋梗塞を発症するが，ステント植え込みは2～3％／年に発症を低下させる。一方で虚血のない病変に対してのOMT施行による死亡／心筋梗塞発症率は1％未満／年である。従って，虚血の証明される病変にはPCI，虚血の証明されない病変にはOMTを施行することが，予後改善のために必要な血行再建術となる。機能的虚血ガイドPCIにおけるdefer病変はPCIで治療しない病変ということではなく，OMTで治療すべき病変であるということを理解しなければならない。

OMT：optimal medical therapy

OMTとは何か

　ではOMTとは何を意味するのであろうか。Defer病変は中等度以上の狭窄を有する病変でIVUS/OCTを用いた評価ではプラークが大きく，脂質コアがあり，線維性被膜が薄く，陽性リモデリングを呈することが少なくない。従って，defer病変への治療は，このような不安定プラークを安定化させるためのOMTを行うことが必要となる。具体的には，食事・運動・禁煙・睡眠の生活習慣改善プログラム（心臓リハビリテーション）に，速効性のある薬物治療を加えることが重要となる。DEFINE-FLAIR試験，SYNTAX-Ⅱ試験では表のような薬物治療が推奨された（**表1**）。

表1 DEFINE-FLAIR試験で推奨されているOMT

1) 抗血小板薬 ：ASA 75mg以上
2) Statin ：LDL 70mg/dL未満
3) β遮断薬 ：ビソプロロール 5mg以上
4) ACE阻害薬：ペリンドプリル 4mg以上
5) Ca拮抗薬 ：アムロジン 5mg以上
6) 抗狭心症薬：シグマート 15mgなど

抗血小板薬

　抗血小板薬はdefer病変の予期せぬ不安定プラーク破裂時に，閉塞性血栓を形成せず，心筋梗塞発症を予防することを目的にアスピリンが推奨されている。しかし，心筋梗塞発症予防効果は2剤抗血小板療法（DAPT）がより効果的であることがDAPT試験[8]より報告されている。ただし，DAPTは脳出血，消化管出血など予後に影響を及ぼす出血を増加させるため，その適応は個別症例で出血リスクと虚血リスクのバランスから判断しなければならない。わが国では高虚血リスク患者は高出血リスクを有することが多く[9]，このような患者にはDAPTからアスピリンを除いたP2Y₁₂受容体拮抗薬単独療法が注目されている。欧米ではチカグレロル90mg bidを用いたGLOBAL-LEADER試験[10]が報告され，その可能性が示唆されたが，わが国では海外の1/3容量で使用できるプラスグレルを用いて高出血リスクDES植え込み患者へのプラスグレル2.5～3.75mg/日単独療法の有効性と安全性を検証するPENDULUM-MONO試験が進行中である。

DAPT：dual antiplatelet therapy

脂質改善薬

　脂質改善薬としてはスタチンを用いてLDL70mg/dL未満を目標に管理することが推奨されている。しかし，高強度スタチンを倍量してもLDLは6％しか低下せず，スタチン単独では目標値を達成できないことが少なくない。LDL70mg/dL未満を確実に達成するためには，この6％法則の原因となる小腸からのコレステロール吸収亢進や，肝臓で合成されるPCSK9作用増強を抑制させる薬剤の併用投与が必要となる。前者はコレステロール小腸吸収阻害薬であるエゼチミブ，後者はPCSK9阻害薬であるエボロクマブ，アリロクマブで，いずれもメンデル無作為群間比較によるエビデンスを有する薬剤である。PRECISE-IVUS試験[11]からはスタチンにエゼチミブを追加することによりLDLのさらなる低下，また冠動脈プラークの退縮が得られ，その効果は糖尿病患者でより強力であることがZEUS試験，IMPROVIT試験[12]より示されている。GLAGOV試験[13]からはスタチンにエボロクマブを追加することによりLDLのさらなる低下，冠動脈プラークの退縮が得られ，その効果はpoly-vascular disease患者，急性冠症候群患者，多枝病変患者により強力であることがFOURIE試験[14]，ODYSSAY試験[15]より示されている。中等度以上の狭窄を有するdefer病変は不安定プラークを含有する可能性も少なくなく，積極的脂質低下療法による脂質プラーク量の低下，線維性被膜の肥厚，炎症細胞の低下を通じて得られるプラークの退縮・安定化が重要であり，高容量スタチン＋エゼチミブ＋PCSK9阻害薬併用療法の積極的使用を検討する必要がある。特にPCSK9阻害薬は高価な薬剤ではあるが，効果は確実で，服薬アドヒアランスも高く，スタチンが有していたレガシー効果を期待して，defer病変を有する非家族性高脂血症患者患者には短期的投与の可能性を追求する臨床的意義があると思われる。

血圧管理

血圧管理としては心血管イベント抑制のためにSPRINT試験[16]で示された収縮期血圧130mmHg未満の厳格な降圧を目指して，エビデンスのあるRAS系阻害薬，β遮断薬に加えて，冠拡張作用を有する長時間作用型カルシウム拮抗薬の投与が効果的である．厳格な降圧は前述のDAPTによる脳出血を抑制する効果もあり，予後改善のために重要である．

血糖管理

血糖管理としては，心血管イベント発症の誘因となる低血糖を起こさないように糖尿病ガイドラインが推奨するHbA1c7.0%未満を目指して穏やかな管理を目標とする．HbA1cの管理はエビデンスを有するメトホルミン，心血管疾患を有する患者に安全であるDPP4阻害薬を中心に行うが，心血管イベント抑制のためにはSGLT2阻害薬，GLP1受容体作動薬の選択・追加を積極的に考慮することが最新の糖尿病ガイドラインでも推奨されている[17]．

文　献

1) Tonino PA, De Bruyne B, Pijis NH, et al, FAME Study Investigators: Fractional flow reserve versus angiography for guiding percutaneous coronary intervention. N Engl J Med 360: 213-224, 2009.
2) De Bruyne B, Pijls NH, Kalesan B, et al ; FAME 2 Trial Investigators : Fractional flow reserve-guided PCI versus medial therapy in stable coronary disease. N Engl J Med 367 : 991-1001, 2012.
3) Davies JE, Sen S, Dehbi HM, et al: Use of the Instantaneous Wave-free Ratio or Fractional Flow Reserve in PCI. N Engl J Med 376: 1824-1834, 2017.
4) Götberg M, Christiansen EH, Gudmundsdottir IJ, et al; iFR-SWEDEHEART Investigators: Instantaneous Wave-free Ratio versus Fractional Flow Reserve to Guide PCI. N Engl J Med 376: 1813-1823, 2017.
5) 2018 ESC/EACTS Guidelines on myocardial revascularization. Eur Heart J 40: 87-165, 2019.
6) Escaned J, Collet C, Ryan N, et al : Clinical outcomes of state-of-the-art percutaneous coronary revascularization in patients with de novo three vessel disease: 1-year results of the SYNTAX II study. Eur Heart J 38 : 3124-3134, 2017.
7) Serruys PW, Morice MC, Kappetein AP, et al; SYNTAX investigators: Percutaneous coronary intervention versus coronary-artery bypass grafting for severe coronary artery disease. N Engl J Med 360: 961-972, 2009.
8) Mauri L, Kereiakes DJ, Yeh RW, et al; DAPT Study investigators: Twelve or 30 months of dual antiplatelet therapy after drug-eluting stents. N Engl J Med 371: 2155-2166, 2014.
9) Kimura T, Morimoto T, Furukawa Y, et al: Long-term outcomes of coronary-artery bypass graft surgery versus percutaneous coronary intervention for multivessel coronary artery disease in the bare-metal stent era. Circulation 118: S199-209, 2008.
10) Vranckx P, Valgimigli M, Juni P, et al; GLOBAL LEADERS Investigators: Ticagrelor plus aspirin for 1 month, followed by ticagrelor monotherapy for 23 months vs aspirin plus clopidogrel or ticagrelor for 12 months, followed by aspirin monotherapy for 12 months after implantation of a drug-eluting stent: a multicentre, open-label, randomised superiority trial. Lancet 392: 940-949, 2018.
11) Tsujita K, Sugiyama S, Sumida H, et al; PRECISE-IVUS study investigators: Plaque REgression with Cholesterol absorption Inhibitor or Synthesis inhibitor Evaluated by IntraVascular UltraSound (PRECISE-IVUS Trial): Study protocol for a randomized controlled trial. J Cardiol 66: 353-358, 2015.
12) Cannon CP, Blazing MA, Giugliano RP, et al ; IMPROVE-IT Investigators: Ezetimibe Added to Statin Therapy after Acute Coronary Syndromes. N Engl J Med 372: 2387-2397, 2015.
13) Nicholls SJ, Puri R, Anderson T, et al: Effect of evolocumab on progression of coronary disease in statin-treated patients: the GLAGOV randomized clinical trial. JAMA 316: 2373-2384, 2016.
14) Sabatine MS, Giugliano RP, Keech AC, et al; FOURIER Steering Committee and Investigators: Evolocumab and clinical outcomes in patients with cardiovascular disease. N Engl J Med 376: 1713-1722, 2017.
15) Schwartz GG, Steg PG, Szarek M, et al; ODYSSEY OUTCOMES Committees and Investigators: Alirocumab and Cardiovascular Outcomes after Acute Coronary Syndrome. N Engl J Med 379: 2097-2107, 2018.
16) SPRINT Research Group, Wright JT Jr, Williamson JD, et al: A randomized trial of intensive versus standard blood-pressure control. N Engl J Med 373: 2103-2116, 2015.
17) Davies MJ, D'Alessio DA, Fradkin J, et al: Management of Hyperglycemia in Type 2 Diabetes, 2018. A Consensus Report by the American Diabetes Association (ADA) and the European Association for the Study of Diabetes (EASD). Diabetes Care 41: 2669-2701, 2018.

Ⅲ章
症例解説

症例解説 1 灌流領域の広さは，FFRの重要な規定因子の一つである

田中信大（東京医科大学八王子医療センター循環器内科）

症例提示

40歳代，男性。
初発の心不全で入院。心不全改善後の冠動脈造影で，RCA#1：100%，LCX#13：100%，LAD#7：75%の重症3枝病変を認めた（図1a）。

　本症例のポイント①：RCA完全閉塞病変に対するPCIを施行，良好な拡張を得た（図1b）。
　本症例のポイント②：術前にみられたLADからRCA末梢への良好な側副血行血流は，PCI後にみられなくなった。

FFRを使いこなすためのプロセス ▶ 次になにを考えるか

① LADの中等度狭窄の機能的重症度評価を行うために，FFRを計測した。RCAに対するPCI前に行った計測では，LAD-FFR＝0.60であった（図2a）。

② RCAの完全閉塞病変に対するPCI直後に，LADのFFRを再計測した。FFR 0.64とわずかながら上昇した。圧較差の主体は病変①（図1a）を通過する際に生じた（図2b）。

③ 上記PCIから2カ月後にLADに対する治療を予定した。その際LADのFFRを再計測したところ，FFR 0.68とさらに上昇した（図2c）。

図1a

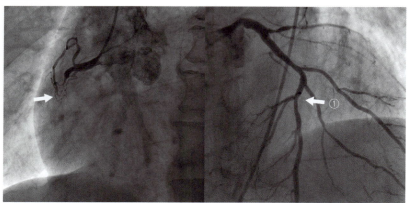

図1b

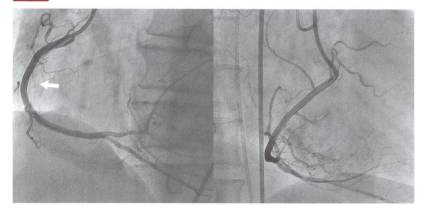

図2a　LAD-FFR（RCAに対するPCI前）

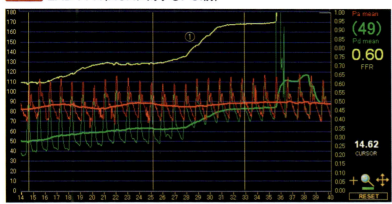

図2b　LAD-FFR（RCAに対するPCI後）

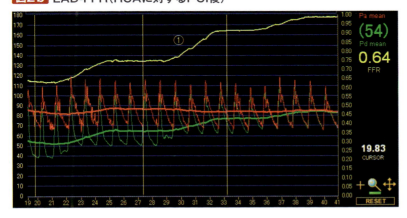

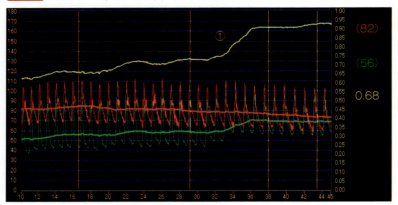

図2c LAD-FFR（RCAに対するPCI 2カ月後）

結果

FFRおよび圧引き抜き曲線の結果から，LAD#7の中等度狭窄は機能的有意狭窄と判断された。

他症例に活かすべき点

- 灌流領域の広さは，冠血液量を規定する。解剖学的狭窄度がまったく同じであれば，灌流領域が狭い血管や，心筋梗塞により生存心筋が減っている場合には，圧較差は生じにくくなる。
- 側副血行血流を送る側の血管は，通常の場合より灌流領域が広くなっていると考えられる。同じ狭窄度であっても，より大きな圧較差を生じうる（**図3**）。

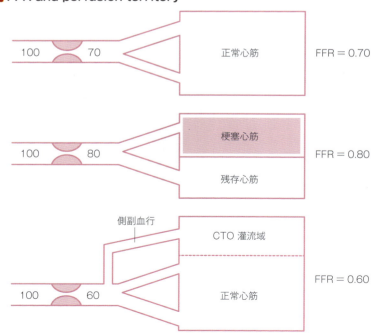

図3 FFR and perfusion territory

症例解説 2

FFRはさまざまな病態における冠循環評価が可能である

田中信大（東京医科大学八王子医療センター循環器内科）

症例提示

30歳代，男性。
主訴は労作時胸痛。ただし，深呼吸時，喫煙時にも胸痛が出現することがある。心エコー図で下壁の軽度壁運動低下，および運動負荷心筋シンチグラムで下壁に固定性集積低下を認めた（図1a）。

　本症例のポイント①：冠動脈CTでは，主要冠動脈に有意な狭窄はなく，冠動脈起始異常（右冠動脈左Valsalva洞起始）を認めた（図1b）。

　本症例のポイント②：冠動脈造影では，RCA入口部の扁平化を認めたが（図1c），IVUSによる観察では収縮期のみの扁平化であり，血管外からの圧迫であることが推測された（図1d）。

> **FFRを使いこなすためのプロセス ▶ 次になにを考えるか**
> ① RCA入口部狭窄（外部からの圧迫）の機能的重症度評価を行うために，FFRを計測した。ATP 140μg/kg/minの持続静注にて計測，FFR 0.77であり，圧較差は入口部に存在した（図1e）。
> ② 冠動脈起始異常においては，労作における肺・大動脈の血流増加に伴う拡張により挟まれた冠動脈が圧迫されることが，労作時胸痛や突然死の原因と考えられている。そこでドブタミン負荷により心拍出を増加させた状態でのFFRを計測した。

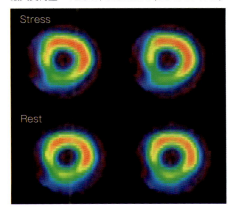

図1a 運動負荷心筋シンチグラム
最大負荷量　125W, 8.0METs（83% of THR）

図1b 冠動脈CT
Ao：大動脈，LCA：左冠動脈，PA：肺動脈，RCA：右冠動脈

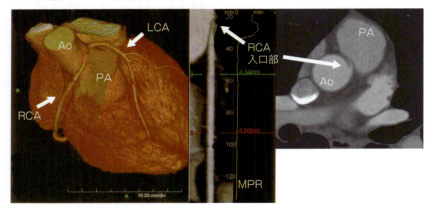

図1c

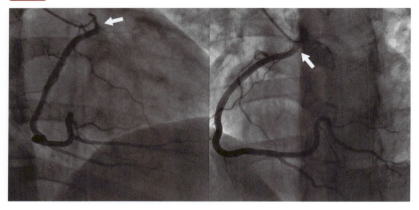

図1d

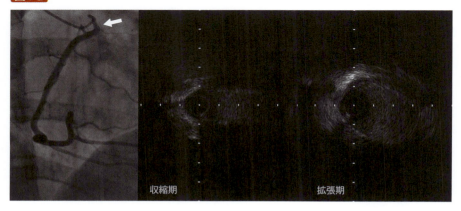

収縮期　　　　　　　　拡張期

図1e

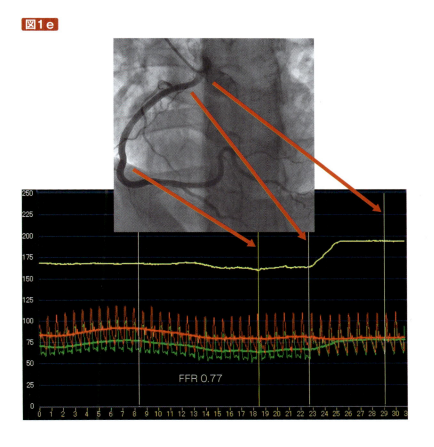

結果

　ドブタミン20μg/kg/min，さらに40μg/kg/min投与したうえで計測したFFR値は，0.77（投与前）→0.78（20ガンマ）→0.79（40ガンマ）と，ほぼ変化しなかった（図1f）。本例では，心拍出増加状態においても冠動脈閉塞に至るような高度の圧迫を生じるリスクは低いと考え，内科療法（β遮断薬）にて経過観察することとした。

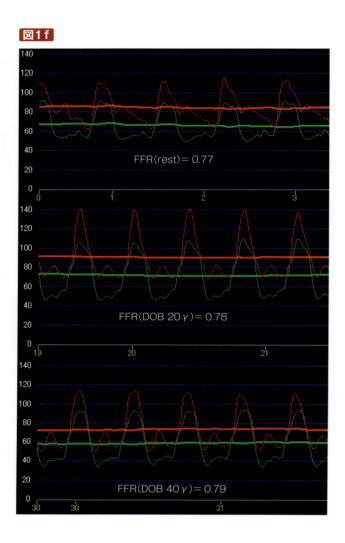

図1f

他症例に活かすべき点

●本例のような冠動脈起始異常や，myocardial bridgeにおいて，冠動脈外部からの圧迫による狭窄の重症度は，心周期により異なるので解剖学的指標での評価は不可能である。FFR，さらにドブタミン負荷施行下でのFFR計測が有用である。

症例解説 3 # Functional SYNTAX scoreを臨床例に活かす

川瀬世史明（岐阜ハートセンター循環器内科）

症例提示

70歳代，女性。1994年に左冠動脈回旋枝に経皮的冠動脈形成術の既往歴のある患者。今回，2014年9月に労作時の背部不快感を訴えて当院受診。以前の経皮的冠動脈形成術施行から時間が経っていることもあり，同年10月に心臓カテーテル検査となった。冠動脈造影の結果，3枝ともに狭窄病変を認めた（図1a, 2a, 3a）。すべて中等度病変であったために，pressure guidewireを使用してそれぞれの病変の機能的重症度を調べた。Philips社のpressure guidewireを使用して，iFRとFFRの両方の指標で機能的重症度を評価した。

検査の結果，iFRではLAD 0.91，LCX 0.98，RCA 1.00（図1b, 2b, 3b），FFRではLAD 0.76，LCX 0.90，RCA 0.88（図1c, 2c, 3c）であった。

> **FFR・iFRを使いこなすためのプロセス ▶ 次になにを考えるか**
> ① 冠動脈造影検査上は3枝病変である。さらに，回旋枝病変は左冠動脈主幹部から分岐直後に認められ，経皮的冠動脈形成術で治療するには主幹部に影響が及ぶ可能性があることや，高い再狭窄率が予想されることからステント留置は躊躇される。
> ② それぞれの冠動脈の機能的重症度をpressure guidewireにて調べたところ，iFRを指標とすると0枝病変であり，FFRを使用すると，1枝病変であった。SYNTAXスコアでは19点であったが，iFR baseのfunctional SYNTXスコアでは0点，FFR baseのfunctional SYNTAXスコアでは9点となった症例であった。

図1

a

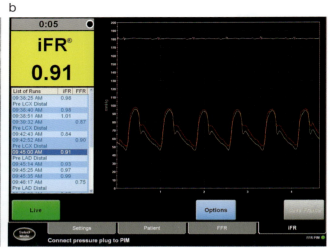

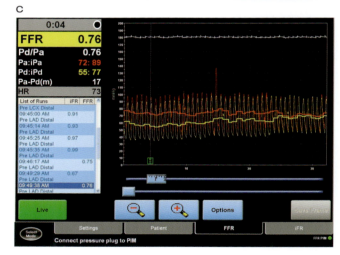

図2

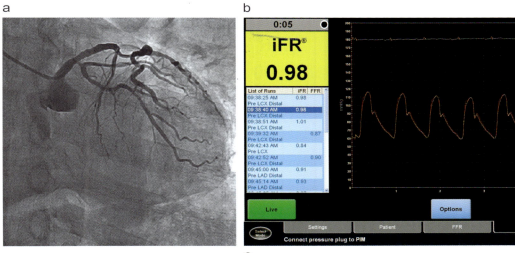

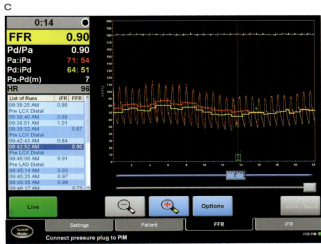

結果

　LADはFFRでは治療適応ではあったが虚血glay-zoneであり，症状にも再現性が乏しかったために，内服にてfollow upとなった。

図3

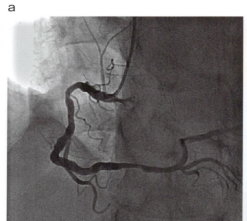
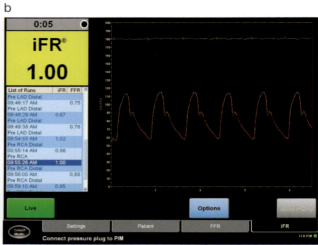
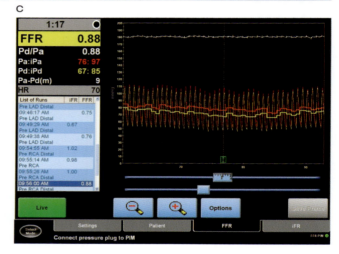

他疾患に生かすべき点

　SYNTAX II studyの結果が発表され，すべての治療対象病変に対してpressure guidewireを使用して機能的重症度を評価し，虚血が証明された病変に対してのみ，イメージングデバイスを使用して治療結果をoptimizationすることによって，多枝病変においても経皮的冠動脈形成術で冠動脈バイパス術に匹敵する結果を得られる可能性が示された。

　しかし，3枝すべてに機能的重症度評価をするのはハードルが高く，本年に各社から出揃った安静時指標を使用することで，そのハードルはかなり低下する事が期待される。

　特に本症例のように左冠動脈回旋枝入口部病変を含む症例や，右冠動脈入口部病変を含む患者では，これらの機能的重症度評価にて，適切な治療方針を決定することが重要になってくると考えられる。

4 重複病変におけるiFR：ステント留置プランニング

塩野泰紹, 赤阪隆史（和歌山県立医科大学循環器内科）

症例提示1

　冠動脈の重複病変において，それぞれの狭窄が心筋虚血にどの程度関与しているかを評価することはPCIの効果を最大限に得るために重要である．iFRの圧引き抜き測定(iFR scout)と血管造影のco-registrationではそれが可能である．

　iFRとiFR angio coregistrationを用いてPCIの標的病変を適切に同定し有効に治療し得た症例を提示する．症例は60歳代の労作性狭心症患者で，病変は前下行枝の重複病変である．

iFRを使いこなすためのプロセス ▶ 次になにを考えるか

① プレッシャーワイヤーを標的冠動脈の可及的遠位部まで挿入してiFRを測定し，その冠動脈が心筋虚血を引き起こすかどうかを判定する．
② プレッシャーワイヤーの圧引き抜き測定(iFR scout)によって，連続病変の中で各狭窄がそれぞれどの程度心筋虚血に関与しているかを判定する．
③ iFR scoutと血管造影のcoregistrationによって，PCI後のiFR値の予測により最適なステント留置をプランニングする．
④ iFR angio coregistrationのプランニングに基づいてステント留置を行う．

結果

　本症例では前下行枝の近位部と中間部にそれぞれ中等度狭窄を認めた(**図1a**)．pressure guidewireを遠位部まで挿入して測定したiFRは0.88で心筋虚血陽性であった(**図1b**)．

　iFR scoutを行いiFR angio coregistrationを行うと前下行枝近位部の病変でiFR 0.05のステップアップを認め，中間部の病変ではほとんど圧較差は認めなかった(**図2a**)．iFR angio coregistrationで近位部の病変を治療することで治療後のiFRが0.92まで改善することが予測された(**図2b**)．

　iFR angio coregistarionでのプランニング通りに前下行枝の近位部病変にステントを留置(**図3a**)．その後のiFRは0.93まで改善し，ほぼ予測通りの結果が得られた(**図3b**)．

図1

a

b

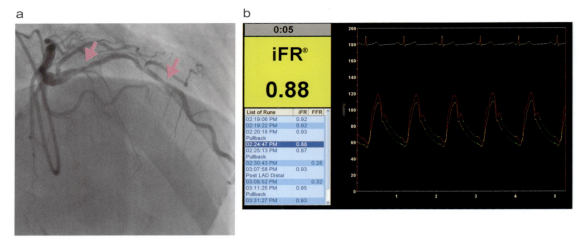

図2

a b

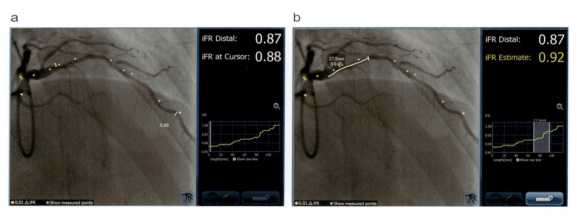

図3

a b

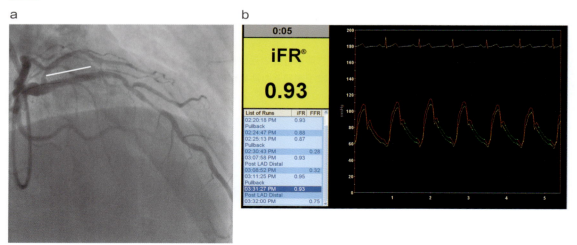

他症例に活かすべき点

　重複病変においてPCIの標的病変を同定する場合にはiFR scoutやiFR angio coregistrationは有効な方法である。これらを用いることでPCIの効果を最大限にすることができる。本症例では血管造影では2つの病変が認められたが、そのうち血行動態的により心筋虚血に関与している近位部病変にのみステントを留置し、心筋虚血を改善することができた。

　この症例において、もしもiFR angio coregistrationで心筋虚血を解除するためには2つの病変とも治療の必要があると予測された場合には、最初から2病変ともに治療を行なっていた。FFRでしばしば行われるように、重複病変で1つの病変にステント留置したのちに、残された病変を評価するといった手技を省略できる。重複病変やびまん性病変ではPCIの治療効果の最大化と手技の簡略化の面でiFR scoutおよびiFR angio coregistrationは有効である。

症例提示2

　冠動脈の重複病変の評価において、iFR、iFR scout、そしてiFR angio coregistrationが有効であることを症例1で示した。ただし、重複病変におけるiFRの理論は安静時の冠血流が一定であるという仮定に基づいており、重複病変の中に高度狭窄が含まれる場合には理論通りにいかないことがあり注意が必要である。そこで高度狭窄を含む重複病変においてiFR scout及びiFR angio coregistrationを用いて治療した症例を提示する。症例は60歳代の労作性狭心症患者で、病変は前下行枝の重複病変である。

> **iFRを使いこなすためのプロセス ▶ 次になにを考えるか**
> ① 連続病変に高度狭窄を含む場合にはまずその病変を治療する。
> ② 高度狭窄病変を治療後に、残存病変をiFR、iFR scout、iFR angio coregistrationを用いて症例1で示した手順で評価する。

結果

　本症例では前下行枝の近位部に高度狭窄、中間部、遠位部に中等度狭窄を認めた（**図4**）。
　前下行枝の遠位部で測定したiFRは0.07で著しく低下しており、iFR angio coregistrationでは圧較差はほぼ近位部の病変に集中していた（**図5**）。
　前下行枝の近位部病変に対してステントを留置（**図6a**）。その後iFR、iFR scout、iFR angio coregistrationを実施すると、iFRは0.66とまだ低く、中間部、遠位部にも当初認められていなかった圧較差が認められるようになった（**図6b**）。
　iFR angio coregistrationの結果より、中間部の病変にステントを追加することでiFR 0.20の改善が予測された（**図7**）。前下行枝中間部にもステント留置し（**図8a**）、再度iFR angio coregistrationを行うと予測通りのiFRの改善が得られた（**図8b**）。

図4

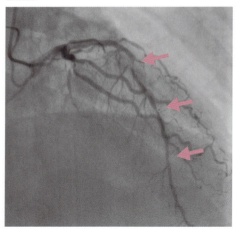

図5

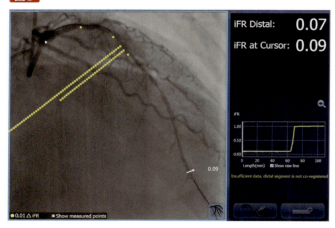

図6

a b

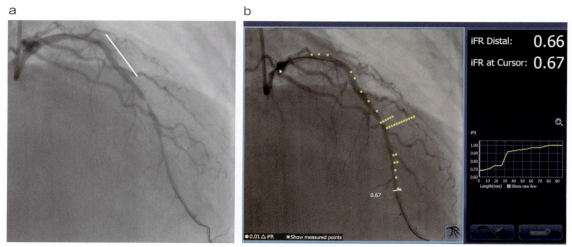

図7

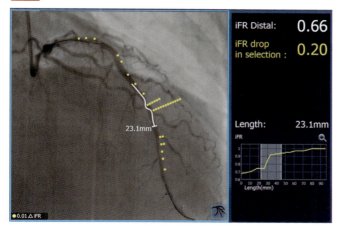

図8

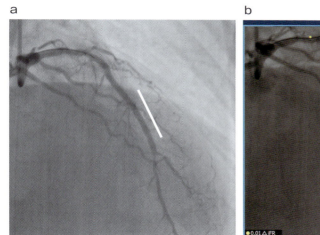
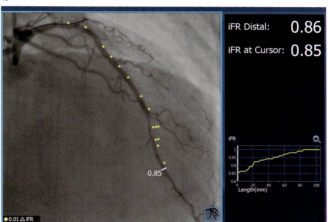

他症例に活かすべき点

　重複病変においてPCIの標的病変を同定しステント留置のプランニングを行う際にiFR scoutやiFR angio coregistrationは有効な方法である。しかし，高度狭窄を含む場合には理論通りの結果が得られないことがある。そのような場合にはまずは高度狭窄を解除し，その後にiFR scoutおよびcoregistrationによる再評価が望ましい。

症例解説 5 FFR-CTは石灰化病変にも有効

川瀬世史明（岐阜ハートセンター循環器内科）

症例提示

60歳代，女性。
2016年9月頃から労作時の胸痛を自覚して当院受診。冠動脈疾患の既往や家族歴はない。外来にて冠動脈造影CT検査を施行したところ，冠動脈に高度の石灰化と左冠動脈前下行枝近位部に高度狭窄が疑われた。（図1a）

> **FFR-CTを使いこなすためのプロセス ▶ 次になにを考えるか**
> ① 左冠動脈前下行枝の近位部に石灰化を含む高度狭窄病変が疑われる（Agatston scoreは683）。高度の石灰化は冠動脈造影CTにては，ハレーション等にて血管内腔の評価を困難にする。
> ② 患者はカテーテル検査にはあまり乗り気ではなく，FFR-CTは石灰化の程度にかかわらず診断能が保たれるという報告もあるので[1]，患者を説得する意味もありFFR-CTを依頼した。

結果

FFR-CTの結果は虚血陽性であった（図1b）。患者もFFR-CTの数値を知って納得されて心臓カテーテル検査を施行できた。検査の結果，やはり左冠動脈前下行枝の近位部に高度の狭窄を認めた。pressure guidewireを使用してFFRを測定したところ，その値は0.54とFFR-CTにて予想された0.59と非常に近い値であった（図1c）。また，左主幹部の病変による圧較差もFFR-CTとFFRで同程度に指摘することができた。

他疾患に生かすべき点

冠動脈造影CTは外来にて比較的低侵襲で施行可能であり，鮮明な画像も得られるため非常に有効な手段である。侵襲的に測定したFFRとの一致率も高いことがいくつかの報告で示されている[2-4]。
しかし，高齢者などでは冠動脈の石灰化が強く，冠動脈造影CTを施行しても評価が不能な場合が往々にしてある。このFFR-CTの診断能が石灰化の程度に影響されないという特徴は，このような症例に対する解決策として非常に有望であると考えられる。

図1

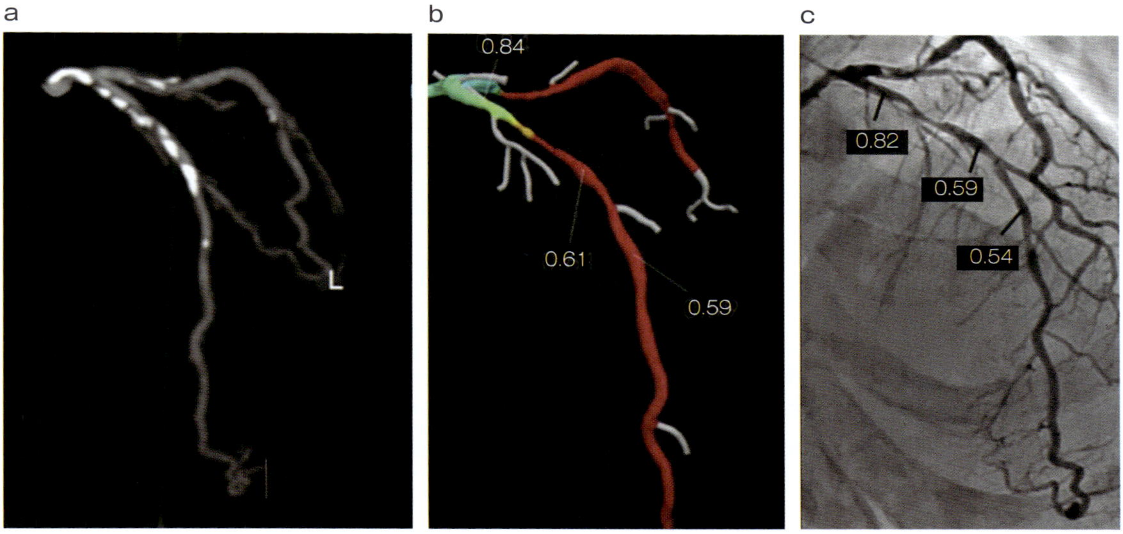

a b c

文　献

1) Norgaard BL, Gaur S, Leipsic J, et al: Influence of Coronary Calcification on the Diagnostic Performance of CT Angiography Derived FFR in Coronary Artery Disease: A Substudy of the NXT Trial. JACC Cardiovasc Imaging 8: 1045-1055, 2015.
2) Koo BK, Erglis A, Doh JH, et al: Diagnosis of ischemia-causing coronary stenoses by noninvasive fractional flow reserve computed from coronary computed tomographic angiograms. Results from the prospective multicenter DISCOVER-FLOW (Diagnosis of Ischemia-Causing Stenoses Obtained Via Noninvasive Fractional Flow Reserve) study. J Am Coll Cardiol 58: 1989-1997, 2011.
3) Nakazato R, Park HB, Berman DS, et al: Noninvasive fractional flow reserve derived from computed tomography angiography for coronary lesions of intermediate stenosis severity: results from the DeFACTO study. Circ Cardiovasc Imaging 6: 881-889, 2013.
4) Norgaard BL, Leipsic J, Gaur S, et al: Diagnostic performance of noninvasive fractional flow reserve derived from coronary computed tomography angiography in suspected coronary artery disease: the NXT trial (Analysis of Coronary Blood Flow Using CT Angiography: Next Steps). J Am Coll Cardiol 63: 1145-1155, 2014.

症例解説 6 特殊な病態ではFFR・iFRの解釈に注意が必要

松尾仁司（岐阜ハートセンター）

症例提示

80歳代，女性．

15年前，腎硬化症から血液透析を導入した．変形性股関節症を認め，運動負荷は不可能であった．透析時の胸部不快感を2カ月前より感じるようになり，紹介受診となった．心電図は左室肥大と左脚ブロックを認める．臨床検査所見ではHb9.0g/dLの腎性貧血と心エコー図検査では求心性左室肥大を認めた．カテーテル検査を施行したところ，右冠動脈に中等度狭窄を認めたためにプレッシャーワイヤーによる虚血評価を施行した．

FFR・iFRを使いこなすためのプロセス ▶ 次になにを考えるか[1]

① 本症例では慢性腎機能障害に伴う左室肥大，微小循環障害，腎性貧血を認めるため，安静時血流が増加している可能性がある．また微小循環障害を認めるため，最大冠拡張も十分でない可能性もある．
② iFRは低値となり，狭窄重症度を過大評価（iFR陽性）する可能性がある．
③ FFRは下がりにくく，狭窄重症度を過小評価する可能性がある．
④ 両者が混在した本病態での虚血評価に関しては極めて慎重に判断する必要がある（図1）．

結果

iFRは0.77で虚血陽性を示したが，FFRは0.86で虚血陰性を示した．本症例では，貧血，左室肥大が存在し，安静時血流が増加している病態である．iFRは低値であるが，FFRは陰性であり，両指標の不一致を認めた．術者は悩んだうえでステント治療を行ったが，iFR，FFRの有意な改善は認められなかった．本症例ではiFRが虚血を過大評価していた可能性が高いと判断された（図1，図2）．

図1 PCI前の血管造影所見（a），iFR（b），FFR（c）を示す。
右冠動脈近位部に中等度狭窄を認める。iFRは虚血陽性，FFRは虚血陰性である。

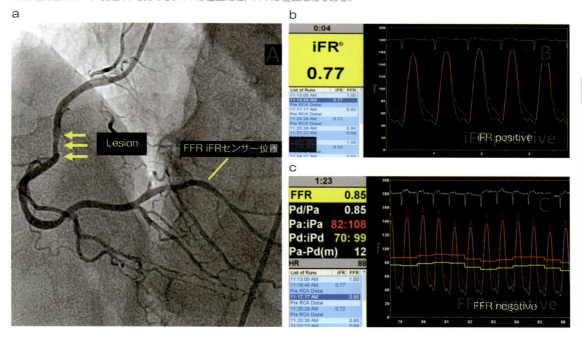

図2 右冠動脈近位部に薬剤溶出性ステントを留置するもiFRは陽性のまま，FFRは陰性で生理学的にはほとんど変化はない。

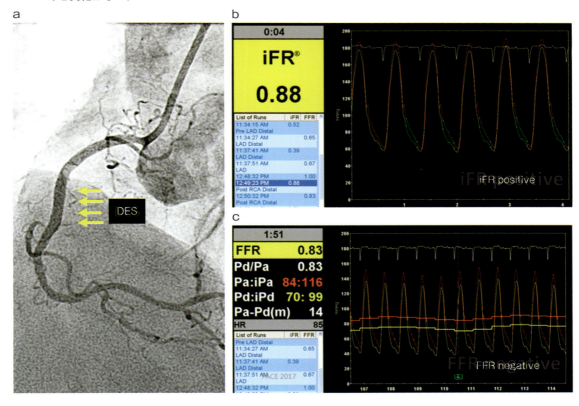

他疾患に生かすべき点

　iFRの値に影響を与える病態として，安静時血流が増加する病態すべてを考慮する必要がある．心不全，高度貧血，高度左室肥大をきたす病態である，循環器疾患（大動脈弁，僧帽弁疾患）のみでなく，血液疾患，内分泌疾患（甲状腺疾患，副腎疾患）が合併した場合においては，その解釈には十分に注意をはらう必要がある[2-4]．これらの病態でのエビデンスは現時点では少なく，現状では症例ごとでの判断が迫られる[5]．

文　献

1) Matsuo H, Kawase Y. FFR and iFR guided percutaneous coronary intervention. Cardiovasc Interv Ther 31: 183-195, 2016.
2) Arashi H, Yamaguchi J, Ri T, et al: Evaluation of the cut-off value for the instantaneous wave-free ratio of patients with aortic valve stenosis. Cardiovasc Interv Ther. 2018 Nov 20. doi: 10.1007/s12928-018-0556-3. [Epub ahead of print]
3) Yamanaka F, Shishido K, Ochiai T, et al: Instantaneous Wave-Free Ratio for the Assessment of Intermediate Coronary Artery Stenosis in Patients With Severe Aortic Valve Stenosis: Comparison With Myocardial Perfusion Scintigraphy. JACC Cardiovasc Interv 11, 2032-2040, 2018.
4) Ahmad Y, Götberg M, Cook C, et al: Coronary Hemodynamics in Patients With Severe Aortic Stenosis and Coronary Artery Disease Undergoing Transcatheter Aortic Valve Replacement: Implications for Clinical Indices of Coronary Stenosis Severity. JACC Cardiovasc Interv 11: 2019-2031, 2018.
5) Kawase Y, Matsuo H, Akasaka T, et al: Clinical use of physiological lesion assessment using pressure guidewires: an expert consensus document of the Japanese Association of Cardiovascular Intervention and Therapeutics. Cardiovasc Interv Ther. 2018 Dec 27. doi: 10.1007/s12928-018-0559-0. [Epub ahead of print]

7 Deferした病変（特に不安定粥腫）には強力な内科治療が必須

清水昭良，園田信成（産業医科大学医学部第2内科学）

症例提示

60歳代，男性。喫煙者。
冠動脈造影では，LCX#15：90%，RCA#1：75%，#3：75%狭窄（重複病変）を認めた。責任病変であったLCXに対してPCI後，RCAに対してPCIを施行。

本症例のポイント①：RCA末梢で計測したFFRは0.71（**図1a**）であった。

本症例のポイント②：ΔFFRの大きい#1に対してPCI後，RCA末梢のFFRは0.88（**図1b**）となり，#3は薬物療法の方針とした。

本症例のポイント③：同時に施行したOCT上，#3で豊富な脂質プラーク（**図2**）を認め，同部は不安定プラークと考えられた。

> **FFRを使いこなすためのプロセス ▶ 次になにを考えるか**
> ① ステント前のFFR計測とその後の引き抜き圧曲線では，FFRは低値で#1の圧較差が最大であったため同部にPCIを施行した。
> ② FFRでは最大充血時の血流が各病変を通過する血流量に相互に影響を与えるため，本症例のような重複病変では，#1の狭窄が解除されたことで末梢の血流が増加し，その結果，#3の圧較差が顕在化したがFFR値は0.8以上であり，#3のPCIはdeferとなった。

結果

#1へのステント後に#3のPCIはdeferとしたが，8ヶ月後に#3が高度狭窄へと進行しており，同部にステント留置を行った。本症例ではPCIをdefer後の生活指導（禁煙）が十分守られておらず，リスクファクター管理が不十分であった。

他症例に活かすべき点

- 連続病変や重複病変でのFFRは各病変（特に遠位）の圧較差を過小評価する可能性があり，iFR等の安静時指標により各病変の機能的虚血の追加の情報が得られる可能性がある。
- #3へのPCIをdeferしたが，その後のリスクファクター管理が不徹底で非責任病変が進行した。
- #3はOCT上非常に脂質が豊富な不安定プラーク（**図2**）と考えられ，FFRをdefer後も禁煙指導，厳格な脂質管理など薬物療法の強化が必要な症例であった。

図1

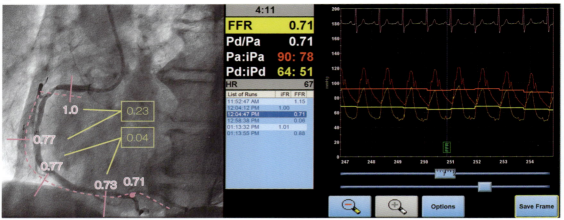

a

b

図2

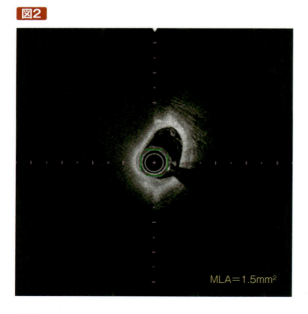

MLA＝1.5mm²

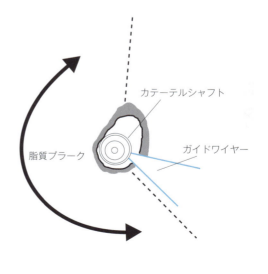

カテーテルシャフト
脂質プラーク
ガイドワイヤー

症例解説 8 4Fr診断カテーテル使用時には圧波形に要注意

寺井英伸（心臓血管センター金沢循環器病院循環器内科）

症例提示

60歳代，男性。左前下行枝♯7に造影上75％狭窄狭窄を認めた（**図1**）。

　本症例のポイント①：4Fr診断カテーテルのまま，同部位に対し安静時指標であるResting Full-cycle Ratio（RFR）を計測したところ0.82と虚血陽性であった（**図2a**）。

　本症例のポイント②：同じく4Fr診断カテーテルにて，ニコランジル2mgの冠注によるFFRを測定したところ0.72と虚血陽性であった（**図2b**）。

> **FFRを使いこなすためのプロセス ▶ 次になにを考えるか**
> ① 引き続きPCIを行うこととし6Frガイディングカテーテルに変更した。6Frで再度同部位のRFRを確認したところRFRは0.90と虚血陰性であった（**図3a**）。
> ② また，6FrガイディングカテーテルによるFFRは0.78でありgray-zoneであった（**図3b**）。
> ③ 4Fr診断カテーテル使用時と6Frガイディングカテーテル使用時でRFRおよびFFRの値の違いを認めた。4Fr診断カテーテルにより計測した大動脈圧波形はなまっており，正確に計測できていないことがわかる。

図1

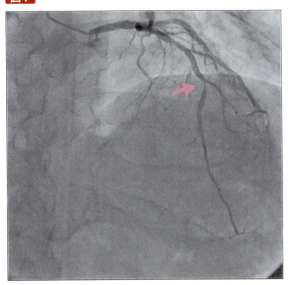

図2

a：4Fr 診断カテーテルでの RFR

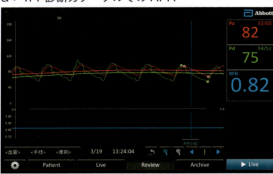

b：4Fr 診断カテーテルでの FFR

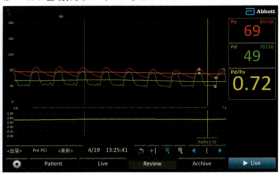

図3

a：6Fr ガイディングカテーテルでの RFR

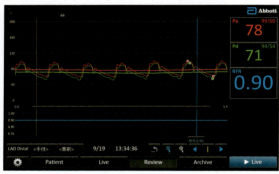

b：6Fr ガイディングカテーテルでの FFR

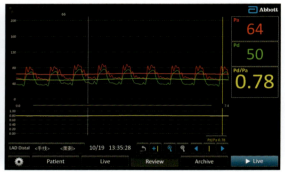

結果

本例は非典型的な胸部症状であった。通常6FrガイディングカテーテルによるRFR，FFRのほうが4Frより正確であり，4Frでは虚血陽性であったが6FではRFRは虚血陰性，FFRではグレイゾーンであり同病変はPCIをせずdeferした。

他症例に活かすべき点

- 4Fr診断カテーテルと6FrガイディングカテーテルでのFFRでの計測値は相関するものの両者の値に差を認めることがあり，特にグレイゾーン付近での判断には十分注意が必要である。
- 本症例の4Fr診断カテーテルによる計測においては，大動脈圧波形がなまっており，この状態での計測は推奨されない。
- 正確な計測のためには，可能な限り6Frカテーテルの使用が望ましい。

索 引

あ

- アーチファクト 36
- 亜急性心筋梗塞 150
- アコーディオン現象 66
- 亜硝酸薬 61
- 圧勾配 26
- 圧センサー(マイクロマノメーター) 41
- 圧トランスデューサー 47
- 圧ドリフト 60
- 圧のふれ幅(ampitude) 50
- 圧引き抜き曲線 55
- 圧モニタリングシステム(ポリグラフ) 41
- アデノシン三リン酸(ATP) 12,60
- アテローム性動脈硬化疾患 37
- 安定冠動脈疾患(SCAD) 108
- 医療経済評価 89
- 医療費削減 210
- インターフェースの設置, 初期設定 47
- 運動負荷時一過性壁運動異常 154
- 運動負荷心筋シンチグラム 233
- 運動負荷心電図 153
- 遠位対象血管面積 81
- 塩酸パパベリン 61
- 温度ドリフト 41

か

- ガイディングカテーテル 62
- 解剖学的病変枝数 140
- 解剖学モデル 36
- 乖離現象 194
- 可逆性欠損スコア 154
- 拡張期/収縮期血流速比(DSVR) 8
- 下肢動脈狭窄 188
- 画像診断デバイス 77
- カフェイン摂取 62
- 冠血管抵抗 2
- 冠血流-冠内圧関係 5,24,198,199
- 冠血流速波形パターン 8
- 冠血流の自己調節 2
- 冠血流予備能(CFR) 6,78
- 患者背景 132
- 冠動脈遠位部圧 18
- 冠動脈楔入圧 20,55
- 冠動脈生理機能評価の限界 78
- 冠動脈多枝病変 75
- 冠動脈プラーク組織性状診断 81
- 冠内圧計測 16
- 冠内圧勾配 3
- 冠微小循環障害 192
- 灌流域の広さ 132
- 冠攣縮 61
- 機器の設置 40
- 偽高値 60
- 偽低値 60
- 機能的病変枝数 138
- キャリブレーション 47
- 救心性左室肥大 248
- 急性冠症候群(ACS) 153
- 急性心筋梗塞 151,158
- 急性前壁中隔心筋梗塞 148
- 狭窄冠動脈血流予備量比(FFRcor) 19
- 狭窄の重症度 16
- 極座標 69
- 虚血閾値 84
- 虚血心筋量 70
- 虚血診断精度 207
- 虚血性心疾患(IHD) 108
- 虚血の過小評価 115
- 虚血の過大評価 115
- 近位対象血管面積 81
- 血管スコアリング法 36
- 血管抵抗指標(FPSI) 192
- 血管内超音波(IVUS) 115
- 血栓 81
- 限局性狭窄病変 52
- コネクターケーブル 41
- コレステロールクリスタル 81

さ

- 再血行再建(TLR) 167
- 最小血管内腔径(MLD) 6,78
- 最小血管内腔面積(MLA) 78
- 最小ステント面積(MSA) 174
- 最大充血状態 53
- 最大側副血行路 16

最大側副血行血流量……………………………23
最大反応速度(MPV)……………………………54
細動脈…………………………………………… 3
左室灌流心筋量…………………………………37
左室心筋量………………………………………78
残存圧較差…………………………………… 130
残存狭窄……………………………………… 146
自覚症状……………………………………… 132
視覚的評価…………………………………… 115
自己調節能……………………………………… 4
脂質ボリューム…………………………………81
至適薬物療法(OMT)……………………………84
粥腫の破綻…………………………………… 158
術前評価……………………………………… 127
初期設定…………………………………………40
心アミロイド……………………………………66
心外膜冠動脈狭窄の抵抗(HSR)…………………97
心筋灌流圧………………………………………18
心筋虚血異常範囲………………………………70
心筋虚血診断ツール………………………… 221
心筋虚血スコア…………………………………69
心筋血流予備量比(FFRmyo)……………………19
心筋梗塞領域………………………………… 144
心筋シンチグラム………………………………78
心臓核医学検査…………………………71,147
診療の質の向上……………………………… 113
数値流体力学……………………………………34
ステント拡張状態の評価…………………… 174
ステント内狭窄(ISR)………………………… 169
ステント端の解離の評価…………………… 175
生理学モデル……………………………………34
石灰化………………………………………… 128
セットアップ……………………………………48
セミウエッジ……………………………………62
ゼロフロー灌流圧(Pzf)……………………… 192
前細動脈………………………………………… 3
側副血行血流量…………………………………20
側副血行路………………………………………14
側副血流評価……………………………………23

■た

体格指数…………………………………………78
大動脈圧…………………………………………18
大動脈弁狭窄床…………………………………66
多枝病変……………………………………… 137
重複病変(tandem lesion)………………121,127
治療結果予測…………………………… 127,130
治療後のFFR測定………………………………12
治療の意思決定(decision making)……………31
陳旧性心筋梗塞……………………………… 144
低輝度プラーク…………………………………81
抵抗血管………………………………………… 3
定量的冠動脈造影法(QCA)………………… 169
典型的胸痛…………………………………… 110
動脈硬化性腎動脈狭窄(ARAS)……………… 188
動脈モデル………………………………………34
ドブタミン負荷……………………………… 233
トランスミッター………………………………41

■な

ニコランジル……………………………………54
ニトログリセリン………………………………11

■は

ハウジング………………………………………49
反応性充血………………………………………6,12
光センサー(opticalセンサー)…………………41
微小循環障害………………………………… 152
非侵襲的画像検査…………………………… 108
非侵襲的虚血評価法……………………………76
非石灰化プラーク量……………………………81
肥大型心筋症……………………………………10
肥大心……………………………………………66
左主幹部(LMT)病変………………………… 114
非典型的胸痛………………………………… 111
びまん性狭窄病変………………………………52
びまん性病変(diffuse lesion)……………… 121
標的血管不全(TVF)………………………… 181
不安定狭心症………………………………… 155
負荷心筋血流SPECT……………………………69
負荷心エコー図法…………………………… 137
負荷心筋シンチグラム……………………… 137
不正確な計測値…………………………………60
プラーク潰瘍形成………………………………81
プラーク占有率(PB)………………………… 115

プラーク破綻像 ··· 78
分岐部病変 ··· 132
平均最大血流速(APV) ···································· 54
米国版AUC ·· 111
房室ブロック ··· 62

■ま

マクロファージ ··· 81
末梢動脈疾患(PAD) ·· 187
慢性完全閉塞病変(CTO) ································ 103
ミスマッチ ··· 80,89,90
無症候性 ··· 111
メタアナリシス ··· 97
毛細血管床 ··· 3
モニタリング ··· 54

■や・ら

薬物誘発性の低血圧 ··· 12
有症候性 ··· 110
陽性リモデリング ··· 81
リコイル ··· 167
リバースミスマッチ ·································· 80,89,90

■A

ACS ··· 153
ADVISE ··· 94
ADVISE registry ··· 95
ADVISE II ··· 96
amplitudeの不一致 ·· 51
APPROACH score ·· 128
APV ·· 54
ATP(アデノシン三リン酸) ····························· 60
auto-regulation ·· 27

■B・C

Bernoulliの法則 ·· 98
binary index ·· 91
cCTA ··· 36,207
CFR ··· 6,78
CLARIFY ·· 97

COMPARE-ACUTE 試験 ································ 223
COURAGE 試験 ·· 108,221
CTO ·· 103
CVIT-DEFERレジストリー ··············· 89,140,221

■D

DANAMI 3-PRIMULTI 試験 ························· 223
DAPT 試験 ·· 227
defer ·· 221
DEFER study ··· 84
DEFINE-FLAIR ·· 99
dicrotic notch ·· 63
dif-FFR ·· 167
DISCOVER-FLOW 試験 ·································· 207
DPP4阻害薬 ··· 228

■E・F

EVT ·· 187
Equalization/Normalization ······················ 48,50
FAME study ··· 84
FAME II study ··· 89
FFR/CFR比 ··· 195
FFRATP ·· 13
FFRoccl ·· 13
FFRpap ·· 13
FFR-CT ··· 207
FFR-CTの理論 ··· 34
FFRガイドPCI ·· 82,89
FFRガイドステント留置 ································ 172
FFRガイドCABG ··· 138
FFRシステム ·· 215
FFRの閾値 ·· 91
FFRの理論 ·· 16
FFRワイヤー ··· 215
FLAIR 試験 ··· 161
FOURIE 試験 ··· 227
Functional SYNTAXスコア ······················ 88,141

■G

GLAGOV 試験 ·· 227
GLOBAL-LEDER 試験 ·································· 227

GLP1受容体作動薬	228
gray-zone	221

H・I・J

HMR	194
h-MRv	194
iFR angio coregistration	243
iFR scout	243
iFR SWEDEHEART	99
iFRの病態概念図	31
iFRの理論	26
ILUMIEN I	81
IHD診断アルゴリズム	110, 111
IMPROVEIT 試験	227
IMR	194, 201
integrated backscatter IVUS(IB-IVUS)	81
IRIS-FFR registry	224
IVUS・OCTの役割	77
IVUSガイドPCI	82
J-CONFIIRM registry	222, 225

J・K・L

JUSTIFY-CFR	97
kissing balloon	136
LITRO 試験	79

M・N

MLA	78
MLD	6, 78
MSA	174
no reflow パターン	9
Normalization	31, 48
NSTE-ACS	204
NXT 試験	208

O・P・Q

OCTOPUS 2 study	169
ODYSSAY 試験	227
OMT	84, 108
over indication	60, 161

PAD	187
PCI適応決定	84, 85
PCSK9阻害薬	227
PENDULUM-MONO 試験	227
PLATFORM 試験	209
Poiseuilleの法則	98
Post stent FFR	178
PRECISE-IVUS 試験	227
PRIME-FFR 試験	223
QCA	169
QOL改善	210

R・S・T

RAS系阻害薬	228
RESOLVE	96
reverse mismatch	67
SCAD	108
SCADの診断アルゴリズム	110
single stent	133
SGLT2阻害薬	228
spotty calcification	81
SPRINT 試験	227
STEMI	202
SYNTAX II	102, 141
Torsade de Pointes(TdP)	61
TVF	181

V・W・Z

VERIFY	96
wave-free period	26, 29
wter-filled	47
ZEUS 試験	227

その他

β遮断薬	228
%plaque burden	80
^{99m}TC-MIBI SPECT	153

PCIのための虚血評価
FFRスタンダードマニュアル

2015年2月20日	第1版第1刷発行「FFRのすべて」
2015年6月1日	第2刷発行
2019年3月1日	第2版第1刷発行（「FFRのすべて」を改題し改訂）

■編　集　田中信大　　たなか のぶひろ

■発行者　三澤　岳

■発行所　株式会社メジカルビュー社
〒162-0845 東京都新宿区市谷本村町2-30
電話　03(5228)2050(代表)
ホームページ http://www.medicalview.co.jp/

営業部　FAX 03(5228)2059
　　　　E-mail eigyo@medicalview.co.jp

編集部　FAX 03(5228)2062
　　　　E-mail ed@medicalview.co.jp

■印刷所　シナノ印刷株式会社

ISBN978-4-7583-1954-6 C3047

©MEDICAL VIEW, 2019. Printed in Japan

・本書に掲載された著作物の複写・複製・転載・翻訳・データベースへの取り込みおよび送信（送信可能化権を含む）・上映・譲渡に関する許諾権は，(株)メジカルビュー社が保有しています．

JCOPY 〈出版者著作権管理機構 委託出版物〉
本書の無断複製は著作権法上での例外を除き禁じられています．複製される場合は，そのつど事前に，出版者著作権管理機構（電話 03-5244-5088，FAX 03-5244-5089，e-mail：info@jcopy.or.jp）の許諾を得てください．

・本書をコピー，スキャン，デジタルデータ化するなどの複製を無許諾で行う行為は，著作権法上での限られた例外（「私的使用のための複製」など）を除き禁じられています．大学，病院，企業などにおいて，研究活動，診察を含み業務上使用する目的で上記の行為を行うことは私的使用には該当せず違法です．また私的使用のためであっても，代行業者等の第三者に依頼して上記の行為を行うことは違法となります．